U0340244

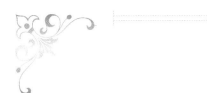

上财文库

刘元春　主编

全面推进乡村振兴背景下农村基本医疗保险制度的政策效果研究

以新农合制度为例

Impact of Rural Basic Medical Insurance System under the
Background of All-round Rural Revitalization

Evidence from the New Rural Cooperative Medical System

刘进　著

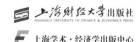

上海财经大学出版社
SHANGHAI UNIVERSITY OF FINANCE & ECONOMICS PRESS

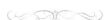

上海学术·经济学出版中心

图书在版编目(CIP)数据

全面推进乡村振兴背景下农村基本医疗保险制度的政策效果研究：以新农合制度为例 / 刘进著. —上海：上海财经大学出版社，2025.1
（上财文库）
ISBN 978-7-5642-4241-1/F·4241

Ⅰ.①全… Ⅱ.①刘… Ⅲ.①农村-医疗保健制度-研究-中国
Ⅳ.①R197.1

中国国家版本馆 CIP 数据核字(2023)第 169289 号

上海财经大学中央高校双一流引导专项资金、中央高校基本科研业务费资助
2021 年度学术著作出版资助项目资助

□ 责任编辑　黄　荟
□ 封面设计　贺加贝

全面推进乡村振兴背景下农村
基本医疗保险制度的政策效果研究
——以新农合制度为例
刘　进　著

上海财经大学出版社出版发行
（上海市中山北一路 369 号　邮编 200083）
网　　址：http://www.sufep.com
电子邮箱：webmaster@sufep.com
全国新华书店经销
上海华业装璜印刷厂有限公司印刷装订
2025 年 1 月第 1 版　2025 年 1 月第 1 次印刷

787mm×1092mm　1/16　16.75 印张(插页：2)　309 千字
定价：89.00 元

总　序

更加自觉推进原创性自主知识体系的建构

　　中国共产党二十届三中全会是新时代新征程上又一次具有划时代意义的大会。随着三中全会的大幕拉开,中国再次站在了新一轮改革与发展的起点上。大会强调要创新马克思主义理论研究和建设工程,实施哲学社会科学创新工程,构建中国哲学社会科学自主知识体系。深入学习贯彻二十届三中全会精神,就要以更加坚定的信念和更加担当的姿态,锐意进取、勇于创新,不断增强原创性哲学社会科学体系构建服务于中国式现代化建设宏伟目标的自觉性和主动性。

　　把握中国原创性自主知识体系的建构来源,应该努力处理好四个关系。习近平总书记指出:"加快构建中国特色哲学社会科学,归根结底是建构中国自主的知识体系。要以中国为观照、以时代为观照,立足中国实际,解决中国问题,不断推动中华优秀传统文化创造性转化、创新性发展,不断推进知识创新、理论创新、方法创新,使中国特色哲学社会科学真正屹立于世界学术之林。"习近平总书记的重要论述,为建构中国自主知识体系指明了方向。当前,应当厘清四个关系:(1)世界哲学社会科学与中国原创性自主知识体系的关系。我们现有的学科体系就是借鉴西方文明成果而生成的。虽然成功借鉴他者经验也是形成中国特色的源泉,但更应该在主创意识和质疑精神的基础上产生原创性智慧,而质疑的对象就包括借鉴"他者"而形成的思维定式。只有打破定式,才能实现原创。(2)中国式现代化建设过程中遇到的问题与原创性自主知识体系的关系。建构中国原创性自主知识体系,其根本价值在于观察时代、解读时代、引领时代,在研究真正的时代问题中回答"时代之问",这也是推动建构自主知识体系最为重要的动因。只有准确把握中国特色社会主义的历史新方位、时代新变化、实践新要求,才能确保以中国之理指引中国之路、回答人民之问。(3)党的创新理论与自主知识体系的关系。马克思主义是建构中国自主知识体系的"魂脉",坚持以马克思主义为指导,是当代中国哲学社会科学区别于其他哲学社会科学的根本标志,必须旗帜鲜明加以坚持。党的创新理论是中国特色哲学社会科学的主体内容,也是中国特色哲学社会科学发展的最大增量。(4)中华传统文化与原创性自主知识体系的关系。中华优秀传统文化是原创性自主知识体系的"根脉",要加强对优秀传统文化的挖掘和阐发,更有效地推动优秀传统文化创造性转化、创新性发展,创造具有鲜明"自主性"的新的知识生命体。

探索中国原创性自主知识体系的建构路径,应该自觉遵循学术体系的一般发展规律。建构中国原创性自主知识体系,要将实践总结和应对式的策论上升到理论、理论上升到新的学术范式、新的学术范式上升到新的学科体系,必须遵循学术体系的一般发展规律,在新事实、新现象、新规律之中提炼出新概念、新理论和新范式,从而防止哲学社会科学在知识化创新中陷入分解谬误和碎片化困境。当前应当做好以下工作:(1)掌握本原。系统深入研究实践中的典型事实,真正掌握清楚中国模式、中国道路、中国制度和中国文化在实践中的本原。(2)总结规律。在典型事实的提炼基础上,进行特征事实、典型规律和超常规规律的总结。(3)凝练问题。将典型事实、典型规律、新规律与传统理论和传统模式进行对比,提出传统理论和思想难以解释的新现象、新规律,并凝练出新的理论问题。(4)合理解释。以问题为导向,进行相关问题和猜想的解答,从而从逻辑和学理角度对新问题、新现象和新规律给出合理性解释。(5)提炼范畴。在各种合理性解释中寻找到创新思想和创新理论,提炼出新的理论元素、理论概念和理论范畴。(6)形成范式。体系化和学理化各种理论概念、范畴和基本元素,以形成理论体系和新的范式。(7)创建体系。利用新的范式和理论体系在实践中进行检验,在解决新问题中进行丰富,最后形成有既定运用场景、既定分析框架、基本理论内核等要件的学科体系。

推进中国原创性自主知识体系的建构实践,应该务实抓好三个方面。首先,做好总体规划。自主知识体系的学理化和体系化建构是个系统工程,必须下定决心攻坚克难,在各个学科知识图谱编制指南中,推进框定自主知识体系的明确要求。

各类国家级教材建设和评定中,要有自主知识体系相应内容审核;推进设立中国式现代化发展实践典型案例库,作为建构自主知识体系的重要源泉。其次,推动评价引领。科学的评价是促进原创性自主知识体系走深走实的关键。学术评价应该更加强调学术研究的中国问题意识、原创价值贡献、多元成果并重,有力促进哲学社会科学学者用中国理论和学术做大学问、做真学问。高校应该坚决贯彻"破五唯"要求,以学术成果的原创影响力和贡献度作为认定依据,引导教师产出高水平学术成果。要构建分类评价标准,最大限度激发教师创新潜能和创新活力,鼓励教师在不同领域做出特色、追求卓越,推动哲学社会科学界真正产生出一批引领时代发展的社科大家。最后,抓好教研转化。自主知识体系应该转化为有效的教研体系,才能发挥好自主知识体系的育人功能,整体提升学校立德树人的能力和水平。

上海财经大学积极依托学校各类学科优势,以上财文库建设为抓手,以整体学术评价改革为动力,初步探索了一条富有经管学科特色的中国特色哲学社会科学建构道路。学校科研处联合校内有关部门,组织发起上财文库专项工程,该工程旨在遵循学术发展一般规律,更加自觉建构中国原创性自主知识体系,推动产生一批有品牌影响力的学术著作,服务中国式现代化宏伟实践。我相信自主知识体系"上财学派"未来可期。

上海财经大学 校长

2024 年 12 月

前　言

　　现阶段中国社会主要矛盾已转化为人民日益增长的美好生活需要和不平衡不充分的发展之间的矛盾,对继续在发展中保障和改善民生提出了新要求。健康是人民最具普遍意义的美好生活需要,而疾病医疗、食品安全、生态环境污染等则是民生突出的后顾之忧。自 2012 年以来,中国政府逐步健全乡村振兴战略的制度框架和政策体系,稳步推进乡村建设,把保障人民健康放在优先发展的战略位置,完善人民健康促进政策,医疗卫生、社会保障等民生事业蓬勃发展,特别是通过完善基本医疗保险制度来化解人民群众就医后顾之忧并不断提升其健康素质,推进"健康中国"建设,扎实推动全体人民共同富裕和实现中国式现代化。

　　然而,从现实出发,在进一步全面推进乡村振兴战略的关键发展期,中国农村居民的不良健康状况以及由此产生的疾病经济负担,致使因病致贫、因病返贫的不确定性增大,并可能成为增进其福祉、使其共享发展成果的重要障碍。早于 2003 年中国政府实施新型农村合作医疗制度(以下简称"新农合"),并于 2016 年与城镇居民基本医疗保险整合为城乡居民基本医疗保险,成为国家在风险管理领域的基础性制度安排之一,其保障质量关系到城乡居民的基本权益,关系到社会公平正义和国家长治久安。2024 年 7 月,党的二十届三中全会《中共中央关于进一步全面深化改革 推进中国式现代化的决定》提出,"完善基本公共服务制度体系,加强普惠性、基础性、兜底性民生建设,解决好人民最关心最直接最现实的利益问题,不断满足人民对美好生活的向往"。

　　城乡居民基本医疗保险具有保障民生福祉、维护社会公平的功能,是促进社会成员共享社会经济发展成果、调节收入再分配、实现共同富裕的重要手段。在近 20 余年里,城乡居民基本医疗保险——为行文方便,在本书中语义上更强调为"新农合"——经历了"试点、推广、全覆盖、整合并轨、继续深化改革"的过程,确立了政府主导、保障公平以及惠利于民等医改理念,走向全民健康保险,在使农民获得基本卫生服务、缩小收入差距以及缓解农民因病致贫返贫等方面发挥了重要的作用。截至 2023 年底,该制度参保 96 294 万人,已建成世界上最大的基本医疗保险体系,居民医保基金收入 10 569.71 亿元,支出 10 457.65 亿元,当期结存 112.06 亿元,累计结存 7 663.70 亿元。同年,参加居民医保人员享受待遇 26.1 亿人次,比上年增长 21.1%。其中,普通门急诊 20.8 亿人次,门诊慢特病 3.4 亿人次,住院 2 亿人次。随着医疗保险覆盖范围的扩大和待遇的提高,基本医疗保险在保障居民健康和防范因病致贫风险中发挥的作用不断增强。

需要注意的是,受区域经济发展不平衡的影响,基本医疗保险发展也呈现出明显的地区不平衡特征,由此衍生出来的诸多不良效应会影响基本医疗保险的高质量发展乃至中国式现代化的进程。在进入我国基本实现社会主义现代化承前启后的关键时期、推进中国式现代化建设的新时期,城乡居民基本医疗保险如何高质量地服务于乡村振兴,如何推进健康乡村建设、提升农村健康服务能力值得深入探讨。

作为一种多方参与、社会福利性特点鲜明的农村社会政策,新农合主要是通过提高农村居民就医可及性,改善其健康水平,减轻医疗费用负担,缓解"因病致贫、因病返贫"现象,最终达到增进农民福祉的客观效果。然而,随着新农合制度的不断发展和完善,是否真正改善农村居民的健康状况、减轻其就医经济负担、缓解因病致贫返贫? 是否切实、及时地提高农村居民就医可及性? 在慢性疾病尤其是慢性非传染性疾病所带来的健康威胁的现实条件下,农村居民的慢性疾病经济负担的变化趋势如何? 以及农村劳动力的劳动供给决策又将会如何变化? 在城乡居民基本医疗保险制度整合并轨改革的关键时点,如何客观、全面地评价新农合的福利效应,不仅是完善新农合制度的前提,而且关系到两种制度并轨成败及可持续发展,还关系到推进医药卫生体制改革、实现城乡居民公平享有基本医疗保险权益,更关系到未来农业发展方向和粮食安全保障,对促进城乡经济社会协调发展、全面建设健康中国、增进人民福祉具有重要意义。鉴于此,本书在总结和梳理健康需求理论、福利经济学理论、劳动供给理论等理论的基础上,将新农合的福利效应划分为健康效应、收入效应以及劳动供给效应,并利用中国健康与养老追踪调查数据(CHARLS)进行实证检验。

今后值得注意的是,在进一步推进中国式现代化道路上,尽管中国初步建成了全民医疗保险制度,97%以上的人口已被不同医保制度所覆盖,城乡居民疾病医疗的后顾之忧在大幅度减轻,医疗卫生体制改革与医药流通体制改革也在着力推进,但医保、医疗、医药三者之间的联动改革至今没有实质性进展,远未形成良性互动。这导致医疗卫生服务体系、医疗保障体系与公众日益增长的健康需求差距较大。尤以医保支付、医药流通体制、公立医院改革滞后为甚,基层服务薄弱、优质资源和患者涌向上级医疗机构、激励机制不当导致资源浪费和低效率等问题突出。

增进民生福祉是发展的根本目的,进一步全面深化改革,要以促进社会公平正义、增进人民福祉为出发点和落脚点。人民健康是民族昌盛和国家强盛的重要标志,应更加坚定地深化医疗保障改革,"健全社会保障体系,健全城乡居民基本医疗保险筹资和待遇合理调整机制,发挥各类商业保险补充保障作用,推进基本医疗保险省级统筹,深化医保支付方式改革,完善大病保险和医疗救助制度,加强医保基金监管",确保党的二十届三中全会关于医疗保障工作的重大决策部署落到实处、见到实效,在高质量发展中增进民生福祉,切实解决好农村居民看病就医的后顾之忧。

本书得以顺利完成,要感谢上海财经大学"上财文库"和 2021 年度著作培育项目的支持。在修改完善本书的部分章节内容时,要感谢薛应婷、罗明霓、任婕等,她们做了不少的研究工作。

本书今天能够呈现于大家面前,要特别感谢上海财经大学出版社袁敏先生,感谢责任编辑黄荟女士为本书的编辑加工所做的大量细致的工作。

刘　进

2024 年 9 月

目　录

第1章

绪　论

1.1　选题背景与研究意义

1.1.1　选题背景

健康被视为一种重要的人类"可行能力",不仅是人类一切活动的基础(Sen, 2002;张锦华等,2016),而且是人类发展所要拓展的三大关键选择之首[①],是一个国家人力资本水平和国民素质的根本基础,是国家富强、人民幸福的重要标志。因此,健康权被公认为现代社会中社会成员的一项基本权利(何文炯和张雪,2022)。然而,中国农村居民的不良健康状况以及由此产生的疾病经济负担,致使其陷入因病致贫返贫窘境,成为其福利增进与共享发展成果的重要障碍。根据国家统计数据显示,一方面,农村居民的两周患病率由 2003 年的 139.5‰上升至 2013 年的 202‰[②],同时,慢性病发病人数快速上升,现有确诊患者 2.6 亿人;另一方面,在全国 7 000 多万贫困农民中,因病致贫人口比例已达 42%[③]。在此现实背景下,中国

[①]　人类发展所要拓展的三大关键选择是长寿且健康的生活、获得教育以及获得确保体面生活所必需的资源(UNDP,1990、2010)。

[②]　中国国家卫生和计划生育委员会(2013):《2013 年中国卫生统计年鉴》,http://www. nhfpc. gov. cn/htmlfiles/zwgkzt/ptjnj/year2013/index2013. html。

[③]　搜狐新闻网:《多维度消除"因病致贫"》,2016 年 1 月 14 日,http://mt. sohu. com/20160114/n434484593. shtml。

政府急民之所急、解民之所忧,于 2003 年通过直接注资医疗保险的形式实施了新型农村合作医疗制度(以下简称"新农合")试点工作,至 2015 年底,全国参合人口数达 6.7 亿人,参合率为 98.8%,人均筹资 490.3 元,并且个人卫生支出占比降至 29.97%,补偿受益人数已达 19.42 亿人次。[①]

　　然而,疾病风险始终存在,这是许多家庭陷入贫困的重要风险因素,也是影响社会成员个人和家庭发展的重要障碍之一。对此,中国政府强调人民健康是民族昌盛和国家强盛的重要标志,始终坚持在发展中保障和改善民生,把保障人民健康放在优先发展的战略位置,完善人民健康促进政策,推进健康中国建设,提高基层防病治病和健康管理能力。其中,医疗保障是保障和改善民生、维护社会公平、增进人民福祉的基本制度保障。为此,自中国共产党第十八次全国代表大会召开以来,中国各级政府深入贯彻以人民为中心的发展思想,建成世界上规模最大的社会保障体系,基本医疗保险参保率稳定在 95%,不断深化医疗卫生体制改革,制定并实施了一系列健康扶贫政策,并出台了一系列政策文件,如完善医疗救助制度[②]及其与城乡居民大病保险衔接[③]、针对农村贫困人口的大病专项救治工作方案[④],以及住院患者的县域内"先诊疗,后付费"工作方案[⑤]等通知,推进"共建共享、全民健康"建设[⑥],以期控制费用不合理增长、解决基本医疗保障制度碎片化以及由此产生的公平和效率损失问题。更为重要的是,中国共产党第二十次全国代表大会报告明确指出,要采取更多惠民生、暖民心举措,着力解决好人民群众急难愁盼问题,健全基本公共服务体系,提高公共服务水平,增强均衡性和可及性。要健全社会保障体系,健全覆盖全民、统筹城乡、公平统一、安全规范、可持续的多层次社会保障体系,扩大社会保险覆盖面。这科学擘画了新时代中国特色社会主义的宏伟蓝图,吹响了新时代新征程奋勇前进的号角,为推进医疗保障事业高质量发展提供了根本遵

　　① 《2015 年我国卫生和计划生育事业发展统计公报》,http://www. nhfpc. gov. cn/guihuaxxs/s10748/201607/da7575d64fa04670b5f375c87b6229b0. shtml。

　　② 国务院办公厅:《关于进一步完善医疗救助制度全面开展重特大疾病医疗救助工作意见的通知》(国办发〔2015〕30 号),http://www. gov. cn/zhengce/content/2015-04/30/content_9683. htm。

　　③ 《关于进一步加强医疗救助与城乡居民大病保险有效衔接的通知》(民发〔2017〕12 号),http://www. nhfpc. gov. cn/jws/s3581sg/201702/fcc1d7d07d314494b87922e3897f1bb7. shtml。

　　④ 《关于印发农村贫困人口大病专项救治工作方案的通知》(国卫办医函〔2017〕154 号),http://www. nhfpc. gov. cn/yzygj/s3593/201702/a7acc08691414eb3877dbd968505be04. shtml。

　　⑤ 《国家卫生计生委办公厅关于印发农村贫困住院患者县域内先诊疗后付费工作方案的通知》,http://www. nhfpc. gov. cn/yzygj/s7659/201703/745d8ec19f3d407490361542234c313c. shtml。

　　⑥ 《中共中央 国务院印发"健康中国 2030"规划纲要》,http://www. nhfpc. gov. cn/guihuaxxs/s3586s/201610/21d120c917284007ad9c7aa8e9634bb4. shtml。

循、注入了强大动力。

事实上,经过将近 20 年的发展,农村社会基本医疗保险制度及相关补充性制度建设发展迅速并取得重大成效,国家逐步从农村社区医疗筹资模式中走出来,确立了政府主导、保障公平以及惠利于民等医改理念,逐渐走向全民健康保险(顾昕,2012a;李玲和江宇,2017),具有明显的福利性质,并于 2016 年与城镇居民基本医疗保险统一整合为城乡居民基本医疗保险制度①,转型为国家福利(顾昕和方黎明,2004)。特别是自"十三五"以来,中国基本医疗保障制度实现了快速发展:在参保规模方面,据《2020 年全国医疗保障事业发展统计公报》显示,2020 年参加全国基本医疗保险人数达 13.61 亿人,参保率超过了 95%;在制度整合方面,将城镇居民基本医疗保险与新农合两套制度整合并轨,筹资方式、待遇标准、定点机构管理等一系列政策先后统一;在保障方式方面,医保待遇水平持续升级,城乡居民基本医疗保险住院报销水平和大病保险报销水平稳步提高;医保筹资运行保持平稳,基金收入规模持续增长;医保支付方式不断创新,30 个城市开展了按疾病诊断相关分组(DRG)付费国家试点工作,全部评估考核达标并开始模拟运行,71 个城市及自治州开展了区域点数法总额预算和按病种分值(DIP)付费国家试点工作,于 2021 年 6 月起接受国家医保局评估;医保基金监管力度加强,打击欺诈骗保专项治理工作有序开展,全年共追回资金 223.1 亿元。基本医疗保障制度逐步健全,使人民群众的医疗服务需求得到了基本满足,个人医疗经济负担明显降低,"看病贵"问题得到一定解决(顾海和吴迪,2021)。尤为重要的是,为应对新冠疫情,国家医疗保障局出台了相应的政策性文件,通过免除参保人的相关诊疗费用、增加诊疗与药品项目、实行异地先救治后结算、打破固定程序将新建立的专门医院与临时性的方舱医院纳入定点医疗机构等一系列举措,有效地证明了医疗保障作为中国民生保障制度体系的重要组成部分和社会保障制度体系的主干项目,不仅是解除 14 亿人疾病医疗后顾之忧和增进人民健康的最大民生工程,而且是应对突发重大公共卫生事件、建设健康中国、完善国家治理体系的重要制度保障(郑功成,2020)。那么,作为一种颇具福利性的社会公共政策,新农合②的政策效果如何以及是否受到广大农民认同,成为全面建设健康中国关键时期特别是医疗卫生体制改革过程中需要审慎考

---

① 国务院:《国务院关于整合城乡居民基本医疗保险制度的意见》(国发〔2016〕3 号),http://www.gov.cn/zhengce/content/2016-01/12/content_10582.htm#。

② 由于本书的研究对象为农村居民,余下行文仍将"城乡居民基本医疗保险制度"视为"新农合",不再赘述。

量的重要问题。

　　理论上,作为一种多方参与、社会福利性特点非常明显的农村社会政策,新农合的主要政策目标是根据"大数法则"原理,通过风险转移和补偿转移两项功能来实现穷人与富人、健康人群与患病人群之间的互助共济和收入再分配,实现提高农村居民福利水平的政策目标,即通过提高农民就医可及性,改善其健康水平,减轻医疗费用负担,缓解"因病致贫、因病返贫"现象,最终达到增进农民福祉的客观效果。然而,一方面,依靠大量政策性文件(俗称"红头文件")实施的现实,又表明中国的医疗保障制度还远未成熟,农村基本医疗保险的制度性缺陷日益显性化,农村商业健康保险与慈善医疗的发展严重滞后,农村居民疾病医疗特别是重大疾病医疗的后顾之忧依然存在,对多层次医疗保障与健康服务的需求仍然不能得到满足,这种状况亟待改变(郑功成,2020)。另一方面,由于新农合制度设计之初是以县级为统筹单位,在筹资模式、缴费年限、给付结构和行政管理等方面呈现地域性和身份性,而且不同县域医疗卫生资源结构配置、不同人群医疗卫生资源利用能力存在差异性(王俊华,2013),以及受其他诸如历史传统、文化特征、复杂国情、体制机制等深层次因素的影响,该制度的福利效果仍存在但不限于以下几方面的问题(Yip and Hsaio,2009a;Yip et al.,2012;Yang and Li,2015),需要重新审视和考察。

　　首先,改善农村居民的健康状况、减轻其就医经济负担,以及缓解因病致贫返贫问题是新农合的主要初始目标,但是从实际运行效果来看,该制度所体现出的直接政策效果依然存在争议。自2009年"新医改方案"实施以来,虽然参合覆盖率扩大,几乎全覆盖,且保障能力不断提高,但是同期却出现了医疗服务利用增速放缓和费用上涨等情况。比如,《2015年中国卫生和计划生育事业发展统计公报》数据显示,当年度内不仅医院的次均门诊费用和人均住院费用均出现上涨,分别达到233.9元和8 268.1元,而且社区卫生服务中心次均门诊费用和人均住院费用也呈现上涨趋势,分别为97.7元和2 760.6元。此外,通过回顾既有关于新农合在实现全覆盖之前的政策效果评价的国内外文献,本书发现,大多数研究认为,由于该制度在一定程度上降低了医疗卫生服务的相对价格,降低了农村居民的价格敏感性,进而释放了其医疗卫生需求,提高了其医疗服务利用率(Wagstaff and Yu,2007;解垩,2008;封进和李珍珍,2009;Babiarz et al.,2010;程令国和张晔,2012;姚兆余和张蕾,2013;江金启和郑风田,2014;刘昌平和刘洁,2016)。但是,在是否改善其健康水平和减轻其家庭的医疗负担方面,现有研究尚无定论(Chen and Jin,2012;Hou et al.,2014;郭华和蒋远胜,2014;宁满秀和刘进,2014a;Chen et al.,2015;刘晓婷和黄洪,2015;黄晓宁和李勇,2016;张锦华等,2016)。最近的一项调查研究指出,由于现行新农合政策补偿设计机制以及报销手续程序的复杂烦琐,影响了参合农民的实际受益水平,超过 60% 的农民依然对疾病风险持担心态度(于长永,2016)。因此,新农合在实现全覆盖后的政策变化究竟是否改善了农村居民的健康状况?又对其医疗服务需求、利用以及费用产生了什么影响? 这些问题有待于回答。

　　其次,与上一点所指出的医疗服务利用相关联,由于在补偿制度设计之初,新农合采取一种起付线、报销比例与封顶线的"基层医院更多报销,高层级医院更少报销"的部分负担设计,并配合分级医疗方式,从而满足民众医疗需求,使各种不同程度的疾病能转送到适当的医疗机构,实现降低不必要的医疗资源浪费(刘进,2014;宁满秀,2014),进而缓解大医院"人满为患"、基层医疗机构"门可罗雀"现象,重构合理的就医秩序。然而,参合农民是否会因政策的这种调整而更多地选择到基层医疗机构就诊? 仅有少量研究对此进行了探讨,但并没有给出明确回答。一部分研究指出,新农合增加了基层医疗机构的利用率,在一定程度上降低了县级以上卫生机构的就医比例,有助于实现分级诊疗(Babiarz et al. ,2010;姚在余和张蕾,2014);而另一部分研究则认为,新农合尽管增加了就医利用率,但并未明显改变农村居民的就医层级选择(李湘君等,2012;江金启,2013;宁满秀,2014)。造成上述结果存在争论的原因在于,影响农民就医选择的因素包括就医可及性(如就医距离)、疾病的严重性、患病程度、治疗效果的可信性、资金补偿性等多方面,其中不容忽视的是,在现行新农合补偿政策下农民实际受益水平有限。虽然上述研究都关注到新农合制度在就医层级或分级诊疗体系上的政策效果,但是仅有少量研究(宁满秀,2014;姚在余和张蕾,2014)关注了新农合的制度设计变化对农村居民就医地点选择的影响,而且这些研究更多地使用该制度实现全覆盖前的相关调查数据,既未能反映政策变化后的效果,也未能明确区分开门诊和住院就医层级的选择,这是本书试图研究的问题之二。

　　再次,随着工业化、城镇化发展以及人口老龄化进程加快,居民生活方式、生态环境、食品安全状况等对健康的影响逐步显现,慢性疾病治疗不足已成为中国医疗卫生体制改革难题之一(Yang and Li,2015),尤其是慢性非传染性疾病[①]已成为中国居民头号健康威胁,将成为减贫的主要阻碍因素(Hamid et al. ,2011)。统计数据表明,中国慢性病患病率已由 2003 年的 104.7‰上升到 2013 年的 227.2‰,慢性

---

　　①　慢性非传染性疾病主要包括心血管疾病、癌症、慢性呼吸系统疾病、精神病以及糖尿病。

病患者已经超过 2.6 亿,慢性病所导致的死亡占总死亡的 85％。[①] 在 2014 年农村死亡人口中,因恶性肿瘤、脑血管病、心脏疾病和呼吸系统疾病死亡的人数比重分别为 23.02％、22.92％、21.68％和 12.7％。[②] 更为重要的是,慢性疾病导致的疾病负担超过疾病总负担的 70％[③],成为农村居民因病致贫返贫的重要原因。世界银行(2011)[④]预测,"在未来 20 年里,40 岁以上的人群中,慢性病患者人数将增长 2 倍,甚至 3 倍。慢性病的快速增长主要集中在未来 10 年。糖尿病患者将成为上述四种疾病中患者人数最多的群体,而肺癌人数将增加 5 倍"。当前农村慢性病患者中,因经济困难放弃治疗的比例是城市患者的 2 倍多(Jian et al.,2010),因此,如何应对慢性疾病尤其是慢性非传染性疾病所带来的健康威胁成为新时期新条件下的重大公共卫生问题。在慢性非传染性疾病已成为中国居民头号健康威胁的现实下,从慢性疾病层面考察新农合的政策效果尤显重要。但是,鲜有研究对此加以关注。

又次,长期以来,以县为基本统筹单位的基金管理方式导致新农合制度长期处于区域、城乡分割和统筹基金碎片化运行状态,从而引发其权益在不同统筹区域和城乡之间的便携性问题,进而影响农村剩余劳动力的转移。一般而言,医疗保险便携性是指参保人工作单位、工作地点变动时,或者从一项医疗保险计划转到另一项医疗保险计划时,已经获得或正在获得的医疗保险权益可以被保留、维系或转移以避免福利受损的能力(Holzmann and Koettl,2015;汤晓莉和姚岚,2011)。随着刘易斯拐点的到来,在中国农村"剩余"劳动力日趋短缺的背景下,如果不能创造更强的激励机制,或者现有的制度安排导致要素错配从而影响全要素生产效率的提高,城镇化对经济增长的贡献作用将会式微(蔡昉和王美艳,2016)。对此,我们不得不思考:属地化管理的农村社会医疗保险制度与新型城镇化发展所匹配的劳动力市场之间到底是何种因果关系? 医疗保险权益便携性在农村劳动力流动过程中扮演了何种角色? 由于现行新农合政策要求农民在户籍所在地参保和就医,并对异地报销设计复杂烦琐的程序和手续,具有较强的非携带特征,从而在一定程度上将增加农民外出务工的机会成本,不利于参保人的自由流动(秦雪征和郑直,2011;宁满

[①] 《卫生部等 15 部门关于印发〈中国慢性病防治工作规划(2012—2015 年)〉的通知》,http://www.nhfpc.gov.cn/jkj/s5878/201205/167d45ff9ec7492bb9a4e2a5d283e72c.shtml。

[②] 数据来源于中国国家统计局,http://data.stats.gov.cn/easyquery.htm? cn=C01。

[③] 《卫生部等 15 部门关于印发〈中国慢性病防治工作规划(2012—2015 年)〉的通知》,http://www.nhfpc.gov.cn/jkj/s5878/201205/167d45ff9ec7492bb9a4e2a5d283e72c.shtml。

[④] 世界银行:《创建健康和谐生活:遏制中国慢性病流行》,http://www.shihang.org/zh/news/feature/2011/07/26/toward-health-harmonious-life-china-stemming-rising-tide-of-non-communicable-diseases。

秀和刘进,2014b;贾南和马俊龙,2015;易福金和顾焹乾,2015),使农民被"锁定"在农业生产活动中,形成"锁定效应"(lock-in effect)。[①] 根据《2016 年农民工监测调查报告》显示,2011—2016 年间,农民工总量尽管继续增加,但是增量主要来自本地农民工;并且,外出农民工增速和跨省流动农民工数量双双降低。那么,随着新农合制度的不断发展和完善,特别是异地就医费用核查和结报工作的推进,农村劳动力的劳动供给决策又将会如何变化以及发生变化后如何应对? 同时,中国正在整合新农合与城镇居民基本医疗保险两项制度,向城乡一体化的居民医疗保险制度逐步过渡,因此,本书还将着重考虑新农合对劳动力市场可能产生的就业冲击与福利再分配效果。

最后,随着中国顺利完成脱贫攻坚、全面建成小康社会的历史任务,实现第一个百年奋斗目标,进入第二个百年奋斗目标的新时代新征程,工农城乡关系进入新的历史时期,以及人口老龄化进程加快,一方面,中国农业劳动力结构发生了重大变化,青壮年尤其是男性农民大量外出务工,呈现"男工女耕"现象,农业生产趋向女性化和老龄化(李澜和李阳,2009;李旻和赵连阁,2009a、2009b;陈锡文等,2011;de Brauw et al.,2013;张锦华等,2016);另一方面,中国农村的土地制度正在发生两个重要的政策性转变,即通过加大支持力度推进农地的流转集中和强权赋能不断提升农民对土地的产权强度(罗必良,2014),进而增加农民收入。然而,不可忽视的是,能够产生上述两方面现象的前提条件之一是农民必须具有良好的健康状况,当其遭遇疾病时能够及时获得医疗服务,并能承担疾病冲击对家庭收入的影响。现有研究表明,农民退出农业生产或从事非农工作的主要原因是希望获得更好的医疗保险等社会福利(Chang et al.,2011)。显然,在新农合实施力度不断加大的前提下,单纯地考量新农合本身而忽略该制度与其他涉及农民切身利益相关的社会政策的关联性,并不能全面地反映该制度所具有的福利效应,从而难以促进新农合可持续发展,也影响其他惠农政策的实施效果。

总的来说,随着中国进入全面建成社会主义现代化强国、实现第二个百年奋斗目标、以中国式现代化全面推进中华民族伟大复兴的新时代新征程,工业化和城镇化也进入新的历史时期,城乡居民基本医疗保险制度尽管已经实现全覆盖,但是其

[①] 当医疗保险存在时,劳动者转换工作所考虑的不仅是工资差异,会更多地考虑医疗保险的效用与货币工资的效用差距大小,若医疗保险的效用不小于货币工资的效用,劳动者则会因为害怕失去医疗保险而放弃转换工作并固定在现有工作地点,形成所谓的"锁定效应"(Cooper and Monheit,1993;Guber and Madrian,2002)。

福利效果和最优保障水平并没有得到充分体现(于长永,2012;赵蔚蔚等,2012;赵绍阳等,2015)。鉴于此,本研究将试图在遵循福利经济学、健康经济学和劳动经济学等理论框架的前提下,从新农合制度基本目标出发,利用可获得的数据,运用计量分析方法,深入挖掘该制度所具有的政策效应,从而为改善和促进其可持续发展提供政策建议。需要说明的是,本书关注的主要是基于政策对象(即农村居民)视角下的新农合政策效应,包括农民看病积极性与就医机构选择、健康状况改善和健康意识提高、医疗费用负担减轻、人力资本投资与劳动供给、减贫效果等多方面内容。进一步来看,新农合的政策效应主要体现在健康效应、收入效应和劳动供给效应等层面。[①] 首先,通过提高农民的就医可及性,增加他们获得医疗服务的机会(包括就诊率、医疗机构选择、门诊和住院服务利用),改善健康状况,实现医疗资源的再分配,即"健康效应"。其次,通过实施医疗费用补偿、大病保险以及医疗救助等补偿政策来降低参合农民及其家庭的实际医疗负担,提高其抵御疾病风险的经济能力,从而增加家庭经济收入,进而影响家庭储蓄、消费生产和人力资本投资,实现减贫和增收效果,即"收入效应"。最后,由于健康被看作一种重要的人类"可行能力",是重要的人力资本,健康状况的改善有助于增加农村居民的劳动供给;同时,收入水平的变化会通过影响农村居民的人力资本或生产投资,进而作用于劳动供给。因此,新农合通过健康效应和收入效应共同作用于农村居民的劳动供给行为,即"劳动供给效应"。

1.1.2 研究意义

既有关于新农合制度的研究成果可谓汗牛充栋,但是,这些研究过于分散零碎,且不少研究就事论事、见子打子,缺乏从总体上加以把握。实际上,从新农合实施历程来看,自2003年开始实施到2017年已经为期15年,经历了"试点"—"推广"—"全覆盖"—"深化改革"—"整合并轨,全民健康保险"的过程,与之对应的制度历程涵盖了该制度的实施与发展。在城乡居民基本医疗保险制度整合并轨改革的关键时点,如何客观、全面地评价新农合的政策效果,不仅是完善新农合制度的前提,而且关系到两种制度并轨成败及可持续发展,还关系到推进医药卫生体制改

---

① 需要说明的是,之所以本书主要关注健康效应、收入效应和劳动供给效应这三个主题,并不是因为这三个方面是新农合制度福利效应的全部要素,而是强调这三个方面本身至关重要。

革、实现城乡居民公平享有基本医疗保险权益,更关系到未来农业发展方向和粮食安全保障,对促进城乡经济社会协调发展、全面建设健康中国、增进人民福祉具有重要意义。

为了较为全面客观地评价新农合制度的政策效应,本研究并未从农民对新农合的满意程度①这一主观层面进行考察,而是立足于能否提高农村居民的就医可及性,是否增强农村居民尤其是重大疾病和慢性非传染性疾病患者、贫困人群的抵御疾病风险能力,是否真正改善其健康状况以及是否有效降低其医疗负担与实现减贫增收效果等问题,在遵循福利经济学、健康经济学以及人力资本理论的分析框架前提下,将新农合的福利效应分为健康效应、收入效应和劳动供给效应,重新审视了该制度对农村居民就医可及性(包括就医机构选择、门诊和住院医疗服务利用)、健康状况改善、医疗负担、非医疗消费、贫困以及劳动供给(包括农业劳动供给和非农劳动供给)影响等研究问题。

总的来说,本研究既为进一步完善新农合制度和更好地保障农村居民的健康提供了强有力的依据,又丰富了既有农村医疗保障的理论研究和实证研究方法,还以更加系统的视角研究量化评价新农合这一公共政策的效果与政策设计,以及为新的历史条件下医疗保险制度整合改革的政策选择提供了一个具有可行性的分析框架,因而也具有重要的学术价值。

1.2 文献述评

1.2.1 医疗保险相关效果研究简评

1.2.1.1 医疗保险对医疗服务可及性和医疗费用的影响研究

关于医疗保险实施效果的评估,国内外文献进行了大量有益的探索,本书主要从医疗保险对医疗服务利用、医疗服务负担以及健康产出的影响等方面综述相关研究。医疗服务利用与医疗费用相伴而生。随着医疗服务利用率增加,在没有医疗保险分摊费用的情况下,其医疗费用增加是必然的。然而,医疗保险作为一种价

---

① 虽然新农合不断加大补偿力度,以期提高参合农民的受益水平,但是,该制度在"参合"和"就医"这两个环节选择空间发育不一致,已经在一定程度上引发了农民的主体性困惑(李斌,2012)。倘若仍从农村居民的主观满意程度考量,将会使研究结果存在偏误,不能真实反映这一公共福利政策的效果。

格补贴机制,其不仅可能增加医疗服务利用,而且可能降低医疗费用负担。因此,有关医疗保险对医疗服务利用和医疗费用负担的文献经常将两者放在一起研究。

现有研究普遍认为,医疗保险增加了医疗服务利用率,而关于其对医疗费用负担的影响结论呈现不一致性。Hurd 和 McGarry(1997)认为,被保险最多的老年人使用医疗保健服务也最多,并且这不是购买医疗保险时逆向选择的结果。同样,Finkelstein 等(2011)研究显示,医疗保险向低收入人群扩张显著提高了其医疗服务利用率,包括初级和预防保健服务以及住院服务,降低了自付医疗支出和医疗债务,并且拥有更好的自评身体和精神健康。一项关于墨西哥的医疗保险制度改革显著降低了药物自付比例,且自付比例降低程度在享有不同类型保险的家庭中不同(Wirtz et al.,2012)。而国内相关文献有相当一部分是针对中国农村新农合制度和老年人的研究,且一致认为医疗保险提高了医疗服务利用率,但没有明显降低医疗费用负担,这可能与医疗保险补偿能力差以及过度医疗服务有关,而过度医疗服务一方面可能来自医疗服务需求方谎报病情、小病大养(胡宏伟等,2015),另一方面也可能由于医疗服务供给方诱导需求(杨志武和宁满秀,2012)。Wagstaff 等(2009)认为,无论是住院服务还是非住院服务,中国新型农村合作医疗制度使得患者医疗服务利用率提升。但是,也有学者认为,新农合仅提高了住院服务利用率,而对非住院服务利用率没有显著影响(Yu et al.,2010;Yip et al.,2009b)。而关于医疗保险对居民医疗负担的影响,程令国和张晔(2012)发现,虽然自付比例降低,但是实际医疗支出和大病支出发生率没有显著降低;特别地,中国农村居民基本医疗保险没有显著降低易使家庭陷入贫困的家庭灾难性医疗支出,从而无法降低农村家庭因病致贫的概率(王翌秋和徐登涛,2019)。此外,王新军和郑超(2014)在系统控制老年人医疗支出的内生性和样本选择偏误的基础上,实证检验了我国医疗保险对老年人医疗服务需求与健康的影响,有如下发现:第一,医疗保险促进了老年人的医疗服务利用,增加了老年人的医疗费用总支出,提高了老年人的及时就医概率;第二,医疗保险虽然显著改善了老年人的医疗服务利用和健康状况,但是,医疗保险对老年人的医疗服务利用尚存在显著的城乡和地区差异;第三,医疗保险对老年人的健康状况有明显的促进作用;第四,医疗保险显著降低了老年人的家庭医疗负担。

另外,社会保障具有调节收入再分配的功能(Wagstaff et al.,1999;王延中等,2016)。基本医疗保险作为社会保障的重要组成部分,能够发挥重要的收入再分配功能,应对疾病冲击的不确定性风险,有助于帮扶弱势群体,促进社会公平(Arrow,

1963)。李永友和郑春荣(2016)在受益归宿分析框架下,基于 CFPS 2008—2012 年入户调查数据和保险价值法,对公共医疗服务受益归宿及其收入分配效应进行估计。他们发现,中国新医改后,扩大的医疗保险覆盖面和更高的医疗服务保障能力,不仅提高了公共住院服务受益分配累进性,而且实现了一定程度的正义性,使最穷收入分组成为新医改后公共住院服务的最主要受益群体。公共住院服务受益正义分配使中国家庭间收入分配基尼系数下降了5～7个百分点。但是,他们也提醒,新医改后,中国公共住院服务受益再分配存在两个明显特征:一是严重偏向最穷收入分组的成本分担显著弱化了公共医疗服务收入再分配效应,使中国家庭间收入分配基尼系数上升2～3个百分点;二是尽管新医改后,中国公共住院服务受益分配一定程度上更加偏向最穷收入分组,但其产生的再分配效应不是发生在最穷与最富两个收入分组之间,而是发生在前80%收入分组之间,后者造成2010年和2012年中间60%收入分组从公共住院服务中受益不足总受益的30%。近年来,金双华等(2020)利用2013年中国家庭金融调查数据研究了不同医保类型和不同收入群体医保受益的情况,发现中国基本医保制度的收入再分配效应为负,健康状况更差的低收入群体的医疗支出和医保报销都显著低于高收入群体,基本医保制度存在严重的受益不公平问题。类似的结论还有廖藏宜和于洁(2021)。他们使用中国家庭金融调查数据,采用 MT 指数及其 AJL 分解方法,研究结果表明,中国基本医疗保险制度的收入再分配最终效应为负。对此,他们认为原因在于制度间的垂直不公平和水平不公平,且垂直不公平为主要影响因素,垂直不公平从城镇职工基本医疗保险、城镇居民基本医疗保险到新型农村合作医疗保险依次增加,水平不公平在新型农村合作医疗保险中更为明显。

1.2.1.2　医疗保险对健康状况的影响研究

医疗保险的最终目的是通过提高医疗服务可及性以及医疗服务利用率,从而提高参保者的健康水平。就医疗保险影响健康的途径而言,有相当一部分研究认为,提高医疗服务利用率是影响健康的重要途径(胡宏伟和刘国恩,2012;程令国和张晔,2012;潘杰等,2013;周钦和刘国恩,2014;Card et al.,2009)。Manning 等(1987)运用兰德医疗保险实验的数据,分析不同医疗保险补偿比例对居民健康的影响,发现与补偿程度最低的医疗保险相比,补偿程度最高的医疗保险显著改善了居民的高血压、近视和口腔健康。Young 和 Cohen(1991)研究了由于急性心肌梗死住院的4 972名病人,发现未参加医疗保险的病人的死亡率明显高于享受免费医疗保险的病人,说明医疗保险显著降低了住院病人的死亡率。Cutler 和 Vigdor

(2005)利用面板数据和双重差分模型(DID),分析参加医疗保险的居民和未参加医疗保险的居民在疾病冲击前后的健康差异,发现未参加医疗保险的居民在面临慢性病冲击后,健康的恶化程度超过参加医疗保险的居民。Card 等(2009)运用断点回归设计(RD),研究美国公共医疗保险(如 Medicare)对 65 岁急诊入院病人 7 天内死亡率的影响,发现参加保险的病人比未参加的病人 7 天内死亡率低 20%。

国内学者的研究集中于社会医疗保险对健康状况的影响,如 Lei 和 Lin(2009)基于 2000 年、2004 年和 2006 年中国健康与营养调查(CHNS)数据,采用 OLS 回归模型、Logit 回归模型、个体固定效应、工具变量法和倾向得分匹配—双重差分模型,发现新型农村合作医疗没有显著改善农村居民的健康水平。程令国和张晔(2012)基于 2005 年和 2008 年中国老年人健康长寿影响因素调查数据(CLHLS),采用固定效应模型和倾向得分匹配—双重差分模型,发现新型农村合作医疗显著改善了老年人的 ADL 情况、自评健康、认知功能,降低了近两年因病卧床天数,但对近两年患重病次数、受访时患病数的影响不显著。周钦等(2018)使用 2011 年和 2013 年中国健康与养老追踪调查数据,发现新型农村合作医疗没有显著改善农村居民的心理健康状况。章丹等(2019)则发现新型农村合作医疗的实施有改善农村居民身体健康的作用,但没有全面增进农村居民健康。尽管这些文献探讨了医疗保险是否促进健康水平及其可能的影响机制,但是没有统一的结论,这主要是因为采取不同的健康衡量指标以及不同的实证研究策略。比如,同样是针对中国城镇居民基本医疗保险的健康绩效研究,潘杰等(2013)认为医疗保险有利于提升参保者个人健康水平,且对低收入人群影响更大;而胡宏伟和刘国恩(2012)则发现没有提升整体健康水平,却使低收入人群和老年人的健康得到改进。

考虑到大多数文献只从某一角度考察基本医疗保险的政策效果,而忽视了其整体效果,且农村中老年群体处于医疗资源分配的弱势地位,基本医疗保险是否能在该群体中发挥作用以及发挥多大作用需进一步探究,因此,王正文等(2022)利用 2011—2018 年中国健康与养老追踪调查数据,采用固定效应模型和 Heckman 两步法模型,从生活质量角度评估了基本医疗保险对农村中老年居民的政策效果。他们的研究结果显示,基本医疗保险对高收入水平者的生活质量起到了更积极的作用,改善健康状况较差的居民生活质量效果更明显。此外,吕守军和孙健(2021)采用 2018 年中国健康与养老追踪调查数据,分析城乡居民基本医疗保险对中老年人社会适应能力的影响,有如下发现:第一,城乡居民基本医疗保险显著促进了中老年人的社会交往,但是,对中老年人学习和适应能力、社会支持能力的影响均不显

著;第二,城乡居民基本医疗保险显著促进了中年人的社会交往,而对老年人社会
交往的影响不显著;第三,城乡居民基本医疗保险对城镇中老年人社会交往有显著
的影响,而对农村中老年人社会交往的影响不显著;第四,医疗服务利用、体育锻炼
和定期体检是城乡居民基本医疗保险影响中老年人社会交往的渠道。

　　值得警惕的是,随着社会、人口和家庭结构的变迁,因家庭照顾需要的不断增
加和照顾资源的不断减少而形成的"照顾赤字"已成为全球性社会问题。对于人口
快速老龄化、家庭规模不断缩小、人口流动规模空前的当代中国而言,表现得尤其
突出,特别是儿童"照顾赤字"的严重性可以用"照顾危机"来形容(岳经纶和范昕,
2018)。为此,少量学者将研究视野转向讨论医疗保险如何影响儿童健康。刘玮等
(2016)发现,医疗保险有利于促进儿童这一特定群体的健康,且促进作用随着儿童
健康水平的提升而递减。但需要注意的是,另一些研究发现,医疗保险对儿童健康
影响存在差异性。牟珊珊和周志凯(2017)使用中国健康与营养调查(CHNS)2006
年、2009年和2011年的数据,从短期健康状况和长期健康状况两个角度分别研究
新农合和城居保对儿童的健康绩效。他们的结果表明:在短期健康方面,新农合和
城居保对儿童的短期健康状况没有显著的改善作用,但城居保对儿童的短期健康
绩效要优于新农合;从长期健康看,新农合对儿童的长期健康有明显的改善作用,
城居保对儿童的长期健康无明显作用。李姣媛和方向明(2018)则利用中国家庭追
踪调查(CFPS)2012年和2014年两轮调查数据,主要采用倾向性分值匹配与倍差
法相结合的方法,估计了社会医疗保险政策对儿童这一群体健康和医疗服务消费
的因果影响,同时考察了其对流动儿童、单留守儿童、双留守儿童、城市与父母双方
同住儿童和农村与父母双方同住儿童影响的差异性。

1.2.1.3　医疗保险对劳动力市场的影响研究

　　理论上,医疗保险是劳动者非工资性福利的重要组成部分,就业地点、状态以
及单位的差异将引致劳动者享受各项待遇不同。因此,医疗保险会影响个体的劳
动行为决策,从而影响整个劳动力市场。劳动力的横向流动是指劳动力在不同就
业单位之间的转换或者是在地域之间的迁移。享有医疗保险的劳动者可能因为害
怕转换工作会使其失去之前享受的医疗保险待遇而选择停留在原来的工作岗位。
国际文献研究表明,已婚女性的雇佣、工作小时数以及工作类型(全职或兼职)受到
配偶是否可以获得雇佣医疗保险的影响,学者们研究发现,配偶医疗保险的可获得
通常使得已婚女性的劳动参与降低6%～20%,年工作小时数减少8%～17%,参与
全职工作的可能性降低 8.5%～14%(Olson,1998;Buchmueller et al.,1996、

1999)。大量经验研究表明,医疗保险对劳动力市场具有"锁定"关系,即医疗保险阻碍劳动力的流动,形成"工作枷锁效应"(job-lock effect)。"工作枷锁效应"的产生主要是由于影响劳动力工作转换的因素不仅是工资差异,附着于工作的医疗保险等福利待遇也能给劳动力带来效用,从而影响就业转换决策。Mitchell(1982)较早地关注了医疗保险对职工工作转换率的影响,并指出医疗保险使男性职工的工作转换率降低了 4.24%。Madrian(1994)首次提出"工作枷锁效应"并利用 1987 年国家医疗消费调查数据,估计了"工作枷锁效应"降低自愿工作转换率的比例,结果表明,雇主提供的医疗保险使职工工作转换率降低了 30%～31%。Monheit 和 Cooper(1994)则估算了可能受到"工作枷锁效应"影响的工人数量以及相应损失的生产率,结果表明,大约有 1.64%的 25～54 岁的工人受到影响。Anderson(1997)发现,由雇主提供的医疗保险降低了那些失去医疗保险会带来很大成本的人的工作流动性,但是对于没有医疗保险的人来说,通过获得医疗保险受益最大的人会增加工作流动性。

然而,与以上研究不同的是,Holtz-Eakin(1994)却得到了相反的结论,其研究发现"工作枷锁"并不存在,原因在于德国的医疗保险被强制提供给职工,且保费按固定比例由雇主与职工共同分担。Fairlie 等(2011)也指出,职工医疗保险存在"工作枷锁效应"。还有很多学者(Chou and Staiger,2001;Madrian,2004;Bansak and Raphael,2008;Liao and Taylor,2010;梁润和汪浩,2010;秦雪征和刘国恩,2011)指出,包括医疗保险在内的公共政策与劳动力市场间的关系对每个人乃至整个社会的福利都至关重要。譬如,梁润和汪浩(2010)发现,在市场经济是完全信息的假设条件下,保险公司的进入并没有减少消费者的医疗支出,反而可能使其为医疗服务付出更高的代价,但医院的利润会因保险公司的进入而提高,因此,他们认为保险公司的进入使得社会总福利提升了。然而,值得注意的是,医疗卫生服务市场具有诸多特殊性,比如不确定性、信息不对称、公共品、外部性以及垄断,将会导致市场失灵,使得市场不能有效地配置医疗卫生资源,最后导致社会总福利的降低。正如 Gruber 和 Madrian(2002)所提醒的,尽管"工作枷锁效应"已经在西方经济学文献中被广泛讨论,但这些影响是否造成福利或效率的损失并不清楚。

而与"工作枷锁效应"假说类似,医疗保险对劳动力地域之间流动的限制也被看作一种"枷锁效应"。劳动力在地域之间的流动不仅受到预期收入的影响(Todaro,1969),而且受到非经济因素的影响。而非经济因素一方面主要指的是由于原住地耕地不足、教育医疗等基础设施条件不足以及自然灾害等形成的"推力"因素,另一方面是由于迁入地更多的就业机会、良好的教育医疗等基础设施等形成的"拉力"因素。根据上述"推一拉"理论可知,地域之间关于医疗保险待遇的差异是影响劳动力地域之间流动的重要因素。但是,由于医疗保险具有较强的地域属性和非携带性,医疗保险又可能成为限制劳动力地域之间流动的重要因素之一。

此外,公共医疗保险由于不受雇佣状态影响,对于那些低收入或者医疗支出高的人群来说,公共医疗保险相当于收入转移,有可能降低这部分人群的劳动参与。公共医疗保险也有可能通过改善健康状况以及从其他公共救助项目中减少工作的不利因素,使得劳动参与和劳动效率增加。因此,公共医疗保险对不同人群的劳动参与的影响有可能不同。Yelowitz(1995)发现,医疗补助计划(Medicaid)可获得性的提高显著增加了单亲妈妈的劳动参与率。其他学者则发现,公共医疗保险(如Medicare)对低收入单亲妈妈的劳动参与决策影响甚小(Winkler,1991;Moffitt and Wolfe,1992)。还有学者发现,公共医疗保险对不同年龄的已婚女性劳动参与决策的影响也不相同。Guy(2010)研究发现,扩大公共医疗保险范围使得兼职工作者的劳动参与概率提高了 4.1%,但对休假以及全职职工没有影响。Guy 等(2012)利用1998—2008 年当前人口调查数据(Current Population Survey,CPS)的 3 月年度人口统计补充报告,使用差异多变量回归模型检验了美国州一级公共健康保险扩大与符合条件的无子女成年人的全职工作、兼职工作和不工作的可能性之间的关系。他们的研究结果表明,公共卫生保险资格与全职工作可能性减少 2.2 个百分点、兼职工作可能性增加 0.8 个百分点、不工作可能性增加 1.4 个百分点有关。不仅如此,这些关联在健康状况较差的人群和 50~64 岁的人群中最大。Boyle 和 Lahey(2010)考察退伍军人在医疗保险改革前后的劳动参与行为时发现,雇佣以外的免费医疗保险降低了老兵的全职工作参与率,但增加了兼职工作以及不工作的可能性。其中,教育程度较高的人群自雇工作概率增加,教育程度较低的人群自雇工作概率减少。因此,医疗保险有可能使得劳动效率高的人群代替劳动生产率低的人群进入劳动力市场。Dague 等(2014)采用断点回归和倾向得分匹配法,研究医疗保险对低收入且没有受抚养子女人群的劳动供给行为的影响,结果发现,参加公共医疗保险使得就业减少了 2%~10%。公共医疗保险对劳动参与的负向作用已被许多学者证实(Garthwaite et al.,2013;Dave et al.,2015)。此外,也有研究认为,公共医疗保险对劳动参与并没有显著作用(Baicker et al.,2014)。Strumpf(2011)采用倍差法研究 20 世纪 60 年代后期及 70 年代早期美国医疗补助计划对单身女性的劳动供给行为影响,并未发现医疗保险降低了女性的劳动参与率,点估计结果则显示医疗保险有可能对劳动供给产生正向影响。Gruber 和 Hanratty(1995)发现,加拿大实施全民健康保险后,劳动参与率不减反增。

改革开放以来,伴随着城镇化进程的快速发展和户籍制度改革的不断推进,中国流动人口规模长期保持高速增加。2020 年,第七次全国人口普查数据显示,我国流动人口规模达 3.76 亿人,超过总人口的 1/5。在现行医保政策下,流动人口在参保地点和参保模式上具有一定的可选择性,他们可以选择在户籍地参加家乡的医保制度,也可以选择在流入地参加本地的医保制度。因此,不少学者讨论了中国医疗保险对流动人口的影响。比如,秦雪征等(2014)基于北京市调研数据的研究发现,参加新农合能明显增强农民工的返乡意愿,但参加城镇医疗保险制度对农民工的"吸纳效应"并不显著。朱铭来等(2017)研究发现,在流入地参加医疗保险的农民工比在流出地参保的农民工长期居住意愿更高,在流入地参加城职保的农民工比参加城居保的农民工长期居住意愿更高。孟颖颖等(2021)认为,多样化的参保选择对流动人口在流入地的居留意愿可能产生"回拉"与"锁定"两种不同效应。这主要是因为:其一,流动人口在户籍地参保,按现行制度规定,原则上要求在户籍所在地参保缴费、就诊报销,如果发生异地就诊,需要到定点医院,且保险报销比例较低、报销手续烦琐,这可能会降低流动人口的卫生服务利用率,进而对其在流入地的居留意愿产生负向影响,即"回拉效应";其二,流动人口在流入地参保,将使流动人口享受到方便、可及的本地医疗卫生服务,参保缴费、报销手续也相对便捷,这可能会提高流动人口的卫生服务利用率,进而对其在流入地的居留意愿产生正向影响,即"锁定效应"。对此,他们利用 2017 年全国流动人口动态监测调查数据,从实证角度考察医疗保险制度对流动人口本地居留意愿产生的"回拉"与"锁定"效应,并进一步分析医疗保障待遇差异、流动距离对流动人口居留意愿"回拉"与"锁定"效应的影响。

除了针对医疗保险对劳动力横向流动的影响外,医疗保险对劳动力纵向流动的影响也受到了关注。劳动力的纵向流动是指工作性质发生的变化,比如工作在全职和兼职、受雇和自雇,以及在正式部门和非正式部门之间的转换。有关医疗保险对劳动力在全职和兼职之间的转换影响的研究主要基于特定的医疗保险制度改革背景。出于成本考虑,当法律强制要求企业给员工提供医疗保险时,雇主有激励降低全职员工的比例,转向雇用兼职员工。一项 2006 年在马萨诸塞州通过的医疗保险改革方案规定,拥有超过 10 个全职员工的雇主必须对所有每周至少工作 35 小时的员工提供医疗保险,否则将会受到惩罚。Dillender 等(2016)探究这项改革对马萨诸塞州兼职工作比例的影响,发现医疗制度改革增加了较低教育程度人群兼职率。而关于医疗保险对受雇和创业的影响主要是针对医疗保险不可携带性的研究。在美国由雇主提供的医疗保险具有不可携带性,同时,如果创业意味着必须放弃当前医疗保险,那么创业就面临着更高的成本(Verheul et al.,2002)。这可能会限制自主创业行为。Eakin 等(1996)对此进行了首创研究,但是,由于解释变量的有限变化并没有得出清晰结论——由雇主提供的医疗保险具有"创业锁定效应"。但是 Wellington(2001)发现,如果通过配偶的医疗保险获得医疗保障,则可能增加自我雇佣的可能性。同时期,Lombard(2001)同样得出如果丈夫拥有医疗保险,已婚妇女更有可能增加自雇比例。现有文献中有大量关于美国由雇主提供医疗保险的"创业锁定效应"的研究,并且承认了"创业锁定效应"的存在。同时,也有一些文献探究了不与就业挂钩的公共医疗保险是否存在"创业锁定"的作用。利用德国医疗保险具有不与就业挂钩的全民医保的特点,Fossen 和 König(2017)发现,公共医疗保险同样具有"创业锁定效应"。这主要与向自雇转变带来的医疗保险成本和风险的增加有关。

最后一个关于医疗保险对纵向劳动力流动影响的方面是,医疗保险可能会影响劳动力在正式部门和非正式部门之间的转换。相关研究主要是关于发展中国家,因为发展中国家有大量集中在非正式部门就业的劳动力。最近几年的研究逐渐注意到家庭经济活动的重要性。有关家庭经济活动的研究主要以 Becker(1965)的时间分配理论为基础。根据 Becker 理论,家庭利用从市场上购买的商品并结合自己的时间生产所需消费品——健康和其他物品,并在时间约束和收入约束的条件下实现效用最大化,从而得到最优的资源配置。以上是 Becker 健康需求模型的基本框架。在此基础上,相关研究探讨了健康状况对时间分配的影响,并认为健康状况主要是通过影响市场生产率和非市场生产率影响时间分配,并且分配给市场劳动和非市场劳动的时间取决于健康对两种劳动生产率的相对影响。如果相对于市场劳动,健康对非市场劳动生产率的影响更大,则会分配更多的时间到非市场劳动,但是即使健康对非市场劳动生产率的影响更大,也有可能分配更多的时间到市场劳动(Podor and Halliday,2012)。通过实证研究,Podor 和 Halliday(2012)得出越健康对家庭生产和市场生产的正向影响就会越大,但是会对闲暇时间产生负向影响。与 Podor 和 Halliday(2012)观点部分一致,Gimenez-Nadal 和 Molina(2015)使用来自 6 个欧洲国家的数据证明,更好的健康状况会使得分配给市场工作的时间更多,而分配给睡觉、个人护理以及非市场工作的时间更少,但是,健康与家庭生产活动之间有很强的负相关性。Wagstaff 和 Manachotphon(2012)通过探究 2001 年实行的全民医保政策对工作转换的影响得出,医疗保险的覆盖降低了男性参加正式工作的概率,但是增加了各个群体参加非正式工作的概率,这与 Camacho 等(2014)关于哥伦比亚 20 世纪 90 年代全民医保项目对非正式就业的影响结果较为一致。另外,有相当一部分文献讨论了墨西哥人民保险计划(Mexicoís Seguro Popular Program)对工作转换的影响,但或许是由于研究时间范围与研究对象不同,结果差距较大。Aterido 等(2011)利用 2000−2009 年国家就业调查数据,探讨了医疗保险对之前未参保家庭工作转换的影响,发现在正式岗位工作的比例下降了 20%,这与 Bosch 和 Campos-Vázquez(2014)关于医疗保险对正式员工的影响研究相一致,其结果是使正规中小企业的数量下降比例从医保实施之前的 0.8% 增加到 4.6%。与此同时,也有部分研究发现,墨西哥人民保险计划对工作是否在正式部门和非正式部门之间转换没有显著影响(Azuara and Marinescu,2013;Campos-Vázquez and Knox,2010)。以上有关健康与市场劳动和非市场劳动之间的关系,为进一步研究医疗保险对非市场劳动的影响奠定了基础。医疗保险在一定程度上可以通过影响医疗服务利用继而影响参保者的健康水平。那么,医疗保险是否会通过健康效应影响非市场劳动,如家务劳动、睡眠时间等,目前相关研究比较有限且主要是实证研究。Lenhart 和 Shrestha(2017)根据美国人口调查数据(Current Population Survey,CPS)和美国人时间利用调查数据(American Time Use Survey,ATUS),检验了 FDCM(federal dependent coverage mandate)对时间配置的影响,其中,FDCM 是一项增加年轻成年人医疗保险的项目。结果显示,在医疗保险扩张的情况下,个体降低了工作时间且从全职转向兼职,并将从劳动力市场节省下来的时间重新分配到闲暇时间上。另外,Shen 等(2017)构建了包含农业劳动、非农劳动以及闲暇的劳动—闲暇模型并采用双重差分法进行实证研究,得出中国农村合作医疗制度不仅增加了农业劳动时间和非农劳动参与,而且减少了不工作的时间和生病时间。还有关于医疗保险对照料时间的影响,相关文献研究了新型农村合作医疗制度对农村中老年人照料孙子女的影响,结果表明新农合通过财富效应和健康效应促进了中老年人对孙子女的隔代照料(陈光燕和司伟,2020)。

另外,医疗保险还会影响劳动者的退休、消费和储蓄等行为。对此,近期一项非常突出的研究是秦雪征和刘国恩(2011)。通过总结和梳理以往关于医疗保险对劳动者退休和储蓄行为等方面的研究,秦雪征和刘国恩发现,医疗保险一旦与劳动就业相结合,就会对劳动者的就业选择行为以及退休决策起到显著的干扰作用;医疗保险还可能减少人们的预防性储蓄,并增加企业的生产成本,造成"工资—福利折中"等问题。

1.2.1.4 医疗保险对实际劳动供给影响研究简评

现有文献尤其是国外相当一部分文献是关于医疗保险对市场劳动的影响,包括对劳动参与率和劳动时间的影响。首先,在美国的医疗保险体系下,企业雇主是医疗保险的主要提供者,医疗保险通常与就业挂钩,因此,在关于公共医疗保险对劳动供给影响的研究中,通常会假设公共医疗保险可能通过挤出雇主提供的医疗保险从而减少劳动供给。Garthwaite 等(2014)的研究得出,失去田纳西州医疗补助保险使得参加雇主提供的医疗保险的比例显著增加;Lenhart 和 Shrestha(2017)的研究得出,联邦医疗保险向年轻成年人的扩张使得年轻人用联邦医疗保险替代雇主提供的保险,从而增加了从全职工作转向兼职工作的比例,减少了工作时间。但是,也有相关研究认为,公共医疗保险并未挤出雇主提供的医疗保险参与率,也未降低劳动供给。Finkelstein 等(2012)检验俄勒冈州医疗补助保险的扩张对于雇主提供的医疗保险的挤出效应,发现并未降低雇主提供的医疗保险的覆盖。Frisvold 和 Jung(2018)检验医疗补助向无子女成年人的扩张仅略微降低了雇主提供的医疗保险的覆盖,并且没有影响劳动参与和工作时间。其次,有相当一部分文献研究了配偶医疗保险的可获得性对已婚妇女劳动供给的影响。文献认为,已婚妇女的市场劳动供给对丈夫是否拥有医疗保险有很大的弹性。与丈夫没有医疗保险的已婚妇女相比,如果丈夫有医疗保险,已婚妇女的劳动参与会降低 6%～12%(Buchmueller and Valleta,1999)。类似地,Olson(1998)估计已婚妇女的劳动参与率会有 7%～8%的下降。而基于中国台湾地区第一次医疗保险改革背景,Chou 和 Staiger(2001)研究了当地员工的妻子在受到医疗保险覆盖时的劳动供给变化,发现其劳动参与率下降了约 3%。再次,现有相当一部分文献是针对医疗保险对老年人劳动行为的影响。在美国,针对老年人的社会保险和医疗保险在向老年人转移资源的同时向他们的劳动征税,含有这种特征的项目称为收入测试项目,理论上,这种隐性税收会降低老年人退休后的劳动供给。Fetter 和 Lockwood(2018)通过调查美国的老年人补助项目(Old Age Assistance Program)对老年人劳动参与率的影响发现,它确实降低了 65～74 岁老年男性的劳动参与率,且使其参与率下降了 8.5%。最后,还有一些针对特定人群医疗保险的扩张对劳动供给影响的研究。比如,Boyle 和 Lahey(2010)根据一项针对退伍军人医疗保险扩张的研究得出,通过增加医疗保险的可得性,退伍军人不仅降低了劳动参与率,而且减少了工作时间。

Page(2011)的研究得出,针对肾移植患者的医疗保险覆盖范围从1年增加到3年会使兼职工人的劳动参与率降低,可见收入效应占据主导地位。而一项检验越南医疗保险扩张对贫困弱势群体劳动供给影响的研究表明,医疗保险的扩张对劳动供给产生负向影响,免费的医疗保险对工作小时数和劳动力参与的影响均在5%的显著性水平上为负(Le et al. ,2019)。

1.2.1.5　医疗保险对劳动供给的作用机制研究简评

现有文献有关医疗保险对劳动供给的作用机制在理论层面上的分析主要依据劳动—闲暇理论、家庭的预防性行为理论、健康人力资本理论以及Grossman健康需求理论等,并且认为医疗保险主要是从收入效应、健康效应等途径作用于劳动供给。一方面,Chou和Staiger(2001)认为,根据静态劳动供给理论,由政府补贴的、不与工作挂钩的医疗保险将会降低工作的吸引力,从而降低劳动力参与。这主要是因为医疗保险可以降低由不可预测的医疗支出所导致的消费不确定性。而且,医疗保险的这种效应大小取决于健康支出占总支出的比例高低。如果健康支出占总支出的比例较低,那么医疗保险对劳动供给决策的影响较小;如果健康支出占总支出的比例较高,比如在一个相对不富裕的家庭,医疗保险的可得性可能会对劳动供给决策产生较大的影响。另一方面,通过降低较大的自负医疗支出风险,完善的社会医疗保险可能会降低家庭参与预防性行为的动机。Netzer和Scheuer(2007)构建的预防性劳动供给理论模型表明,如果面临较少的收入不确定性,个人可能会工作得更少。有关学者以中国农村为背景通过构建理论模型得出,在健康存在不确定性的情况下,预防性劳动供给的现象存在,但是,医疗保险可以显著减少预防性劳动供给行为(王一兵,2009)。另外,由政府提供的医疗保险补贴是一项收入转移支付,可以被看作正向收入冲击。根据预算约束法,在工资保持不变的情况下,收入增加将会使劳动时间下降(Boyle and Lahey,2010),因为闲暇作为一种正常商品,在对闲暇偏好不变的情况下,收入增加会使得参保者用闲暇来替代劳动。上述几方面的理论分析是从医疗保险的收入效应角度来预测医疗保险的劳动供给效应,其预测结果是,医疗保险可能会对劳动供给产生负面效应。

此外,不同于一般的现金转移支付项目,医疗保险对劳动供给产生影响不仅依赖于收入效应,而且可能依赖于医疗保险对参保者健康水平的提升作用(Boyle and Lahey,2010、2016)。健康作为一项与教育同等重要的人力资本(Becker,1964),其可以通过健康生产要素的投入进行维护和生产。而健康生产要素包括医疗服务利用、健康的生活行为等。医疗保险通过改变医疗服务的相对价格来改变参保者对医疗服务的需求,从而提高医疗服务利用率,最终改善参保者的健康水平。大量实证研究表明,提高医疗服务利用率是医疗保险提升健康水平的一个重要渠道(程令国和张晔,2012;胡宏伟和刘国恩,2012;潘杰等,2013)。因此,医疗保险能够通过提高医疗服务利用率改善参保者的健康水平。随着健康水平的改善,一方面,参保者关于消费和闲暇的边际替代率会发生改变,相对于健康水平未改善之前,参保者对于消费的偏好增加从而使得劳动供给增加;另一方面,健康水平的提升会增加边际生产率(Page,2011),从而使劳动力拥有更高的市场工资。这将会增加参保者的劳动参与率。此外,根据 Grossman 健康需求模型可知,健康水平的提升会减少疾病损失时间并增加用于生产的时间。那么,在用于促进健康的时间给定的情况下,用于劳动和闲暇的时间增加(Bhattacharya et al.,2019)。医疗保险通过降低健康工人生病和损失工时的可能性并增加生病工人恢复健康重返工作的可能性,从而影响劳动供给行为(Dizioli and Pinheiro,2016)。总的来说,医疗保险可能通过健康效应途径对劳动供给产生正向影响。

通过分析可知,上述影响机制可能使得医疗保险对劳动供给的影响同时呈现相反的方向,甚至可能存在交叉影响。所以从理论层面上来看,医疗保险对劳动供给的影响效应并不清晰,这在一定程度上也可能会造成实证结果的不确定性。

1.2.2 新农合对就医可及性、健康状况、消费等方面的影响研究简评

1.2.2.1 新农合对就医可及性的影响研究

新农合的政策目标之一是,通过增加农民的就医可及性来改善其健康状况,提高参合农民及其家庭抵御疾病风险的能力。就医可及性包括医疗机构选择、门诊和住院医疗服务利用等。现有文献较为充分地讨论了新农合对农民医疗服务利用的影响,但并未形成一致的结论。Wagstaff 等(2009)发现,不管是住院服务还是非住院服务,患者对医疗服务的利用率都得到了提高。但 Lei 和 Lin(2009)发现,新农合仅增加了参合者对日常体检等预防性医疗服务的使用,而并未提高对正规医疗服务的利用率;Yip 和 Hsiao(2009)以及 Yu 等(2010)则发现,新农合仅增加了住院医疗服务的利用率,而对非住院医疗服务的利用率几乎没有作用。最新的一项研究根据参保人群的保险索赔数据,利用时间序列数据挖掘方法来预测参保人群在医院的天数,研究结果显示,"没有住院"与"至少有一天在医院"存在密切关系(Xie et al.,2016)。此外,新农合制度的不同补偿模式对农民就医行为产生显著影

响：在个人缴费比例低、财政补贴高的模式下，农民及时就诊率较高；低缴费标准、高补偿水平的模式并未引致农民选择高级医疗机构就诊，较高的补偿水平也未导致农民过度利用医疗资源（姚兆余和张蕾，2013）。不同的是，孟德峰等（2009）研究却表明，新农合报销比例低且手续复杂的门诊费用补偿模式，会有抑制农民就诊的倾向。

为引导参合农民更多地到基层医疗机构就医，新农合在实施之初便规定，乡级医院起付线要低于县级医院、县级医院起付线要低于县外医院，而报销比例乡镇医院要高于县级医院、县级医院要高于县外医院。从实际情况来看，新农合促进了参合农民选择新农合定点医疗机构就诊的机会，提升了农民对医疗服务的有效利用，同时也提高了参合农民的健康水平，且新农合的净效应呈动态递增的趋势（李湘君等，2012）。蒋远胜等（2009）利用重庆市首批新农合试点县忠县 589 户农户问卷调查数据，分析了新农合对住院医疗服务利用的影响，结果显示，样本农户的主要就诊机构为乡卫生院和村卫生室，新农合可以显著促进参保农民对医疗服务特别是住院医疗的利用，但也受到逆向选择问题的困扰。高梦滔（2010）认为：第一，新农合能够有效地增加农户医疗卫生服务利用；第二，从结构上看，新农合增加农户医疗卫生服务利用更多地集中于乡镇卫生院，县级医疗机构次之，增加最少的是村级卫生服务机构；第三，新农合的制度设计似乎没有出现医疗保险制度通常存在的逆向选择问题。不仅如此，由于现行新农合部分负担制度安排并没有显著影响农户的住院层级选择行为，即不同的部分负担并没有有效抑制农户越级就医行为，这需要正确引导农户的就医行为，以此保证有限的医疗资源能被合理有效地配置利用（宁满秀，2014）。

1.2.2.2　新农合对健康状况改善的影响研究

医疗服务利用率的提高成为新农合影响参合者健康水平的一个重要渠道（程令国和张晔，2012），因此，还需要回顾现有关于新农合的健康绩效，即是否有助于提高参合者的健康水平。Lei 和 Lin（2009）使用"自评健康"和"过去 4 周内生病或受伤次数"考察了新农合的健康绩效，但并未发现新农合能显著改善参合者的健康状况。然而，张锦华等（2016）利用 2011 年中国健康与养老追踪调查数据（CHARLS）、黄晓宁和李勇（2016）利用中国健康与营养调查数据（CHNS）实证分析了新农合对农民健康水平的影响，研究结果表明，新农合提高了农民的健康水平，降低了过去 4 周生病概率。还有一些研究认为，新农合对健康改善的作用不明显，既未能显著降低疾病患病率，又在不同程度的日常活动自理能力（ADL）受损情况和住院时间上存在差异(张哲元等,2015)。对此,一种解释机制是现行新农合保障待遇较低以及补偿政策设计的缺陷(刘晓婷和黄洪,2015)。

不仅如此,新农合对不同年龄段个体的影响可能具有较大差异。由于青壮年是农村家庭的主要劳动力,生病时无论有无医疗保险,往往优先获得家庭的医疗救助;而老年人虽然健康状况较差、患病率高、对医疗服务需求大(Seshamani and Gray,2004),但在医疗资源分配上却处于弱势地位,生重病时往往不得不放弃救治。在此情况下,老年人可能会比其他年龄组对新农合实施带来的医疗服务相对价格的变动更加敏感(Ringel et al.,2002)。对此,国内大量文献集中关注了新农合对老年人健康水平的影响作用。王翌秋和雷晓燕(2011)的研究结果表明,新农合显著降低了老年人自付医疗支出,促进了老年人健康状况的自我评价,也提高了老年人对自身慢性病(如高血压)的知晓度。程令国和张晔(2012)研究发现,新农合显著提高了参合老人的健康水平,改善了其"有病不医"的状况,提高了其医疗服务利用率。类似的研究还有王新军和郑超(2012)、王丹华(2014)以及刘晓婷(2014)等。同时他们也指出,一方面,新农合有利于客观健康的发展,但是降低了主观健康评价;另一方面,该制度能通过提高医疗服务利用率途径改善老年人健康,但整体作用会逐年下降,而且老年人的医疗服务利用还存在显著的城乡和地区差异。

随着制度的全面推进和参合率的提高,新农合首先提高中等收入人群到定点医疗机构就诊的概率,之后这种影响扩大到低收入和高收入的参合农民,从而促进了农村居民对医疗服务的有效利用,这种影响的差异加剧了农村居民健康的不平等(李湘君等,2012)。同时,值得注意的是,农村妇女往往承担着家庭照料和挣取收入(包括农业生产和非农就业)的双重任务,尤其是在当前中国农业劳动力趋向女性化发展的情况下,因此需要将研究视角转向新农合对农村妇女的健康福利影响(许庆和刘进,2015)。

1.2.2.3 新农合对医疗费用负担的影响研究

沉重的医疗费用负担不仅阻碍了弱势群体对医疗服务的利用,而且成为导致其贫困的主要原因之一(van Doorslaer et al.,2006;Xu et al.,2006、2007)。因此,降低弱势群体的就医经济负担成为许多国家医疗服务体系实施反贫困战略和实现医疗服务公平、可及目标的重要组成部分。然而,新农合对发生医疗支出群体收入公平的影响显著为正,即新农合的补偿更倾向于患病群体,且收入低的群体获得的补偿高于收入高的群体(谭晓婷和钟甫宁,2010)。

国外相关文献揭示了医疗保险对居民就医经济负担的影响,但研究结论并不一致。有证据表明,医疗保险能够减少个人和家庭的医疗负担(Miller et al.,2009)。然而,由于医疗保险市场存在逆向选择和道德风险问题(Hackman et al.,2012;Bolhaar et al.,2012),参保人的医疗费用并未明显降低,反而会显著增加(李玲,2010;宁满秀和刘进,2014a)。也有研究表明,医疗保险会减少自付医疗支出,从而促使消费者的医疗服务需求增加(Finkelstein,2007;Card et al.,2008;Finkelstein et al.,2012)。

关于新农合是否减轻农民的就医负担一直受到学界关注。一方面,部分研究发现,新农合在大病支出保障和减轻因病致贫方面只起到微弱的作用。Sun 等(2009)利用山东临沂的农户调查数据发现,加入新农合使得大病支出的发生率从2004 年的 8.98% 仅下降到 8.25% 左右。Shi 等(2010)利用河北、陕西和内蒙古的调查数据发现,提供新农合补助金后,参合者的大病支出发生率从 14.3% 下降到12.9%,因病致贫率从 8.2% 下降到 7.6%,总体仍维持在较高水平。尽管有研究指出新农合减轻了农民医疗负担,且显著降低了中西部地区和中老年人的医疗负担(黄晓宁和李勇,2016),但是,此项研究仅仅考察"是否参合"的影响作用,忽视了新农合本质上是一种部分负担制度,无法单纯地考虑是否参合的影响,应区分不同层级医院的报销水平所产生的影响。因此,总体上而言,新农合对减少大病支出和因病致贫的作用较为有限(Yip and Hsiao,2009;You and Kobayashi,2009;Sun et al.,2009)。

另一方面,大量学者认为,新农合并没有显著减轻农户的就医负担,没有从根本上解决农民"看病贵"、"看病难"的问题(Wagstaff,2002;Wagstaff and Yu,2007;陈在余和蒴旭光,2007;解垩,2008;封进和李珍珍,2009;Lei and Lin,2009),或者说,新农合的健康绩效比经济绩效更为显著(程令国和张晔,2012)。比如,Lei 和Lin(2009)利用中国健康与营养调查(CHNS)数据发现,参合者的实际医疗支出并未显著下降;Wagstaff 等(2009)发现,新农合不但没有降低医疗支出,反而提高了非住院医疗服务的支出,从而增加了患者在报销前的开支。

产生这种结果的原因,主要有两种观点进行解释:一种观点认为,目前中国新农合制度的筹资水平、补偿能力和报销比例比较低,为了保证基金的收支平衡,控制风险,就必然要缩小补偿范围和降低补偿比例,从而降低农民的受益水平(Wagstaff et al.,2007;方黎明,2013);另一种观点认为,中国新农合的制度安排和设计不能有效地控制医院和医生行为,从而导致医疗供给者诱导需求的现象和问题,新农合的补偿水平不足以抵消医疗费用上涨的影响(干春晖等,2007;李玲,2010;宁满秀和刘进,2014a)。更为重要的是,由于医疗供给方具有垄断定价能力,且以营利为目标,医疗保险的引入会导致医疗价格上涨,从而冲销医疗保险的效果(封进等,2010)。

目前,中国新农合制度对医疗费用的控制主要着眼于需求方,包括共付机制、起付线和封顶线等,但这必然以降低保障程度为代价,因此,能否有效地控制供给方诱导需求的行为已成为农民是否能从新农合中得到切实有效保障的关键和难点(宁满秀和刘进,2014a)。为此,宁满秀和刘进(2014a)从供给者诱导角度考察了新农合对农户住院医疗费用负担的影响,研究结果显示:一方面,供给者诱导需求因素会显著增加农户的住院费用;另一方面,现行新农合并不能有效地约束医疗服务供给方和需求方的道德风险,从而不能有效降低医疗费用支出。

1.2.2.4 新农合对消费行为的影响研究

降低疾病尤其是重大疾病冲击对农民收入的影响,解决"因病致贫、因病返贫"问题,是新农合最直接和最主要的目标。换言之,新农合是农民承担疾病风险的工具,对降低因伤病所致的经济损失具有重要作用。黄学军和吴冲锋(2006)利用两期模型验证了大范围的社会医疗保险计划有助于缓解高储蓄,从而提升整体的福利效果。因此,新农合能够降低农民对未来支出的不确定性,在某种程度上类似于个人的预防性储蓄。从这一角度而言,新农合会降低农民的储蓄倾向并增加其家庭的消费支出。Brown 等(2009)利用安徽和江苏的农户数据发现,新农合有助于减少食品支出的比例,但没有显著提高农户的非医疗类消费和总消费。高梦滔(2010)利用浙江、广东、湖南、吉林、山西、河南、四川和甘肃 8 省的农户微观面板数据,基于工具变量法发现,新农合减少了 12%～15%的储蓄[①],约为 552 元。然而,他们既未考虑农户间的异质性问题,也忽视了农户对新农合的了解和信任的重要性。对此,白重恩等(2012)和 Bai 等(2014)做出了重要的补充,他们认为,新农合使非医疗支出类的家庭消费增加了 5.6 个百分点,并且这一正向作用随着保障水平的提高而增强。同时,他们还发现,新农合对消费的正向影响在收入较低或健康状况较差的家庭中更强。

类似的研究还有很多,例如,马双等(2010)、马双和张劼(2011)利用 2004 年和 2006 年 CHNS 数据,证实了新农合明显增加了农民的热量、碳水化合物以及蛋白质等营养摄入量。王翌秋和雷晓燕(2011)则考察了新农合对老年人医疗服务消费

---

① 包括现金和银行存款。

的影响,研究结果表明,新农合显著降低了老年人自付医疗支出。值得注意的是,由于疾病的发生和人口老龄化明显抑制农村家庭耐用品消费需求,丁继红等(2013)以及蔡伟贤和朱峰(2015)均利用CHNS数据在考察了新农合对农村居民耐用品消费的影响后发现,新农合对农村家庭耐用品消费具有显著的刺激作用。并且,上一期参保行为对耐用品消费的刺激作用明显,尤其是对健康高风险的农村居民的耐用品消费促进作用更强(蔡伟贤和朱峰,2015)。

1.2.3　新农合对劳动供给的影响研究简评

由于新农合是社会医疗保险体系的重要组成部分,有必要简要地从医疗保险层面考察医疗保险与劳动力市场的关系。理论上,医疗保险是劳动者非工资性福利的重要组成部分,其各项待遇的享有往往与劳动者的就业地点、状态和单位等因素有关。秦雪征和刘国恩(2011)通过总结和梳理以往关于医疗保险对劳动者退休和储蓄行为等方面的研究后发现,医疗保险与劳动就业的结合将对劳动者的退休和就业决策起到显著的干扰作用;同时,医疗保险有可能减少人们的预防性储蓄,并增加企业的生产成本,造成"工资—福利折中"等问题。他们进一步指出,包括医疗保险在内的公共政策与劳动力市场间的关系对每个人乃至整个社会的福利都至关重要。因此,作为社会医疗保险体系的重要组成部分,新农合可能从劳动参与、劳动力流动以及退休等方面影响劳动力市场。

1.2.3.1　新农合对劳动参与的影响研究

公共医疗保险对不同人群的劳动参与的影响有可能不同。已婚女性的雇佣、工作小时数以及工作类型(全职或兼职)受到配偶是否可以获得雇佣医疗保险的影响,学者们研究发现,配偶医疗保险的可获得通常使得已婚女性的劳动参与降低6%～20%,年工作小时数减少8%～17%,参与全职工作的可能性降低8.5%～14%(Olson,1998;Buchmueller et al.,1996、1999)。其他学者也发现,公共医疗保险(如Medicare)对低收入单亲妈妈的劳动参与决策影响甚小(Winkler,1992;Moffit and Wolfe,1992)。近期一项较为突出的研究是Garthwaite等(2014),他们利用2001—2008年美国人口普查数据,并采用倍差法和三重差分模型(triple-difference model),考察了田纳西州公共医疗保险改革方案对劳动供给行为的影响,研究发现,与以往研究相一致,公共医疗保险降低了劳动者的劳动参与率。

Yelowitz(1995)发现,医疗补助计划(Medicaid)可获得性的提高显著增加了单亲妈妈的劳动参与率。王翌秋和刘蕾(2016)使用 CHNS 数据,采用倍差匹配法(DID-PSM)和 BFG 方法,分析了新农合对农村居民健康人力资本的影响以及健康人力资本对劳动参与的影响,研究结果表明,新农合改善了农村居民的健康人力资本水平,进而促进了农村居民劳动参与以及增加其农业劳动时间。

随着非农收入占农民家庭收入的比重逐渐增加,农民的非农劳动参与已经成为健康经济学研究的关注点。Liao 和 Taylor(2010)利用 1992－1997 年中国台湾家庭收入和支出调查数据,基于倍差法发现,医疗保险使台湾地区农村妇女的非农劳动参与率降低了 9.6%～13.6%。该研究认为,由于农业收入的不稳定性使农村妇女承担更多的风险,她们更加重视医疗保险,当医疗保险的各项待遇与工作状态之间的关系消失时,它就降低了农村妇女从事非农工作的吸引力。此外,由于工业化和城镇化的发展,中国农业劳动力趋向女性化和老龄化发展,已有少量研究对此进行关注和考察。许庆和刘进(2015)考察了新农合对农村妇女劳动供给决策的影响作用,研究结果表明,新农合使农村妇女的农业劳动供给显著增加,弥补了男性农业劳动力外出所致的农业劳动不足。陈华等(2016)利用 CHNS 的 2004 年、2006 年、2009 年和 2011 年 4 期数据研究发现,新农合显著提高了农村老年人的非农劳动供给率和农业劳动供给率,但减少了非农劳动时间;同时,新农合对男性老年人农业劳动供给率的影响比对女性老年人的影响更加显著。

1.2.3.2　新农合对劳动力流动的影响研究

由于医疗保险待遇往往与劳动者的就业状态、就业单位及就业地点等因素有关,因此,医疗保险的覆盖能够影响劳动者在就业市场的相关决策(宁满秀和刘进,2014b)。长期以来,医疗保险对劳动力市场产生"就业锁定效应"已被国外文献广泛讨论(Mitchell,1983;Cooper and Monheit,1993;Madrian,1994;Yelowitz,1995;Guber and Madrian,2002;Chang et al.,2011)。

中国有着较大规模的流动人口,其中,农民工的流动受到较为广泛的关注。自 2004 年"民工荒"出现以来,农民工的城乡流动呈现向外转移与返乡回流并存的特征,针对此现象,有部分学者考察了医疗保险在其中发挥的作用。现有文献主要探讨了医疗保险的不可携带性对农村劳动力的"锁定效应"。秦雪征和郑直(2011)发现,新农合的实施明显减弱了农村劳动力外出务工的倾向,与未参合农民相比,参合农民的外出务工概率下降 3.52%。同时,他们还发现新农合具有"回拉效应":对于已经在城镇工作的农民工群体,新农合则显著增强了其返乡的意愿。类似的研究还有贾男和马俊龙(2015),运用工具变量法克服了前人实证方法上的不足,对新农合的"锁定效应"程度进行验证后发现,老年人的"锁定效应"要大于青年人。他们的研究指出,参加新农合使农村留守劳动力转移到城镇的概率降低了34.7%,使农村劳动力转移到本乡镇以外的概率降低了41.9%。因此,新农合在一定程度上阻碍了劳动力的自由流动。除了上述有关新农合对农村劳动力外流的"锁定效应"研究外,也有相关文献探究了参加城镇医疗保险对农民工的"吸纳效应",却发现结果并不显著(秦雪征等,2014)。不过也有研究发现,参加城镇医疗保险会增加城市劳动供给,并且降低农民工的周劳动小时数,同时提高小时工资率(邓睿,2019)。

实际上,新农合具有地域分割性和不可携带性,以及相关补偿政策对农民异地参与、就医过程和报销程序存在种种障碍,使农民从该制度中所获得的预期利益降低,从而阻碍了农村劳动力的跨城乡和跨地区流动,产生"锁定"效果。在当前中国参合率几乎达100%,无法继续区分农户是否参与医疗保险,并且采用"是否参与医疗保险"这一虚拟变量已不能更全面地反映新农合制度对农户行为的影响,因为新农合制度的给付结构范围和给付水平,各级医院的报销水平、起付线、封顶线以及药品报销范围存在地区差异。因此,为了更全面地评价新农合这一公共政策的效果,需要从新农合补偿政策加以考量。

考虑到新农合分级补偿内容的不同可能会对农村劳动力流动产生影响,宁满秀和刘进(2014b)将新农合具体给付结构纳入模型中考察其对农村劳动力外出务工地点选择的影响。他们的研究结果显示,新农合住院乡、县级医院报销比例和年度住院补偿封顶线降低了农户选择县外务工的概率,县外报销比例对农户选择县外务工决策产生了显著的积极作用。易福金和顾煜乾(2015)则利用7个劳务大省2007—2011年农村固定观察点数据,研究了新农合异地就诊和报销的地域性歧视政策对农村劳动力跨城乡、跨区域流动的影响。他们的研究结果显示,在其他变量不发生变化的情况下,县内报销比例提升会显著增加农村劳动力县内务工概率,但明显抑制了其跨省务工行为。这进一步说明了医保制度的地域分割性和不可携带性对劳动力流动的限制作用。

医疗保险的设计目的是帮助参保者减轻医疗负担、规避经济风险,从而降低"因病致贫、因病返贫"的概率。同时,医疗保险可能通过提高医疗服务利用率而改善健康。对于农户来说,这两方面的影响可能更为显著,从而影响其劳动供给(赵娜和魏培昱,2019)。对于农业劳动来说,现有文献普遍认为,在医疗保险的影响下,农业劳动供给增加,医疗保险的健康效应占据主导位置。许庆和刘进(2015)认为,中国新型农村合作医疗制度对农村妇女劳动供给具有显著正向作用;陈华等

(2016)以老年人为研究对象,得出新农合显著提高了其农业劳动供给时间,这表现为新农合的健康效应;Shen等(2017)则通过构建劳动—闲暇模型并采用双重差分法得出医疗保险增加了农业劳动时间;周小菲等(2020)也得出了新农合具有提高参保者农业劳动时间的作用,但是随着时间分位数的提高,其作用在下降。除了农业劳动供给,非农劳动在增加农民收入中发挥着重要作用而受到更多的关注。Jensen和Salant(1985)认为,来自非农雇佣的附加福利是非农劳动决策的重要方面。而且附加福利是以商品或服务的形式给到工人(如医疗保险或者病假),那么,非农雇佣的附加福利便可能通过以增加工资的可观测形式或者是以提升健康资本或其他人力资本等不可观测的形式增加工人福利。上述研究证明了附加福利对非农劳动供给具有正向影响。与上述研究结论相反,Liao和Taylor(2010)认为,由雇主提供的医疗保险因为具有附加福利而可以增加非农劳动供给,但是如果农户享受到的是不与就业挂钩的公共医疗保险,那就意味着即使不参与非农雇佣也能享受到医疗保险,那么其非农劳动供给应该会下降。并且这一结果会在女性中更加显著,因为其劳动供给对是否享有医疗保险具有更大的弹性。但是,关于中国新型农村合作医疗制度对非农劳动供给影响的研究结论却呈现不一致性。一方面,部分文献认为新农合显著提高了非农劳动供给率(陈华等,2016;Shen et al.,2017);另一方面,Liu等(2019)通过四部模型回归方法得出新农合降低了非农劳动参与和就业。这可能与新农合的不可携带性有关。

1.2.4 文献总结与展望

通过对相关文献进行整理和研究(见表1.1),不难看出,虽然既有关于新农合制度的研究成果可谓汗牛充栋,但是这些研究过于分散零碎,且不少研究就事论事、见子打子,缺乏从总体上加以把握,存在以下几方面的不足,有待进一步分析和考察:

(1)在就医行为方面,尽管大量文献分析了新农合对农村居民就医行为的影响,但是并没有将门诊就医与住院就医区别开来,要么仅仅关注门诊或者住院某一方面。从理论上讲,门诊就医和住院就医属于不同层次的就医行为,对患者的疾病严重程度和家庭经济条件有不同的要求,医疗费用补偿比例也不相同。因此,将门诊就医和住院就医放在一起讨论,显然忽视了门诊患者和住院患者的就医行为特点差异。此外,在现行新农合制度设计安排的操作层面上,国家允许不同地区根据实际情况设定不同的缴费标准和补偿标准,不同模式也可能对农民的就医行为产生影响。同时,从使用的数据来看,既往文献主要关注2003—2009年之间的相关调查数据,2009年"新医改"之后的相关研究尚属空白。实际上,随着新农合制度的发展,政府财政投入不断加大,相关补偿标准逐渐提升,以及农村居民对该制度的了解程度加深,农村居民的就医行为是否发生变化及其变化趋势等问题有待加以补充和完善。

(2)关于中国农村居民就医经济负担的研究仍然存在一定的局限性。首先,从研究主题上看,现有研究对不同地区新农合在制度设计上的差异如何影响农村贫困居民的就医经济负担缺乏必要的关注。其次,从研究对象来看,现有研究主要针对的是全体农村居民而非农村贫困居民,而后者因为收入低,其就医经济负担更重,发生因病致贫的风险更高,因此需要得到特别的关注。最后,从研究使用的数据来看,无法反映在政府大幅增加对新农合的财政投入以及新农合广泛覆盖的政策背景下,农村贫困居民就医经济负担的最新情况。

(3)现有文献仅仅关注新农合这项政策是否对农村劳动力流动产生影响(秦雪征和郑直,2011;贾男和马超,2015),对新农合制度的可携带性程度并没有直接讨论。尽管宁满秀和刘进(2014a)以及易福金和顾焜乾(2015)采用流出地报销比例作为农村劳动力流动的解释变量,试图解释农村劳动力流动的行为决策,但是,单一的报销比例这一指标无法综合全面反映新农合制度的可携带性特征,同样也存在不能完全识别新农合可携带性地区差异的缺陷。更加重要的是,限于既有数据的性质,既有文献仅仅区分是否参加新农合对农村劳动力流动的影响,将参合者视为面临同质的制度结构,而没有考察新农合制度在起付线、报销比例、封顶线等给付结构上的异质性对劳动力市场的影响。因此,既有研究成果不能全面、客观地勾勒出新农合制度可携带性特征在劳动力就业决策方面起到的作用,可能导致"就业锁定效应"的说服力降低。显然,中国农村社会医疗保险制度安排存在显著地区差异的现实无疑会影响到对这一制度整体作用的评估。但现有研究没有将这样的差异纳入分析,致使既有研究对农村社会医疗保险制度"就业锁定效应"的普遍性缺乏基本的判断。

总的来说,关于新农合实施效果的综合评价以及新农合存在的问题研究,伴随着该项政策的试点、推广以及发展的全过程。随着新农合实施工作的不断深化,对下述问题尽管有众多的探讨,但尚缺乏有说服力的回答:新农合制度的福利效果究竟如何? 到底能否解决农民"看病难、看病贵"问题? 是否真正减轻了农民的负担、提高了其福利？不仅如此，现有研究还存在两方面的缺陷：一是对新农合制度的衡量主要着眼于"是否参合"，忽视了异质性问题。实际上，自 2009 年"新医改"实施之后，新农合参合率于当年底超过 98%，几乎实现了基本全覆盖的目标，近些年来不仅逐年提高住院报销水平、实施普通门诊补偿，而且还实施支付方式改革、大病补充保险以及救助，开展异地就医报销结算等诸多政策，因此不能仅仅考察参合行为的影响，倘若仅从"是否参合"研究新农合的政策效果，势必会造成估计偏误。二是尽管少量文献将研究视角集中到报销水平对就医机构选择（Brown and Theoharides，2009；Babiarz et al.，2010；于长永，2017）、门诊服务利用（Babiarz et al.，2010；Zhong，2011；Hou et al.，2014）、住院服务利用（Brown and Theoharides，2009；Hou et al.，2014；宁满秀和刘进，2014a）、劳动力流动（宁满秀和刘进，2014b；易福金和顾煜乾，2015）的影响等方面，但这些研究使用的数据要么是截面数据，要么仅考虑新农合实现全覆盖之前的调查数据，又或者是省级地方性调研数据，从而使研究结果有待商榷。

表 1.1　　　　　　　　　　　　**既有研究代表性文献及观点**

研究内容	主要代表作者	主要观点
新农合对医疗服务利用与健康状况的影响研究	Wagstaff et al.（2009）	新农合提高了医疗服务的利用率。
	Lei 和 Lin（2009）	新农合增加了预防性医疗服务的使用，而并未提高对正规医疗服务的利用率。
	Yip et al.（2009）；Yu et al.（2010）	新农合仅增加了住院医疗服务的利用率，而对非住院医疗服务的利用率几乎没有作用。
	蒋远胜等（2009）；高梦滔（2010）；李湘君等（2012）	新农合促进了参合农民就诊的机会，提升了农民对医疗服务的有效利用。
	宁满秀（2014）	新农合并没有有效抑制农户越级就医行为。
	王翌秋和雷晓燕（2011）；王新军和郑超（2012）；程令国和张晔（2012）；王丹华（2014）；黄晓宁和李勇（2016）；张锦华等（2016）	新农合改善了"有病不医"状况，提高了参合农民的健康水平。但同时部分研究进一步指出，这种健康改善作用存在地区和城乡差异。
新农合对医疗费用负担的影响研究	程令国和张晔（2012）	新农合降低了参合者的自付比例，但实际医疗支出和大病支出发生率并未显著下降。
	李玲（2010）；宁满秀和刘进（2014a）	由于存在供给者诱导需求现象，新农合难以遏制医疗费用上涨。
	黄晓宁和李勇（2016）	新农合减轻了农民医疗负担，特别是中西部地区和中老年人的医疗负担。

续表

研究内容	主要代表作者	主要观点
新农合对消费行为的影响研究	Brown et al.（2009）；高梦滔（2010）；马双等（2010）；马双和张劼（2011）；王翌秋和雷晓燕（2011）；白重恩等（2012）	新农合会降低农民的储蓄倾向并增加其家庭的消费支出，比如增加热量、碳水化合物以及蛋白质等营养摄入量。
新农合对劳动力市场的影响研究	Chang et al.（2011）；Gustman 和 Steinmeier（2015）；秦雪征和刘国恩（2011）；秦雪征和郑直（2011）；宁满秀和刘进（2014b）；贾男和马俊龙（2015）；易福金和顾烟乾（2015）	新农合具有地域分割性和不可携带性，阻碍了农村劳动力的跨城乡和跨地区流动，产生"锁定"效应。
	Fairlie et al.（2011）；Aggarwal et al.（2013）；Heim 和 Lurie（2010，2013，2014）；Gumu 和 Regan（2015）；郭云南和王春飞（2016）	新农合（医疗保险）会影响农民的自主创业行为。

资料来源：作者整理所得，2021。

1.3　研究思路与技术路线图

1.3.1　研究思路与研究内容

在围绕提高人民健康水平为核心的健康中国建设，尤其是当前整合城乡居民基本医疗保障制度的背景下，本书首先通过梳理新农合制度政策演进历程，立足于前人的研究基础，在福利经济学、健康经济学和劳动经济学等理论框架下，根据该制度的政策目标，将其政策效应分解为健康效应、收入效应和劳动供给效应。其次，在此基础上，针对已有相关研究需要进一步完善的空间展开系统研究，本书不仅将研究新农合制度对农村居民的就医可及性（包括医疗机构选择、医疗服务利用行为）、健康水平改善与生活方式、医疗费用负担等方面的影响，而且将研究在农村劳动力结构变迁与农民持续增收乏力现实约束下新农合对劳动供给行为的影响，以及相应的传导机制。最后，根据理论和实证研究结果，总结新农合制度实施约15年来的运行情况与实际成效，厘清新农合政策效应改善的难题和障碍，并提出相应的政策建议,以期较为系统地研究新农合的政策效应及其内在机制、潜在问题与影响以及今后发展方向。

本书的具体研究思路见图 1.1。

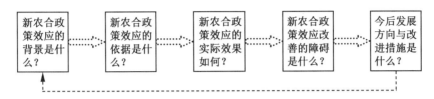

图 1.1　本书的研究思路

近年来,中国农村医疗卫生领域内改革发展取得显著成就,截至 2015 年底,新农合参合率 98.8%,参合人数达 6.7 亿人,人均筹资 490.3 元,基金支出 2 993.5 亿元,4.5 亿人次获得医疗救助,医疗卫生服务体系日益健全,人民健康水平和身体素质持续提高,2015 年中国人均预期寿命已达 76.34 岁,新生儿死亡率、婴儿死亡率、5 岁以下儿童死亡率、每十万人口孕产妇死亡率分别下降到 6.4‰、9.6‰、12.9‰和 20.2‰,为全面建成小康社会、基本实现社会主义现代化奠定了重要基础。但值得注意的是,随着中国工业化和城镇化快速发展,人口变迁和老龄化,以及疾病谱变化尤其是重大疾病和慢性非传染性疾病的威胁、生态环境及生活方式变化等,也给维护和促进健康带来一系列新的挑战。长期以来,按户籍设计的基本医疗保险制度、以县为基本统筹单位的基金管理方式导致农村社会医疗保险体系处于城乡分割和统筹基金碎片化运行状态,从而引发其权益在不同统筹区域和城乡之间的便携性问题,影响农村居民的实际受益水平,以及健康服务供给总体不足与需求不断增长之间的矛盾依然突出,并导致健康领域发展与经济社会发展的协调性之间出现新特点和新问题。因此,在新的历史条件下,这样的影响需要我们去系统深入研究新农合制度政策效果,内容不限于:

研究内容一:新农合的健康效应。新农合政策的初始目标之一是增加农村居民的就医可及性、改善健康状况,即健康效应。因此,本书将新农合的健康效应分解为就医可及性、健康状况改善等方面。从既往国内外相关研究来看,尽管绝大多数新农合对参合农民就医积极性、健康状况改善有较为明显的正向作用,但是仍有少量研究对此存在怀疑。此外,现有文献主要将研究视野集中于“新医改”之前的数据,针对新农合全覆盖之后的相关研究较少,有待进一步加以补充和完善。实际上,提高医疗保障水平正逐步成为全民医保实现之后医疗保险制度改革的重要目标。而如何确定一个"合理"的保障水平,这一"水平"既要实现医保基金的收支平衡,又能实质性地降低参保者医疗负担,是一个亟待解决的现实问题(赵绍阳等,2015)。

　　研究内容二:新农合的收入效应。新农合的另一个政策目标便是实施医疗费用补偿政策来降低参合农村居民尤其是弱势人群(比如老年人)的实际医疗负担,从而增加其家庭经济收入,进而影响其家庭储蓄、消费生产和人力资本投资,实现减贫和增收效果,即收入效应。然而,在医疗费用负担上,现有研究存在更大的争论,大量研究指出,由于新农合主要是控制需求方层面,忽视了医疗服务供给方层面的道德风险,从而使其农民的医疗费用支出不升反降,或者减轻效果并不明显。从干春晖等(2007)、宁满秀和刘进(2014b)、郭华和蒋远胜(2014)、刘进(2014)等的研究来看,由于医疗服务供给方存在双重代理角色,即既是医疗服务供给者又是病患代理者,在当前医疗卫生收入分配机制的前提下,其有强烈的逐利动机,因此,医疗服务供给方层面是造成参合农民医疗费用显著增加的重要因素。

　　不仅如此,现阶段中国扶贫开发进入攻坚拔寨的新时期,如何通过健康扶贫使贫困地区、贫困人口摆脱"疾病—贫困"陷阱成为政策的重要着力点。经过近 15 年的发展,新农合已实现全覆盖的目标,绝大多数农村居民基本实现了病有所保,但是,在全国 7 000 多万贫困农民中,仍有 42% 的人口是因病致贫人口[1],其中,重大疾病或慢性疾病的冲击是重要原因。经验研究已经表明,社会保障收入在收入分配和减贫方面具有重要作用(Sommers and Oellerich,2013;Kaestner and Lubotsky,2016;李永友和郑春荣,2016;王延中等,2016)。作为中国社会保障制度的重要组成部分,仅有少量研究关注了新农合的减贫效果,需要继续完善和补充。比如,齐良书(2008)使用 2003—2006 年全国 30 个省(区、市)[2]的微观面板数据,评估结果表明,新农合的减贫效果明显,不仅能在农户层面上显著降低贫困发生概率,而且能在省(区、市)层面上显著降低贫困率。然而,随着"新医改"的实施,新农合政策不断发生变化,实施了补充医疗保险、医疗救助、支付方式改革、分类救治、分级诊疗和先诊疗后付费的结算机制等政策方案,那么,这种政策变化在减贫方面具有何种作用以及作用程度如何,仍有待经验研究的回答。

　　研究内容三:新农合的劳动供给效应。经验研究已经表明,健康冲击会降低劳

---

　　[1]　搜狐新闻网:《多维度消除"因病致贫"》,2016 年 1 月 14 日,http://mt.sohu.com/20160114/n434484593.shtml。

　　[2]　省(自治区、直辖市)的简称,全书同。

动供给和收入(Zucchelli et al.,2010;Cai et al.,2014;刘国恩等,2004;魏众,2004;秦立建等,2012;杨志海等,2015),并且由于缺乏社会和医疗保障,农村居民罹患慢性疾病时不得不坚持工作,"活到老,干到老"(李琴等,2014)。实际上,健康是一种"可行能力"(阿玛蒂亚·森,2012),不仅表现为其作为人类发展首要目标之一的内在价值,而且体现在其对人类发展的其他维度,特别是对经济发展的重要促进作用,这种重要促进作用就是健康的工具性价值(王曲和刘民权,2005;王弟海,2012;王弟海等,2015)。而新农合是否会通过影响健康状况进而影响农村居民的劳动供给行为,显然也是考察该制度福利效果的内容之一。因此,本书还将从劳动供给层面(包括农业劳动和非农劳动两方面)对此进行分析和探讨,具体如下:

一是新农合对农业劳动供给的影响作用。随着工业化和城镇化的发展,大量农村劳动力尤其是青壮年进城务工,过去近40年间,中国农业劳动力大量减少并且老龄化和女性化严重,从而给未来农业特别是粮食生产带来隐忧。一方面,基于河南和山东两省的调查研究指出,中国农业劳动力投入已经出现"70后不愿种地,80后不会种地,90后不提种地"现象(赵永平等,2016),"未来谁来种地"问题凸显。另一方面,在过去很长一段时间内,妇女曾被称为看不见的农业生产者(艾利思,2008),因为从农户家庭角度看,女性的劳动大部分是不计酬的,家庭收入基本上记在男性家长的名下,很少反映女性的劳动实际贡献率,掩盖了妇女的劳动供给。然而,随着中国工业化和城镇化的快速推进,青壮年男性普遍离开农业,农村劳动力缺乏,对中国农业生产和粮食安全产生负面影响。目前,妇女和老人成为农业生产的主要劳动力,其中妇女的作用更为重要,为保证农业生产所需的劳动力,与男性相比,妇女需要投入更多的劳动时间,这样就使得妇女更多地接触到恶劣的工作环境,长期面临农药、化肥等危害,造成健康损失(Mu et al.,2011),从而不利于农业生产和粮食安全。因此,在考察新农合对农户家庭劳动供给行为决策的影响作用时,不能回避农业生产尤其是粮食安全的问题。

二是新农合对非农劳动供给的影响作用。随着中国经济增速下行压力加大,持续稳定地促进农民增收面临新的发展环境,需要适应新的变化和挑战。从目前中国农民增收实际情况看,农民增收呈现出新的重要特征,即与外部因素的关联性增强,逐渐由依靠要素驱动向效率驱动和创新驱动转变(尹成杰,2006;谭智心和孔祥智,2015)。一方面,农民已不再以农为主,截至2013年底,纯农户占全部农户的39.65%,而非农农户和兼业农户比重超过60%(张红宇,2015)。另一方面,农业不断被副业化,农民已不以农为生。1995—2012年间,中国农村居民家庭人均收入中,家庭经营性收入比重逐年下降,特别是农业收入份额已由50%以上降至26%左右,而工资性收入比重不断增加,已从1995年的22%增至2012年的43.5%。因此,在农户兼业行为长期存在的现实下,需要扩宽外部增收渠道,特别是提高农民的非农劳动供给,增加非农收入,从而持续稳定地促进农民增收。因此,现行新农合制度安排是否会影响农民的非农劳动供给决策,以及如果存在影响,这种作用机制又是什么? 现有文献对此鲜少研究,纵使少量文献关注到新农合对农民参与劳动力市场的影响,也仅仅是认为新农合不利于参合农民的跨区域自由流动,并未进一步考察参合农民的实际劳动供给行为,而这正是本书试图加以探讨的。

最后是全书总结与政策含义。就目前新农合发展情况来看,尽管该制度取得了很大进展,也积累了一些好的经验和做法,但由于现行政策在参保、报销程序和待遇水平等方面存在制度性约束,仍面临诸多问题。这些问题错综复杂、涉及面广,需要以保护农民权益为出发点,围绕深化医疗卫生体制改革、提高保障水平、加强基层医疗资源下沉等内容,推动社会基本医疗保险制度发展和完善。

按照上述思路和逻辑,本研究提出了如图1.2所示的总体研究框架。本书将在"共建共享、全民健康"推进健康中国建设的背景下,分析和研究新农合制度政策效应,并在此基础上,为新形势下城乡居民基本医疗保障制度的整合改革提供策略选择和政策方案。

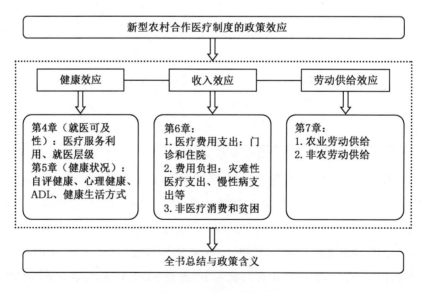

图 1.2　总体研究框架

1.3.2　技术路线图

为了实现研究目标和完成任务,设计主要研究过程并描述如下(具体见图 1.3):

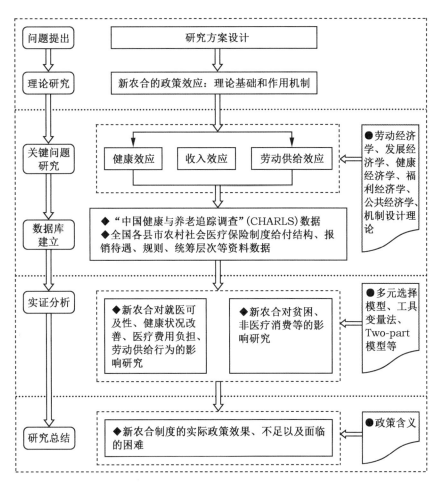

图 1.3　研究技术路线图

第一阶段,构建理论分析框架。借助文献回顾方式,以健康经济学、劳动经济学、福利经济学、发展经济学与公共政策机制设计等理论,从理论层面厘清新农合制度政策效应,构建相应的理论分析框架,为理解和揭示研究问题的本质提供逻辑思路与理论参考。

第二阶段,获取研究数据。本书将使用公开数据库资源,并结合实地调查数据进行实证分析。使用的数据主要包含以下方面：(1)本书使用微观层面的公开数据主要是"中国健康与养老追踪调查"(CHARLS)数据。该数据包括 2011 年和 2013 年两期全国基线调查数据。(2)从全国各县(市、区)新农合主管部门网站收集各地新农合给付结构等资料数据，全面描述中国农村社会医疗保险制度参数在各地区之间的差异程度和特征，并由此评价医疗保险制度可携带性程度。(3)其他数据，比如历年《中国统计年鉴》、《中国卫生统计年鉴》、《全国卫生和计划生育事业发展统计公报》、《全国农民工监测调查报告》等。

第三阶段，前述研究思路主线和内容框架，采用 CHARLS 历年追踪调查数据对新农合福利效应进行理论与实证研究。

第四阶段，综合上述研究成果，总结出最基础和最根本的一般性制度规则设计问题，为构建促进要素自由流动和提高资源配置效率的医保制度体系提供一个一般性的分析框架，并在此基础上，提炼相关的政策建议。

1.3.3　研究方法

本书采用"定性分析与定量分析相结合、实证研究与理论探讨相结合"的研究方法。本书针对不同的研究内容将采用不同的研究方法，具体方法详见后文。

1.4　研究难点与可能的创新之处

1.4.1　研究难点

1.4.1.1　如何合理选择新农合制度的衡量指标？

本书的核心问题是从医疗服务利用、收入水平、劳动供给以及相关的农业生产经营活动等层面，全面审视与科学合理考量新农合制度的福利效应，因此，该制度本身的测量成为实现这一研究目标的关键问题之一。

由于新农合制度设计参数和给付结构本身的复杂性，难以通过某一个指标来完全测度，本研究拟从以下几个维度来衡量：(1)是否参合。尽管新农合全国参合率达到 99%，但是仍有少量人群没有参加，对此需要加以关注。(2)报销给付结构，包括门诊和住院两方面。理论上，给付结构包括给付范围和给付水平。理论上，医疗保险制度不仅能通过不同的偿付方式对医疗服务供给者的行为产生不同的约束和激励作用,从而改变医生的治疗方式,而且能通过对医疗服务需求方采取不同的费用分担方式来影响其需求行为与需求量。新农合在制度设计之初采取的便是部分负担制,采取控制需求方成本的费用分担方式,即根据不同层级不同地区间医疗机构规定不同的起付线、报销比例、年度累计封顶线等"以价制量"的方式,提升消费者的成本意识,避免患者无限制地浪费医疗资源,并减轻保险机构和政府的财政负担(宁满秀和刘进,2014b)。(3)报销方式是否即时,反映了农民的报销时间及其他货币支付成本。即时报销不仅体现了报销程序方便简洁,降低了报销范围和报销程度等方面的复杂性,而且能在一定程度上有助于缓解病人尤其是病患家庭的经济压力。此外,"新医改"实施后,医疗保险付费方式改革逐渐走向公共契约模式,即一种医保机构集团购买医疗服务的新市场机制(顾昕,2012b)。(4)是否参加大病保险。大病保险是在新农合的基础上,对大病患者的高额费用给予进一步保障,防止家庭因病出现灾难性支出。

1.4.1.2 健康状况度量指标选取

如何选择健康度量指标一直是健康经济学研究时常面临的问题。在本课题中,为了更全面地衡量特定的医疗保险制度安排对农村外出劳动力健康损耗的影响,同时也是为了更有效地对健康损耗进行稳健性检验,本部分采取客观与主观层面的多个健康指标进行测度,具体包括认知功能(mini-mental state examination, MMSE)、自评健康状况以及慢性疾病数量。

MMSE 量表是反映认知功能的简易认知能力检查量表,共包含 24 个问题,涵盖了定向能力,反应能力,注意力及计算能力,记忆力,语言、理解及自我协调能力这五方面的认知功能,分值范围为 0~30 分。如果当期的 MMSE 得分比上一期调查的得分下降,则认为产生了"健康受损"(赋值为"1");否则,没有产生"健康损耗"(赋值为"0")。

作为一种主观评价,自评健康尽管容易产生测量误差(Disney et al. ,2006; Campolieti and Goldenberg,2007;Huang and Zhang,2021),却是个体对自身健康状况的综合评价,包含了客观指标无法反映却自我知晓的隐私健康信息,能够更为全面地反映健康状况,从而得到广泛的应用(Giles and Mu,2007;Jones et al. ,2010;Antman,2010;焦开山,2014;连玉君等,2015;孙博文等,2016;孙文凯和王艺杰,2016;张锦华等,2016),并且已有研究表明,自评健康在实际应用中的表现不劣于其他更客观的健康测度(Bound,1991;Baker et al. ,2004)。在本研究中,通过自评健康指标来衡量健康损耗的方法是将当期自评健康水平与上一期调查的水平进行比较。如果受访者对当期自评健康水平的评价低于上一期调查的评价，则认为产生了"健康受损"（赋值为"1"）；否则，没有产生"健康损耗"（赋值为"0"）。

慢性疾病尤其是心血管疾病、糖尿病、慢性阻塞性肺病和肺癌等慢性非传染性疾病（简称为"慢性病"）已经成为中国的头号健康威胁，在每年约1 030万各种因素导致的死亡中，慢性病所占比例超过80%。中国慢性病患者已经超过2.6亿，慢性病所导致的死亡占总死亡的比例高达86.6%，并且因其导致的疾病负担也超过疾病总负担的70%。但在考察新农合制度政策效果时，鲜有研究对此加以关注。根据CHARLS问卷内容，本书能通过"是否有医生曾经告诉过您有以下这些慢性病，包括高血压、血脂异常、糖尿病或血糖升高、癌症等恶性肿瘤（除轻度皮肤癌外）、慢性肺部疾患如慢性支气管炎或肺心病、肝脏病、心脏病、肾脏病、胃病、情感及精神方面问题、中风、关节炎或风湿以及哮喘14种类型"、"您是否知道自己患有高血压病、慢性肺部疾病、情感及精神方面问题"等问项，获取主要受访者的慢性疾病罹患情况。如果主要受访者被医生告知以及自己知道患有上述慢性疾病，则取值为"1"，否则为"0"；若主要受访者患有慢性肺部疾病、心脏病、中风以及癌症等恶性肿瘤这4类疾病，则视为患有重度慢性疾病，取值为"1"，否则为"0"；若患有高血压、糖尿病等其余慢性疾病，则视为患有轻度慢性疾病，取值为"1"，否则为"0"。

1.4.1.3　如何度量贫困

由于健康冲击会导致生产性支出与健康投资下降，加剧贫困的脆弱性，而医疗保险的个体面对健康冲击时收入或支出的波动相对较大（方迎风和邹薇，2013），需要考察新农合在贫困及其脆弱性层面的影响作用。贫困实际上是一种社会建构的概念（a socially constructed conception），如何度量贫困、确定贫困线，并据此把贫困人群同非贫困人群区分开来，成为国际社会政策学界和扶贫领域中的难题之一（顾昕，2011）。从已有研究来看，我们可以把度量贫困的指标分为两种：经济指标和非经济指标。无论采取何种指标来度量，我们都必须确定一个贫困线，从而把贫困者与非贫困者区分开来。

经济性贫困线一般为一定的收入或者消费水平。在设定贫困线时，一个重要的问题在于贫困线究竟是绝对的还是相对的。一部分文献如樊丽明和解垩（2014）、许庆等（2016）等主要从绝对贫困线层面进行相关研究，另有部分研究则侧重于相对贫困（Suryahadi and Sumarto，2003；Zhang and Wan，2008）。然而，需要注意的是，由于在家庭调查中，出于种种考虑，被调查者或许会有意无意地多报或者少报其收入,有关收入的信息常常不太准确。而相对来说,有关消费的信息更加详细。因此,消费水平与收入水平相比是一个更好的度量贫困的经济性指标。家庭的消费水平及其波动性同时影响中国农村家庭的福利水平。脆弱性是福利水平的重要组成部分,能将家庭消费水平与波动性相结合以测量家庭的福利水平(杨文等,2012)。

除此以外,还有一些非经济性指标常被用来度量贫困。比如,健康与营养贫困中,常用的健康指标包括婴儿死亡率、预期寿命、某些疾病的发病率,常用的营养指标包括身高、体重等。又如,教育贫困,衡量指标包括识字率、受教育年限(章元等,2012;程名望等,2014)。章元等(2013)还在 Rodgers 和 Rodgers(1993)的研究基础上构建了一个新方法,即通过加总家庭在一定时间段内的总贫困,并将其分解为暂时性贫困和慢性贫困成分。另外,多维贫困已受到重视。UNDP 在 2010 年推出了与英国牛津大学合作开发的"多维贫困指数"(multidimensional poverty index, MPI)。UNDP-MPI 从健康、教育和生活水平 3 个维度来反映多维贫困,其中健康和教育维度各有 2 个指标,生活水平维度有 6 个指标。这个指数与"不平等调整后的人类发展指数"、"性别不平等指数"一同作为 3 个创新性的度量指标首次被运用于 UNDP 的《2010 年人类发展报告》。

1.4.1.4 如何克服农村劳动力劳动供给决策的自选择问题

在评估新农合制度与农村居民劳动决策的内在因果关系时所面临的另一个关键问题是,农户在既定的医疗保险制度安排下所做出的劳动供给决策在多大程度上是受医疗保险的携带性影响?抑或他们的劳动供给决策是自我选择的结果而与携带性程度无关?换言之,不可观测的异质性特征,如个人风险偏好、对工作稳定性的偏好、社会资源、思想观念、流出地特征等异质性决定了他们的非农劳动供给决策。因此,如何合理地分离社会医疗保险制度安排地域分割性与不可观测因素对劳动供给决策的影响,是本研究科学评价"就业锁定效应"的关键科学问题之二。

为了尽可能减少估计偏差,本研究试图采取以下办法:一是将样本局限在某一特定年龄群体的农村劳动力,如45～65 岁农村劳动力,并控制农户的健康状况、家庭构成特征、社会网络、过去流动就业历史、医保携带性程度、所处劳动力市场环境等特征。这样处理的理由是:首先,该群体的劳动就业偏好与风险偏好早已形成,并且较为稳定;其次,与年轻劳动力比较而言,该群体从中年开始慢性病发病的比例很大,因此具有足够的差异性,可以更为真实地洞察健康状况的变化与医保携带性程度对其劳动供给行为的影响;最后,45 岁以上中老年人的劳动供给与就医行为对农村社会医疗保险制度安排的反应更为敏感,而这种敏感性在使用不分年龄组的数据进行研究时很可能被掩盖,从而容易造成政策效果评估的盲视。二是遵循Smith(2004)和张川川(2011)等以往研究的思路,控制劳动力的初始健康状况,以解决健康与劳动力流动的内生性问题。

1.4.2　可能的创新之处

本研究的创新之处主要体现在研究内容、研究视角和研究方法等维度,具体而言:

1.4.2.1　研究内容创新

在既有研究的基础上,根据福利经济学、健康经济学和劳动经济学等理论框架,本研究将新农合的政策效应分为健康效应、收入效应和劳动供给效应,具体研究内容涵盖了就医可及性、健康状况、医疗费用负担、非医疗消费、贫困、农业劳动供给、非农劳动供给等多个问题。从健康效应看,新农合有助于提高农村居民的就医可及性,对居民的健康状况也具有引导性作用。从收入效应看,作为农村居民应对疾病风险的保障措施,新农合尽管降低了农村居民的门诊支出,却也降低了其医疗价格敏感性,相对地提高了医疗卫生服务价格,进而增加了医疗支出尤其是住院支出,致使因病致贫返贫概率增加,损害了农村居民的福利。从劳动供给效应看,新农合虽然能提高农村居民的农业劳动供给,却降低了其非农劳动供给,在一定程度上使农村居民滞留于农地,不利于农村居民增收,进而影响农村居民福利改进。总体而言,本研究较为系统、全面、综合地考察分析了新农合对农村居民的政策效果,以期为该制度发展和完善提供一个更具解释力的分析框架和政策建议。

1.4.2.2　研究视角创新

已有对中国新农合制度效果评价的研究文献将参合者视为面临同质的制度结构,而没有考察因制度安排设计所体现出的地区差异的现实,以及这一现实对农村劳动力供给决策所产生的影响。因此,既有研究成果不能全面、客观地勾勒出新农合制度的政策效果,无疑会影响到对这一制度整体作用的评估。本研究将突破已有研究的不足,从新农合制度结构层面这一全新的视角来厘清该制度的福利效果,特别是从携带性层面考察农村社会医疗保险制度与农村居民劳动供给行为衔接的连接机制,洞察不同禀赋的农村劳动力对医疗保险便携性所做出的劳动市场行为决策的一般机理。

1.4.2.3 研究方法创新

本研究将在 CHARLS 全国基线调查数据等大规模抽样调查数据的基础上,综合应用受限因变量模型、工具变量法、Two-part 模型、四阶段模型、Tobit 模型等多学科交叉的方法来研究农村社会医疗保险制度的政策效应问题,这些现代经济学的实证分析方法和计量模型的应用,将为农村医疗保险制度的改革与完善提供科学的参考依据。

综上所述,本书的研究成果既有助于拨开当前中国社会医疗保险制度体系改革的迷雾,为中国医疗保险与健康管理制度改革提供科学的实证依据,又有助于揭示中国社会医疗保险制度改革与劳动力市场建设和长期经济增长的内在关系,以实现社会福利最大化。

第 2 章

理论基础与作用机制

作为社会医疗保险的重要组成部分,新农合主要政策目标是增加农村居民的就医可及性,改善健康状况,降低医疗负担,缓解因病致贫返贫现象。从这一角度而言,新农合涉及农村居民的健康水平、医疗服务利用、收入水平、劳动供给等多个方面。由于新农合在农村居民生活中的特殊重要性,从理论上考察它的政策效应是十分重要的。因此,本章将首先概述与此相关的理论主要内容,为后续关于新农合政策效应的理论模型构建和作用机理分析奠定基础。其次,在回顾既有理论的基础上,本书先将新农合的政策效应划分为两种:健康效应和收入效应。由于健康被看作一种重要的人类"可行能力",是重要的人力资本,健康状况的改善有助于增加农村居民的劳动供给,而且收入水平的变化会通过影响农村居民的人力资本或生产投资进而作用于劳动供给,因此,新农合也将影响农村居民的劳动供给行为,即劳动供给效应。

2.1 新农合的政策效应相关概念的界定

2.1.1 福利的经济学内涵

新农合作为一种多方参与、社会福利性特点非常明显的农村社会政策,展开讨论新农合的政策效应之前,首要的问题便是从理论上弄清楚什么是福利,以及如何测度福利等问题。"福利经济学之父"庇古在《福利经济学》一书中对福利的概念进行了系统的阐述,并提出了两个命题:其一,福利的性质是一种意识状态,或许是意识状态之间的联系;其二,福利可以在或大或小的范畴内产生(庇古,2006)。换言之,第一,福利是人们心理意识的一种反应,满足抑或不满足;第二,福利可以被置于广义或狭义的范畴之下,即福利可以分为广义的福利(社会福利)和狭义的福利(个人福利)两类(庇古,2006)。广义的福利概念上涉及整个社会的福利考量,过于复杂和宽泛,而在社会生活中,一种明显的、可资利用的测度工具就是货币,以庇古为代表的旧福利经济学和以罗宾斯(Lionel Robbins,1898—1984)、帕累托(V. Pareto,1848—1923)、埃奇沃思(Francis Edgeworth,1845—1926)等为代表的新福利经济学的研究重点只是物质福利(经济福利),即能够直接或间接地以货币衡量的那部分社会福利(李文祥和吴德帅,2016)。

然而,经济福利不可能在任何严格的意义上与福利的其他部分(可称之为"非经济福利")相分隔。这就意味着,经济福利不能作为总福利的晴雨表或指数(庇古,2006)。随着福利经济学的发展,其理论发展的基础——效用价值论——受到挑战和质疑,以阿玛蒂亚·森(Amartya Sen)为代表的福利经济学家把基本价值判断引入福利研究领域,从而继承和拓展了福利概念。

Sen(1973,1982,1988,1992,2012)提出了"可行能力视角"(Capability Approach),认为创造福利的并不是财富和商品本身,而是由商品所带来的那些机会和活动,这些机会和活动建立在个人能力基础上。从这一角度而言,福利是"个人生活中实现各种有价值的功能的实际能力组合"(阿玛蒂亚·森,2012),因此,在测度福利尤其是社会福利水平时,不仅要考察已经实现的"功能",更要把能够实现潜在功能的"能力"作为重要的评价目标(杨爱婷和宋德勇,2012)。

既有关于福利与其测度的大量研究表明,随着社会经济发展,福利的内涵不断拓展和丰富,它不再局限于与货币相关的经济福利(比如收入的增加),而是涵盖了经济水平、健康、医疗卫生条件改善、教育、政治生活、心理福利、社会交往、就业、工作条件以及幸福感等多维度内容(Maasoumi and Yalonetzky,2013;陈彦斌和马莉莉,2007;刘晴和徐蕾,2013;陈飞和翟伟娟,2015;马超等,2017)。

2.1.2 新农合政策效应的内涵

自 2003 年国家通过直接注资形式重构新型农村合作医疗制度并试点实施以

来,新农合已转型为国家福利(顾昕和方黎明,2004),逐渐走向全民健康保险(顾昕,2012b;李玲和江宇,2017),具有明显的福利性质。那么,作为一种福利性的社会公共政策,新农合的政策效果,更确切地说是福利效果如何以及是否受到广大农民认同,成为全面建设健康中国关键时期特别是医疗卫生体制改革过程中需要审慎考量的重要问题。

理论上,福利感受是评价社会福利制度的一个重要指标,它是指社会福利享受者对福利制度给自己带来的实际福利的一种主观认知(赵蔚蔚等,2012)。然而,根据2009年中南财经政法大学社会政策研究所以"劳动与社会保障问题"为主题的调查研究显示,新型农村合作医疗的福利性得到了大多数农民的认同,但其福利性并没有得到充分体现(赵蔚蔚等,2012;于长永,2012)。值得注意的是,这项调查研究还表明,分别有7.7%、10.7%和20%的农民认为这项制度的最大受益者是乡村医生、乡镇卫生院、县级医院等医疗机构,甚至有7.1%的农民认为新型农村合作医疗的最大受益者是乡镇干部和政府(赵蔚蔚等,2012)。

实际上,新农合政策涉及农民、政府和医疗卫生机构三方利益主体,在当前医疗卫生转诊体系、医疗药品分成机制、新农合异地就医等方面尚待健全、完善和深化的现实背景下,加上医疗卫生服务市场的特殊性,农村医疗保障制度造成了三方主体博弈困境。这在一定程度上反映了评价新农合的福利效应,应尽可能避免从农民对新农合的满意程度这一主观层面进行考察,而是应立足于农民在新型农村合作医疗中的受惠程度,包括在筹资过程中农村居民所承担的缴费比例,能否提高农村居民的就医可及性,是否真正改善其健康状况,农民在医疗费用补偿方面所享受到的待遇水平,是否增强农村居民尤其是重大疾病和慢性非传染性疾病患者、贫困人群的抵御疾病风险能力,以及是否有效降低其医疗负担与实现减贫增收效果等问题(李华,2011;李华和俞卫,2013;李永友和郑春荣,2016;刘波和岳琳,2013;于长永,2012、2016;许庆和刘进,2015;赵绍阳等,2015;赵蔚蔚等,2012)。

作为一种多方参与、社会福利性特点非常明显的农村社会政策,新农合的主要政策目标是通过提高农民就医可及性,改善其健康水平,减轻医疗费用负担,缓解"因病致贫、因病返贫"现象,最终达到增进农民福祉的客观效果。因此,本书关注的主要是基于政策对象(即农村居民)视角下的新农合福利效应,包括农民看病积极性与就医机构选择、健康状况改善和健康意识提高、医疗费用负担减轻、人力资本投资与劳动供给、减贫效果等多方面内容。进一步来看,新农合的福利效应主要体现在健康效应、收入效应和劳动供给效应三个层面:其一,通过提高农民的就医可及性,增加他们获得医疗服务的机会(包括就诊率、医疗机构选择、门诊和住院服务利用),改善健康状况,实现医疗资源的再分配,即"健康效应"。其二,通过实施医疗费用补偿、大病保险以及医疗救助等补偿政策来降低参合农民及其家庭的实际医疗负担,提高其抵御疾病风险的经济能力,从而增加家庭经济收入,进而影响家庭储蓄、消费生产和人力资本投资,实现减贫和增收效果,即"收入效应"。其三,新农合通过健康效应和收入效应共同作用于农村居民的劳动供给行为,即"劳动供给效应"。

2.2 新农合政策效应的理论基础

2.2.1 健康需求理论

20 世纪 60 年代初,S. J. Mushkin 提出了人力资本框架下的孪生概念,即健康和教育,并认为人力资本存量的构成要素包括健康、技能、知识以及工作经验等。然而,直到 1972 年,Grossman 发表了"On the Concept of Health Capital and Demand for Health"这篇文章之后,健康需求模型才被正式提出。在该模型中,健康被视作一种极为特殊的人力资本。具体体现在,Grossman 将健康视作随着人们年龄的增长而不断折旧的人力资本存量,并认为初始状态的健康存量有一部分是先天性的,另一部分健康存量则具有后天性,与此同时,他也把健康看作能够提高消费者整体消费水平及获得感、满足感的人力资本存量。Grossman 在他所创立的健康需求模型中指出,在人类成长到一定的年限以后,人类自身年龄的继续增长将意味着健康人力资本折旧率的不断增加,这一定程度上表明,为了维持现在的生活状态,消费者此时应该通过追加健康投资来弥补其自身健康存量的不足。因此,人们对医疗资源与服务的总需求也会随着折旧率的提高而增加。

Grossman(1972a,1972b)用人力资本理论解释了对健康和卫生的需求,首次向经济学研究者们提出了如下观念:对医疗的需求是从更基础的对身体健康的需求所衍生出来的。Grossman 不仅将健康资本的概念模型化,还区分了健康需求和健康投资需求这两个概念,为研究健康与医疗支出的决定因素提供了经济学研究框架。

Grossman 认为,对健康的需求有两方面:其一,健康作为消费品,直接影响人们的效用;其二,健康作为投资品,健康资本增加有助于增加人们的可利用时间(包括劳动时间和闲暇),从而增加效用。因此,在 Grossman 的研究框架中,有别于其他人力资本,健康资本有如下三个基本特征:一是尽管与其他人力资本尤其是教育的作用相似,均被认为可以提高劳动生产率,但健康资本决定了可以用于生产和消费的时间。二是对健康的需求引致了人们对健康投资的需求。随着年龄的增加,人们的健康状况发生恶化,即初始的健康资本会不断折旧,为维持或改善健康状况,人们会增加对健康的投资。在 Grossman 的研究框架中,医疗需求既是健康生产函数的一种投入,又被视为一项产出。[1] 三是教育资本与健康资本的关系体现为教育可以提高健康投入要素,如医疗支出、时间等方面的产出效率,从而降低健康投资的边际成本。[2]

根据 Grossman(1972b),个体的跨期效用函数可表示为:

$$U = U(\gamma_0 H_0, \cdots, \gamma_i H_i, B_0, \cdots, B_j) \tag{2.1}$$

公式(2.1)中,H_i 为第 i 期的健康资本存量,由健康资本带来的收益为 $h_i = \gamma_i H_i \gamma_i$,$B_j$ 为家庭其他消费品。为便于分析,假定 H_0 为初始健康状况,且是外生的,以后各期的健康存量就取决于健康的折旧和投资,因而健康资本的积累方程为:

$$H_{t+1} - H_i = I_i - \lambda_i H_i \tag{2.2}$$

公式(2.2)中,I_i 表示第 i 期的健康投资,λ_i 为第 i 期健康资本的折旧率。Grossman 指出,健康资本的折旧率主要与年龄有关。

根据家庭生产理论,健康投资 I_i 和家庭其他消费品 B_j 可用如下公式表示:

$$I_i = I(M_i, T_i^H, E_i) \tag{2.3}$$

$$B_j = B(X_i, T_i^B, E_i) \tag{2.4}$$

其中,M_i 表示医疗服务投入,T_i^H、T_i^B 分别表示用于改善健康、生产家庭物品的时间,E_i 表示教育程度。诚然,医疗服务并不是健康产出的唯一贡献因素,对健康的投资还有公共卫生和营养、环境、生活方式、遗传等因素。但是,Grossman 模型强调对健康投资更大的作用是医疗服务。同时,个体还面临如下约束条件:

$$\sum \frac{P_i M_i + V_i X_i}{(1+r)^i} = \sum \frac{W_i T_{w_i}}{(1+r)^i} + A_0 \tag{2.5}$$

$$T = T_i^W + T_i^H + T_i^L + T_i^B \tag{2.6}$$

公式(2.5)为个体面临的财富约束,P_i 为医疗服务价格,V_i 为投入品 X_i 的价格,r 表示市场利率,W_i 表示市场工资率,A_0 为初始财富。公式(2.6)表示时间约

---

[1]   各种投入被结合在一起来生产一个我们称之为"医疗保健"的最终产品。

[2]   此描述引自封进(2002)。

束，T_i^W 为个体工作时间，T_i^L 为因病损失时间。值得注意的是，在时间约束公式中，个体的闲暇时间或是用于提高健康水平上，或是用于生产家庭物品上。

最优化问题就是在公式（2.2）、公式（2.3）、公式（2.5）和公式（2.6）条件下，求解效用函数公式（2.1）的最大化，得到每一期最优的健康资本存量和其他消费水平。求解最优化问题所得到的一阶条件的含义是第 i 期健康投资的边际成本等于边际收益现值，可表示为：

$$G_i[W_i + (Uh_i/\delta)(1+r)^i] = \pi_{i-1}(r + \lambda_i) \tag{2.7}$$

公式（2.7）中，$G_i = \dfrac{\partial h_i}{\partial H_i}$ 为健康资本的边际产出，$Uh_i = \dfrac{\partial U}{\partial h_i}$ 为健康边际产出的边际效用，δ 为影子价格，π_{i-1} 为健康投资的边际成本。进一步可以将公式（2.7）变形为两部分：$\varphi_i = (W_i G_i)/\pi_{i-1}$ 表示健康作为投资品的回报率，用市场工资率衡量；$\chi_i = \dfrac{(Uh_i/\delta)(1+r)^i G_i}{\pi_{i-1}}$ 表示健康作为消费品的边际回报率。在均衡时，健康投资的货币边际回报率等于健康投资的价格，即 $\varphi_i + \chi_i = r + \lambda_i$。

综上所述，Grossman 模型指出，消费者并非消极地从市场上购买医疗卫生服务，相反，他们还生产健康，即通过花费时间努力地改进健康；健康不止持续一个时期，它不会立刻贬值，所以可视为资本物品（capital good）。更为重要的是，医疗服务需求不仅可视为一种消费品，而且是一种投资品。作为一种消费品，医疗服务需求可以提高人们的健康水平；作为一种投资品，它可以增加人们健康工作的天数，从而获得收入。此外，健康的最优需求还受到年龄、工资、教育以及不确定性等因素的影响。

该模型的其他特征还意味着：第一，尽管人们出生时初始健康水平的差异相对较小，但是当人们变老的时候，他们通常会增加其在健康方面的总投资，这说明老年人比年轻人需要更多的医疗保健。第二，最优健康存量会随着工资率发生同向变化，这说明不同收入人群的健康存在较大差异，这就要求采取政策干预，缩小个体健康差异。作为一项社会保险政策，新农合的政策目标之一便是改善农村居民健康状况，缩小不同群体健康差距，降低农村居民尤其是低收入家庭和贫困家庭的医疗费用负担。

2.2.2 Andersen 医疗卫生服务利用行为理论

1968 年，Andersen 卫生服务利用行为模型由美国芝加哥大学教授 Andersen

正式创立,并成为国际社会公认的研究与分析卫生服务利用行为的最经典理论模型之一,它重点阐释了不同家庭利用卫生服务存在差异性的原因,并由此来界定和衡量卫生服务的公平可及性和不公平可及性。此外,它还为卫生服务利用行为影响因素的研究提供了很好的理论分析框架。

最初建立的 Andersen 模型(见图 2.1)主要聚焦于以下三个维度:倾向性特征、能力资源及需要因素。首先,倾向性特征可以简单概括为个人患病前或者寻求卫生服务利用前的社会文化特征,代表的是卫生服务利用倾向,但它又不与卫生服务利用直接相关,主要包括社会结构(职业、教育、社会网络等)、健康信念(价值观、态度以及对卫生服务系统的认知等)和人口学特征(性别、年龄等)。其次,能力资源主要是指个人获得卫生服务的能力以及卫生资源在家庭和社区中的可获得性,是个人在家庭和社区中所拥有的一系列资源,如家庭收入状况、医疗保险、社区卫生资源可及性等。最后,需要因素指的是个人基于健康需要的特征,代表卫生服务的认知需要和评估需要,它被看作个人决定卫生服务利用的最直接原因。其中,认知需要是指个人能够充分全面地理解问诊和相关治疗方案,即个人能够对自身健康状况有基本的主观判断;而评估需要则与卫生服务的种类、数量及质量等因素密切相关。

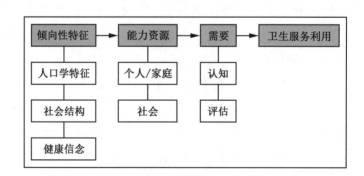

图 2.1　初始 Andersen 模型(1968 年)

此时该模型的研究对象以整个家庭为主,从而深入分析影响医疗服务利用行为的因素,然而,由于家庭成员之间异质性的存在,使得该模型最终只能围绕个人展开分析。因此,该模型不仅可以解释个人医疗服务利用行为的影响因素,而且可以对此进行有效预测,这也充分表明个人利用医疗服务的影响因素主要包括倾向性因素、个人能力因素及对医疗服务的需求等。

1970 年,Andersen 模型得到了扩展和补充(见图 2.2),新增了卫生服务系统,主要包括卫生政策、组织以及服务资源等。首先,卫生政策是指国家政府及相关权威机构制定、颁布并实施的涉及国家医疗卫生事业未来发展趋势的目标、战略及措施等；其次，卫生组织具体指的是医疗卫生机构如何对手中现有的医疗卫生资源进行有效管理和公平分配，其最终结果将直接影响卫生服务结构和可及性；最后，该模型的卫生资源主要包括人力、财力和物力等多方面资源。

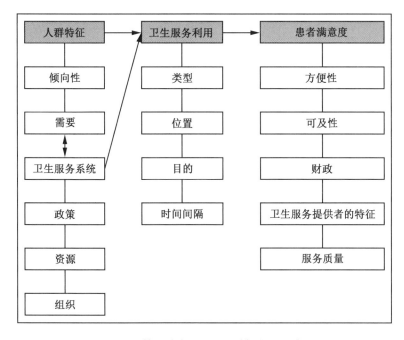

图 2.2　第二阶段 Andersen 模型（1970 年）

　　1985 年，Andersen 模型逐步发展至第三阶段，发展到此阶段的模型包括主要决定因素、健康行为及健康结果三个重要组成部分，这三个组成部分相互之间存在一定的线性关系（见图 2.3）。在此阶段，Andersen 模型认为，人们的健康状况会受到卫生服务利用（包括个人认知的卫生服务利用和医生评估的卫生服务利用）的深入影响；另外，Andersen 模型还认同外部环境（如自然环境、政治环境、经济环境等）对卫生服务利用具有重大影响，进而阐述并解释了健康行为决定健康结果的观念。健康行为主要包括个人生活习惯（如规律饮食、保健、锻炼等）和医疗服务利用（如门诊服务利用、住院服务利用等），健康结果则主要包括个体客观健康、心理认知健康及患者满意度等。在此阶段，Andersen 模型将卫生服务利用视作个体行为，与此同时还强调了个体健康行为与卫生服务利用的相互作用有利于改善个体的身体健康状况。

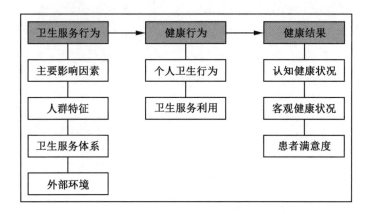

图 2.3　第三阶段 Andersen 模型(1980—1990 年)

20 世纪 90 年代,经历了多次扩展和修正,Andersen 模型发展至第四阶段并趋于完善和成熟,形成了以健康结果为最终导向的最新模型(见图 2.4)。在本阶段,该模型主要包括四个重要构成部分:环境因素、人群特征、健康行为和健康结果。并且,该模型还解释了以上四部分之间的相互关系(反馈回路)。

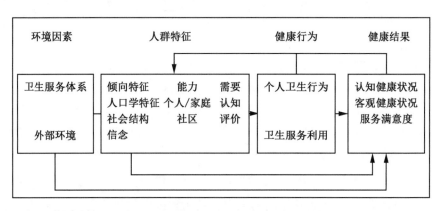

图 2.4　第四阶段 Andersen 模型(1990 年)

Andersen 模型自创建以来得到了不断的完善与发展,总体来看,该模型的修正与演变主要体现在模型结构、变量、路径关系、分析路径这四个方面。随着该模型的不断发展,模型的解释力也越来越充分,从而使得该模型成为分析、预测和解读消费者卫生服务利用的经典模型。

2.2.3 健康人力资本理论

诞生于 20 世纪 50 年代末 60 年代初的现代人力资本理论解释了第二次世界大战之后西方发达国家实现经济快速恢复和发展的现象。其认为区别于传统的物质资本,人力资本可以提升劳动生产率进而增加产出数量和质量,从而使经济得以快速增长。著名经济学家舒尔茨开创性地提出,通过教育对人力资本的投资可以解释传统经济模型无法解释的多国经济快速增长的现象。之后,大量学者展开对人力资本的广泛谈论并对人力资本的作用进行肯定,研究认为,劳动者的人力资本主要指的是人所具有的知识技能和工作经验等,人力资本的增加主要是通过教育投资增进知识水平。而且著名经济学家丹尼森认为,人力资本的增加不仅可以解释过去的经济为何增长,更能促进未来的经济增长,因为知识水平的增加可以使得同样的物质资本生产要素生产的产品更好,从而使得经济进一步发展。

随着人力资本理论的盛行,健康作为人力资本的重要形式逐渐被学者所重视。Mushkin(1962)正式提出将健康作为人力资本的重要组成部分,并认为健康与教育一样作为投资品可以产生一定的投资收益。直接地,一个人的身体健康水平越高,其因病损失的时间也会减少,进而可以拥有更多时间进行生产;同时,健康水平的提升意味着更少的病痛折磨,从而个人获得效用水平的提升。间接地,健康水平的高低也会影响到个人在劳动力市场的表现,比如劳动供给决策、工资水平以及个人收入等。

2.2.4 福利经济学理论

庇古在《福利经济学》一书中首次较为完整且系统地定义了福利和经济福利,并认为尽管经济福利从严格意义上讲不可能与其他福利相分离,但是对货币尺度可使用性的测试,有助于在经济福利和非经济福利之间做出一个粗略的区分。庇古(2006)还强调,即使经济福利不能作为总福利的晴雨表,但毋庸讳言地必须承认,经济福利是经济科学的主要内容,"在缺乏某些特别知识的情况下,仍然还有进行概率判断的余地……可以这样假定(被埃奇沃思称为'未经证实的概率'),一种经济因素对经济福利的影响的质的结论,同样适用于对总福利的影响"。需要注意的是,庇古提醒,"一般而言,经济因素都不是直接地而是通过经济学家称之为国民所得或国民收入的经济福利的相应客体来对一国的经济福利产生影响"。这意味着,"经济福利和国民所得这两个概念是对等的",因此,"对它们之中任何一个概念和内容的叙述,也就是对另一个概念和内容的相应叙述"(庇古,2006)。对此,以庇古为代表的旧福利经济学家们认为,通过公共政策干预实现国民收入平均分配,由富裕人群向贫穷人群转移,是提高穷人实际购买力的最重要的国民收入分配方式,最终穷人福利水平的提高相应地增加了社会总福利。

然而,庇古建立的旧福利经济学理论体系是建构在基数效用假设上的,这引起了罗宾斯、帕累托、埃奇沃思、卡尔多、希克斯等人的批判。按照萨缪尔森的说法,区分新旧福利经济学本质上是对帕累托和庇古两者所做的一种比较,最重要的是,新福利经济学在所做的假设中提供了更为一般的观点,同时它也尽量避免伦理上的判断并陷入罗宾斯所言的在经济学上的认识误区。新福利经济学家们强调,经济效率才是福利经济学应当研究的问题。

帕累托认为,经济学上有效率(最优)的社会结果,是指不可能在不损害他人利益的情况下提高任何人的福利的情形。帕累托效率在某种程度上也意味着,不存在任何改变能总体上提高所有人的福利,有效率的经济必然已经穷尽了所有能够增进共同利益的手段。换言之,帕累托从有限资源配置的最优化阐述了实现福利最大化的途径。帕累托认为,在不减少任何一个社会成员福利的条件下,调整资源配置已经无法增加任何社会成员的福利,就会出现最大化福利。此时,社会福利达到了"帕累托最优"(李文祥和吴德帅,2016)。根据帕累托理论,实现资源配置最优状态需要市场是完全竞争市场,且不存在市场失灵,但是,这些条件过于严格,在经济现实中是不可能实现的。为了克服"帕累托最优标准"的局限性,卡尔多和希克斯发展了"补偿原理"。卡尔多认为,任何经济状况的改变都意味着价格体系的改变,而价格体系的变动总是使一部分人受益而同时使另一部分人受损。如果实施某些政策措施使受益者能够补偿受损者,且补偿后受益者还有盈余,就能增进社会福利。

此外,随着福利经济学理论的发展,以柏格森(Abram Bergson)和萨缪尔森(Paul Samuelson)为代表的经济学家提出了"社会福利函数"理论(social welfare function,SWF)。社会福利函数理论要求每个人的效用水平完全相同,不允许有任何差别,即存在社会无差异曲线。但是,在实际中,消费者可能不是理性的,个人也未必是其自身福利的最佳评判者,社会福利不可能仅取决于个人效用,消费者偏好是不断变化的。因此,社会福利函数是不存在的。

进入 20 世纪 70 年代,以阿玛蒂亚·森为代表的现代福利经济学家们提出了一些新的理论和观点。Sen(1980)对一个人的效用是不是其个人福利的可靠向导提出了疑问,他认为效用也许只不过是特定时期情绪表达的结果或表现。因此,他提出了"可行能力"(包括良好的健康状况和正常社会运作能力)作为卫生政策评价中效用的一个替代方法。不仅如此,他将"可行能力"与贫困相结合,提出能力贫困理论,认为在针对具体的社会问题和政策干预时,不能将穷人作为一个总体的分类来对待,要根据贫困的类别和形成的原因对穷人进行细致的分类,针对不同的贫困群体给予不同的发展政策和保障。

对于新农合而言,其政策目标不仅是提高每位农村居民的就医可及性,使其享受应有的基本医疗保障,而且要最大限度地缩小城乡和农村内部在健康、收入等方面的差距,更要使农村居民尤其是贫困人口获得更好的"可行能力"去克服贫困,最终实现社会福利最大化。

2.2.5 劳动供给理论

在 2.2.1 节中,通过假定闲暇时间或是用于提高健康水平上,或是用于生产家庭物品上,本书阐述了生产健康与生产医疗服务所花费的时间,但并未考察个体时间的潜在使用——是工作还是闲暇——如何作用于健康投资。因此,本节将使用个体劳动供给行为的基本理论模型——工作—闲暇模型——进行分析。

假设个体花在创造健康投资上的时间为"健康水平提高时间"T_i^H,闲暇时间为 T_i^B。在实际生活中,个体也许会在工作时做些提高健康水平的活动,也许会在健康时得到一些享受和满足,诸如此类。但为便于阐述,假设这些活动是不存在的。进一步假设,健康损失天数 T_i^L 和用于提高健康水平的天数 T_i^H 是固定的,从而有:

$$365 - T_i^H - T_i^L = T_i^W + T_i^B \tag{2.8}$$

这样,如图 2.5 所示,向右的方向用来度量闲暇时间 T_i^B,向左的方向用来度量花在工作上的时间 T_i^W。在均衡点 E 上,个体的闲暇收入与市场的平衡点是一致的,这一点就是工资率。如果个体支付了社会保障或所得税工资,工资率则为税后工资率。

假设个体投资在健康上的时间从 T_i^H 增加到 $T_i^{H'}$,健康损失的时间由 T_i^L 减少至 $T_i^{L'}$ 这就意味着,投在健康上的时间既增加了健康存量,又减少了疾病损失时间。

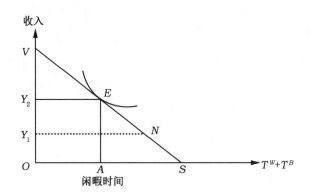

资料来源:舍曼·富兰德等(Sherman Folland et al.,2011)。

图 2.5　劳动—闲暇的取舍

此时,$T_i^W + T_i^B = 365 - T_i^{H'} - T_i^{L'}$。如果净效应 $T_i^{H'} + T_i^{L'}$ 是时间的增加,这说明健康需求的净投入,并且这种净投入不但增加了潜在的闲暇时间,而且提高了潜在的收入,从而把收入—闲暇曲线从 VS 向外移动到了 RQ。个体的均衡点将会由点 E 变为点 E′(见图 2.6),即个体的效用会增加。因此,健康状况的改进可能增加个体的劳动时间或是劳动生产率,也可能引致更高的工资,使收入增加。

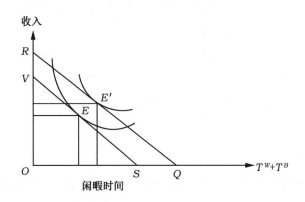

资料来源:舍曼·富兰德等(2011)。

图 2.6　投资引起的健康时间增加

医疗保险作为劳动保障和工作福利的重要内容,同时兼具了劳动者抵御疾病风险及雇主吸引劳动力就业的职能,因此,它对劳动力供求双方的行为将会产生深远的影响,这种影响在西方各国的劳动力市场已经得到显现(秦雪征和刘国恩,2011)。作为社会保障的重要组成部分,新农合不仅有助于农村居民抵御疾病风险以及与疾病相联系的财务风险,而且要求在户籍所在地参合,并在当地新农合定点医院就医和管理机构申请报销,因此,它对农村居民的劳动供给行为将会产生深远的影响。

理论上而言,新农合将通过健康效应和收入效应两种途径对农村居民的劳动供给产生影响作用。正如许庆和刘进(2015)所言,新农合一方面通过实施住院和门诊等补偿政策来减轻农民及其家庭的医疗负担,不仅有利于提高其抵御疾病风险的经济能力,而且有利于增加农民家庭的经济收入,从而在一定程度上增加其家庭生产和人力资本投资(即收入效应);另一方面提高农民的就医可及性,增加他们获得医疗服务的机会,有利于改善农民的健康状况,从而能较长期地维持其劳动能力(即健康效应)。

2.3　新农合政策效应的理论模型与作用机制

图 2.7 描述了新农合政策效应的逻辑关系。新农合的福利效应主要体现为健康效应和收入效应。进一步来看,在健康效应和收入效应的综合作用下,农村居民及其家庭的可行能力会增强,使其更有能力投资生产性活动或是增加闲暇,从而影响其劳动供给行为(即劳动供给效应)。

需要说明的是,理论上,健康效应、收入效应与劳动供给效应之间存在紧密关系,甚至表现为因果关系。从既有研究成果来看,学者们已经取得了丰硕的成果,但是,由于对现实国情的把握程度不同、数据来源的不同和研究方法的不同,得出了不同的研究结论。比如,在健康与收入的关系上,大致可以分为两种:健康的经济效应和收入的健康效应。基于此,本书尊重现有研究成果,避开相关争论,以健康效应、收入效应和劳动供给效应为线索,重点考察新农合的政策效果。[①]

2.3.1　基准模型

是否以及如何真正使农村居民获得经济、及时、有效的医疗服务,从而改善其健康状况,是新农合的主要政策目标之一。在 Ding(2007)的基础上,本书将构建一

---

① 这种处理方式虽然存在欠缺,但不妨碍我们对新农合政策效果的评价。同时,本书也希望通过提出一个理论分析框架,发挥"抛砖引玉"作用,促进更深入、详细、扎实的后续研究。

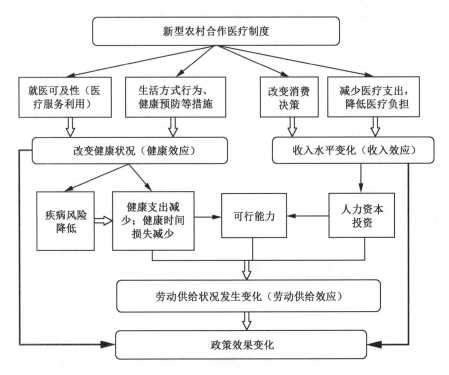

图 2.7　新型农村合作医疗制度的政策效应逻辑关系

个包含新农合制度在内的医疗服务利用模型,具体如下:

为便于分析,假设农村医疗卫生服务市场是完全垄断状态。同时,假设农村居民患病率(或疾病严重程度)为 θ,且 θ 服从 $[0,\bar{\theta}]$ 的 $F(\theta)$ 分布,即当农村居民处于健康状态时,$\theta=0$。倘若农村居民罹患伤病,其将会遭受健康损失,这种健康损失用 $L(\theta,m)$ 表示,其中 m 表示医疗服务利用,$L(\theta,m)\geqslant 0$。因此,当农村居民身体健康时,其健康损失函数为 $L(0,m)=0$。此外,农村居民的健康损失随着患病率(或者疾病严重程度)增加而增加,即 $\partial L(\theta,m)/\partial\theta<0$;相反,健康损失将会随着医疗服务利用增加而减少,即 $\partial L(\theta,m)/\partial m<0$。进一步地,假设医疗服务利用对健康损失的边际效应并不会随着医疗服务利用增加而减少,即 $\partial^2 L(\theta,m)/\partial m\partial m\geqslant 0$,这意味着,即使农村居民医疗服务利用不断增加,但是,单位医疗服务利用的边际效应递减。同时,假设医疗服务利用对健康损失的边际效应将随着患病率或者疾病严重程度减轻而增加,即 $\partial^2 L(\theta,m)/\partial m\partial\theta<0$,这表示,随着农村居民患病严重程度增加,其需要的单位医疗服务需求也会增加。

假设农村居民的效用函数为:

$$U = U(Y - P_m m) - L(\theta, m) \tag{2.9}$$

其中，$Y = P_x x + P_m m$ 表示财富约束，P_x 表示家庭其他消费品 x 价格，P_m 表示医疗服务利用价格。需要说明的是，为便于分析，本书假设效用函数是单调递增的凹函数，即 $U' > 0$，$U'' < 0$，并假设其他消费品价格 $P_x = 1$。

2003 年，中国政府通过以政府注资为主、个人缴费为辅的方式试点实施新农合。与此同时，中国农村医疗卫生服务市场存在着村级、乡镇卫生院、县级综合医院以及县级以上医院等多层级医疗机构，这些机构承担着不同的医疗卫生服务供给。因此，新农合补偿政策采取的是分级分段报销设计。不仅如此，新农合实际上是一种部分分担制度，即由农村居民和政府共同承担医疗支出（宁满秀，2014）。假设农村居民的共付比例为 α（$\alpha \in [0,1]$）[①]，那么，农村居民的医疗支出为 $P_m m \alpha$，政府将承担 $P_m m(1-\alpha)$ 的费用。因此，农村居民的期望效用可表示为：

$$EU(m) = \int_0^\theta \{U[Y - P_m m \alpha] - L(\theta, m)\} \, dF(\theta) \tag{2.10}$$

需要强调的是，由于农村居民还需要缴纳一部分参合费用，理论上而言，在公式（2.10）中，农村居民的财富约束应为 $Y(1-t)$，其中 t 为参合费用占其收入比重。但是，从历年新农合政策而言，这部分费用占农村居民家庭收入的比重很小，比如，2011 年和 2013 年农村居民个人缴费水平原则上每人每年分别仅为 50 元和 70 元，甚至政策还规定，有困难的地区个人缴费部分可分两年到位。同时，自 2010 年实现全国范围内基本覆盖后，参合率一直保持在 95% 以上。因此，公式（2.10）不再考虑参合费用情况。

2.3.2 健康效应

根据基准模型，本书认为，农村居民的医疗服务利用模型可表示为：

$$\max U(m) = U[Y - P_m m \alpha] - L(\theta, m) \tag{2.11}$$

约束条件为：$0 \leqslant P_m m \alpha \leqslant Y$。由此可知，一方面，医疗服务利用将会影响农村居民个人的医疗支出；另一方面，医疗服务利用有助于改善农村居民个人的健康状况。对公式（2.11）求关于医疗服务利用的一阶导数，则有：

$$\frac{\partial U}{\partial m^*} = -P_m m \alpha U' - \frac{\partial L}{\partial m^*} \leqslant 0 \tag{2.12}$$

---

① 值得注意的是，当 $\alpha = 1$ 时，农村居民将完全承担医疗支出，这就意味着其未参加新农合。

当 $m^*=0$ 时,则有 $-P_m m\alpha U'|_{m=0}-\frac{\partial L}{\partial m}|_{m=0}<0$,此时,拐点解为 $m^*=0$。这意味着,最优医疗服务利用量应满足:

$$-\frac{\partial L}{\partial m^*}=P_m m\alpha U' \tag{2.13}$$

此时,农村居民医疗服务利用的边际收益等于其边际成本。

为了进一步论证公式(2.13)的充分性,本书将对公式(2.12)求导,有:

$$\frac{\partial^2 U}{\partial m^2}=P_m^2\alpha^2 U''-\frac{\partial^2 L}{\partial m^2} \tag{2.14}$$

由于,$U''<0$ 和 $\partial^2 L/\partial m^2\geqslant 0$,$\partial^2 U/\partial m^2<0$,即公式(2.13)是最优化问题的解。因此,最优医疗服务利用量可由 $m^*(Y,\alpha,\theta,m)$ 表示。

此外,假如对公式(2.13)两边求微分,则有:

$$\begin{aligned}\left(\frac{\partial^2 L}{\partial m\partial m}-P_m^2\alpha^2 U''\right)\mathrm{d}m=&-\frac{\partial^2 L}{\partial m\partial\theta}\mathrm{d}\theta-P_m\alpha U''\mathrm{d}Y\\&+(P_m m\alpha^2 U''-\alpha U')\mathrm{d}P_m\\&+(P_m^2 m\alpha U''-P_m U')\mathrm{d}\alpha\end{aligned} \tag{2.15}$$

令 $X=\frac{\partial^2 L}{\partial m\partial m}-P_m^2\alpha^2 U''$,公式(2.15)整理得:

$$\begin{aligned}\mathrm{d}m=&-\frac{\partial^2 L/\partial m\partial\theta}{X}\mathrm{d}\theta-\frac{P_m\alpha U''}{X}\mathrm{d}Y+\frac{P_m\alpha^2 mU''-\alpha U'}{X}\mathrm{d}P_m\\&+\frac{P_m^2 m\alpha U''-P_m U'}{X}\mathrm{d}\alpha\end{aligned} \tag{2.16}$$

而 $U'>0$,$U''<0$,$\frac{\partial^2 L}{\partial m\partial m}\geqslant 0$,$\frac{\partial^2 L}{\partial m\partial\theta}<0$,有:(1)$X>0$;(2)$\frac{\mathrm{d}m}{\mathrm{d}\theta}>0$;(3)$\frac{\mathrm{d}m}{\mathrm{d}Y}>0$;(4)$\frac{\mathrm{d}m}{\mathrm{d}\alpha}<0$。据此得出如下推论:

其一,医疗服务利用与患病率(或是疾病严重程度)具有正向关系,即随着患病率(疾病严重程度)增加,农村居民个人的医疗服务利用增加。

其二,随着收入增加,农村居民个人尤其是患者的医疗服务利用将会增加。

其三,医疗服务利用与共付比例(补偿报销水平)具有负(正)向关系,即随着共付比例(补偿报销水平)增加,农村居民个人会减少(增加)医疗服务利用。这意味着,新农合补偿力度加大,参合农村居民个人的医疗服务利用(就医可及性)将增加,从而有助于改善或维持健康水平。

2.3.3 收入效应

作为农村社会保障制度的重要组成部分,以政府注资为主(大量财政补贴)是新农合的重要特征之一,其主要目标之一是减轻农民医疗负担,解决农民"看病贵、看病难"问题。根据"理性经济人"假设,通过降低医疗支出,新农合可以使农民的消费流变得平滑(齐良书,2011),而平滑消费不仅可以改善农村居民的健康状况[①],也可以使其把原先用于应付健康风险的经济资源用于人力资本投资或生产投资[②],进而提高农民的收入水平(张锦华等,2016)。基于此,本书将通过构建两期消费决策效用最大化模型来分析新农合的收入效应。

假设 C_t 表示农村居民在 t 时期的非医疗消费,M_t 为 t 时期的医疗消费,W_t 表示在 t 时期的储蓄,$Ncms_t$ 则表示农村居民在 t 时期的参合情况,P 表示参合费用[③],$\alpha(\alpha \in [0,1])$ 表示新农合补偿比例,Y_t 表示农村居民在 t 时期的收入。农村居民在上一期末参加新农合,则可以在下一期遭遇疾病冲击时获得新农合补偿,从而降低未来不确定性支出,改变收入水平。

假设农村居民第一期的消费函数表达式如下:

$$\max U(C_1) + \beta E_1 U(C_2) \tag{2.17}$$

约束条件为:

$$C_1 + W_1 + PNcms_1 = W_0(1+r) + Y_1 - M_1 \tag{2.18}$$

$$C_2 = W_1(1+r) + Y_2 - [Ncms_1 \alpha + (1 - Ncms_1)]M_2 \tag{2.19}$$

其中,$U(\cdot)$ 为凹函数,且 $U'>0, U''<0$;β、r 分别表示贴现因子和市场利率,并假定 $\beta = \dfrac{1}{r}$。同时,假定 $M_2 = \eta M_1 + \varepsilon_2, \varepsilon_2 \sim N(0, \sigma^2)$。

为便于分析,参考 Bai 等(2014)的做法,假设 $U(C) = \dfrac{1}{\lambda}\exp(-\lambda C)$。首先,当农村居民不参加新农合时,即 $Ncms_1 = 0$,求解目标函数最优化问题,整理有:

---

① 理论上,健康既是人类福祉的重要组成部分,也是一切经济活动开展的基础(孙梦洁和韩华为,2013)。正如王曲和刘民权(2005)所强调的,健康具有强大的工具性价值和内在价值。

② 当然,也存在这样一种可能性:新农合实施后,部分农民可能将用于防御疾病风险的经济支出转向不合理消费。

③ 从实际情况看,目前新农合参合费用很低,可以忽略不计。

$$C_1(Ncms_1=0)=\frac{\ln[1/\beta(1+r)]}{\lambda(2+r)}+\frac{W_0(1+r)^2+Y_1(1+r)+Y_2}{2+r}$$
$$-\frac{M_1(1+r)+\eta M_1}{2+r}-\frac{\lambda\sigma^2}{2(2+r)} \tag{2.20}$$

$$C_2(Ncms_1=0)=C_1(Ncms_1=0)-\frac{\ln[1/\beta(1+r)]}{\lambda}+\frac{1}{2}\lambda\sigma^2-\varepsilon_2 \tag{2.21}$$

其次,当农村居民参加新农合时,即 $Ncms_1=1$,则有:

$$C_1(Ncms_1=1)=\frac{\ln[1/\beta(1+r)]}{\lambda(2+r)}+\frac{W_0(1+r)^2+Y_1(1+r)+Y_2}{2+r}$$
$$-\frac{M_1(1+r)+\alpha\eta M_1+P(1+r)}{2+r}-\frac{\alpha^2\lambda\sigma^2}{2(2+r)} \tag{2.22}$$

$$C_2(Ncms_1=1)=C_1(Ncms_1=1)-\frac{\ln[1/\beta(1+r)]}{\lambda}+\frac{1}{2}\alpha^2\lambda\sigma^2-\alpha\varepsilon_2 \tag{2.23}$$

因此,参合人群与未参合者相比较,他们在第 1 期的消费决策上存在差异,可表示为:

$$C_1(Ncms_1=1)-C_1(Ncms_1=0)=\frac{(1-\alpha)\eta M_1-P(1+r)}{2+r}+\frac{(1-\alpha^2)\lambda\sigma^2}{2(2+r)} \tag{2.24}$$

这里,公式(2.24)表示新农合的收入效应。

根据森提出的"可行能力"理论,新农合的实施有助于降低农村居民面临的与疾病相联系的财务风险,避免"可行能力"受损。从已有相关研究来看,新农合通过降低医疗负担,不仅能降低农村居民贫困发生率,而且能借助积极的外部条件促进农民增收(齐良书,2011;许庆和刘进,2015;陈华等,2016;郭云南和王春飞,2016;王翌秋和刘蕾,2016)。此外,新农合还能提高农村居民就医可及性,改善其健康状况,从而发挥健康的内在价值,提高农村居民劳动供给能力,为促使其增收创造条件(许庆和刘进,2015;王翌秋和刘蕾,2016)。

2.3.4　劳动供给效应

新农合对农村居民的福利效果主要体现在健康效应和收入效应两个方面,还可通过这两种途径影响农村居民的劳动供给行为。这种效应可视为新农合的劳动供给效应。

基于 Becker(1965)提出的家庭时间配置理论,并借鉴 Aheam 等(2006)、D'Antoni 等(2014)、程杰(2014)的研究思路,本书将农村居民的劳动供给行为分为农业劳动和非农劳动,构建一个新古典的家庭生产决策模型,进而求解最优化。

假设农村居民的家庭效用函数为:

$$\max U = U(T_W, T_L, Q_Y) \tag{2.25}$$

约束条件为:

$$T_W + T_L - T = 0 \tag{2.26}$$

$$T_F + T_N - T_W = 0 \tag{2.27}$$

$$P_F Q_F + T_N W_N - P_C C + V - P_Y Q_Y = 0 \tag{2.28}$$

$$Q_F = Q_F(T_F, H, C) \tag{2.29}$$

其中,T 表示农村居民的时间禀赋,包括总劳动时间 T_W 和闲暇时间 T_L;T_W 又分为农业劳动时间 T_F 和非农劳动时间 T_N;Q_F 和 P_F 分别表示农产品数量和农产品价格;P_C 和 C 则表示农业生产要素价格和要素投入量;Q_Y 表示其他商品消费量,P_Y 为其他商品消费价格;W_N 为劳动力市场上非农工资率;V 表示政府其他转移性支付和非劳动性收入。进一步假设农村居民的闲暇时间 T_L 取决于其健康资本存量 H,并且 $\partial T_L / \partial H > 0$,这意味着,随着健康状况的改善,农村居民的闲暇时间增加。同时,由于健康具有重要的内在价值和工具性价值(王曲和刘民权,2005),$\partial W_N / \partial H > 0$,即健康对工资性收入具有正向作用。此外,还假定 $\partial Q_F / \partial T_F > 0$,$\partial Q_F / \partial H > 0$,$\partial Q_F / \partial C > 0$。

结合公式(2.25)～公式(2.29),利用拉格朗日函数,求解最优化问题,则有:

$$L = U(T_F, T_N, T_L, Q_Y) + \varphi_1(T - T_F - T_N - T_L) \tag{2.30}$$
$$+ \varphi_2 [T_N W_N + P_F Q_F(T_F, H, C) - P_C C + V - P_Y Y]$$

其中,$\varphi_i (i=1,2)$ 为拉格朗日乘数。对公式(2.30)求一阶偏导,则有:

$$\frac{\partial L}{\partial T_F} = \frac{\partial U}{\partial T_F} - \varphi_1 + \varphi_2 P_F \frac{\partial Q_F}{\partial T_F} \tag{2.31}$$

$$\frac{\partial L}{\partial T_N} = \frac{\partial U}{\partial T_N} - \varphi_1 + \varphi_2 W_N \tag{2.32}$$

$$\frac{\partial L}{\partial T_L} = \frac{\partial U}{\partial T_L} - \varphi_1 \tag{2.33}$$

$$\frac{\partial L}{\partial Q_Y} = \frac{\partial U}{\partial Q_Y} - \varphi_2 P_Y \tag{2.34}$$

$$\frac{\partial L}{\partial \varphi_1} = T - T_F - T_N - T_L \tag{2.35}$$

$$\frac{\partial L}{\partial \varphi_2} = P_F Q_F + T_N W_N - P_C C + V - P_Y Y \tag{2.36}$$

令公式(2.31)~公式(2.36)分别取值为 0,则可求得农村居民农业劳动和非农劳动供给最优解:

$$T_F^* = T_F^* [Q_F(H), T_L(H)] \tag{2.37}$$

$$T_N^* = T_N^* [W_N(H), T_L(H)] \tag{2.38}$$

根据 Grossman 健康生产函数,本书将农村居民的健康生产函数设定为 $H = H[M(\alpha)]$,其中 $\alpha \in [0,1]$。将 $H = H[M(\alpha)]$ 分别代入公式(2.37)和公式(2.38),并求解关于 α 的偏导数,则有:

$$\frac{\partial T_F^*}{\partial \alpha} = \left(\frac{\partial T_F^*}{\partial Q_F} \cdot \frac{\partial Q_F}{\partial H} + \frac{\partial T_F^*}{\partial T_L} \cdot \frac{\partial T_L}{\partial H} \right) \frac{\partial H}{\partial M} \cdot \frac{\partial M}{\partial \alpha} \tag{2.39}$$

$$\frac{\partial T_N^*}{\partial \alpha} = \left(\frac{\partial T_N^*}{\partial W_N} \cdot \frac{\partial W_N}{\partial H} + \frac{\partial T_N^*}{\partial T_L} \cdot \frac{\partial T_L}{\partial H} \right) \frac{\partial H}{\partial M} \cdot \frac{\partial M}{\partial \alpha} \tag{2.40}$$

因为 $\partial H / \partial M > 0$ 且 $\partial M / \partial \alpha < 0$,所以 $(\partial H / \partial M) \cdot (\partial M / \partial \alpha) < 0$,这意味着农村居民的共付比例越高,其收入约束越强,便会降低健康投资,即新农合通过收入效应影响农村居民的人力资本投资尤其是健康资本投资。此外,新农合对农村劳动供给的影响作用取决于公式(2.39)和公式(2.40)中括号内表达式的正负关系。在农业劳动供给方面,$\frac{\partial T_F^*}{\partial Q_F} \cdot \frac{\partial Q_F}{\partial H}$ 表示新农合通过健康效应影响农村居民的农业劳动供给,理论上而言,农业劳动供给随着健康状况改善而增加,即 $\frac{\partial T_F^*}{\partial Q_F} \cdot \frac{\partial Q_F}{\partial H} > 0$。$\frac{\partial T_F^*}{\partial T_L} \cdot \frac{\partial T_L}{\partial H}$ 代表新农合对农村居民闲暇时间的影响,由于健康状况的改善,因而农村居民对闲暇的偏好增加,将会减少劳动供给,即 $\frac{\partial T_F^*}{\partial T_L} \cdot \frac{\partial T_L}{\partial H} < 0$。因此,$\left(\frac{\partial T_F^*}{\partial Q_F} \cdot \frac{\partial Q_F}{\partial H} + \frac{\partial T_F^*}{\partial T_L} \cdot \frac{\partial T_L}{\partial H} \right)$ 是何种关系,取决于农村居民对工作—闲暇的取舍程度。综上所述,新农合对农村居民的农业劳动供给的影响并不确定,究竟是正向还是负向作用,这有待通过实证加以检验。同理,新农合对农村居民的非农劳动供给的影响作用也不明确。

2.4　本章小结

本章首先在对福利的经济学定义与发展总结的基础上，结合新农合的政策目标，将新农合的政策效应划分为看病积极性与就医机构选择、健康状况改善和健康意识提高、医疗费用负担减轻以及劳动供给等多维度内容。然后，进一步提出，新农合的政策效应主要体现为健康效应、收入效应和劳动供给效应。健康效应是指新农合通过提高农村居民的就医可及性，增加他们获得医疗服务的机会（包括就诊率、医疗机构选择、门诊和住院服务利用），改善健康状况，实现医疗资源的再分配。收入效应是指新农合通过实施医疗费用补偿政策来降低参合农民及其家庭的实际医疗负担，提高其抵御疾病风险的经济能力，从而增加家庭经济收入，进而影响家庭储蓄、消费生产和人力资本投资，实现减贫和增收效果。劳动供给效应是指新农合对农村居民劳动供给行为的影响。

其次，总结和梳理了本书研究的理论基础，包括健康需求理论、福利经济学理论、劳动供给理论，从而为后文构建新农合健康效应、收入效应和劳动供给效应的理论分析与作用机理提供理论基础。

最后，探讨了新农合政策效应的逻辑关系，并在基准模型的基础上，分别对健康效应、收入效应和劳动供给效应进行理论分析。理论分析表明，在健康效应方面，新农合有助于提高农村居民个人的医疗服务利用，能维持或改善其健康水平。在收入效应方面，新农合的实施有助于降低农村居民面临的与疾病相联系的财务风险，避免"可行能力"受损，从而有利于规避农村居民贫困风险，并可通过有利的外部条件促进农民增收。此外，在健康效应和收入效应的综合作用下，由于受农村居民对工作—闲暇偏好关系和新农合保障水平的双重约束，尽管新农合还会影响农村居民的劳动供给行为（包括农业劳动供给和非农劳动供给），但是这种影响作用尚不明确，有待具体问题具体分析。

第 3 章

中国农村居民基本医疗保险与
医疗健康及劳动供给的事实特征

3.1 中国农村居民基本医疗保险发展历程

现阶段中国已初步建立起了多层次的医疗保险保障体系,对于农村地区而言,中国农村居民基本医疗保险保障了农村居民基本医疗需求,对其健康状况起到基础的维持作用。在此基础上,针对有较高医疗需求的人群设立了补充医疗保险,比如商业健康保险等,而针对一些困难群体还设置了医疗救助制度进行托底。本书中的中国农村居民基本医疗保险主要指的是新型农村合作医疗制度以及其与城镇居民基本医疗保险合并之后的城乡居民基本医疗保险制度,城乡居民基本医疗保险的合并自 2016 年正式文件推出以来进展迅速,至 2018 年底,除部分省份还未完成合并工作以外,大部分已落实城乡医保合并相关工作。在本书的研究时期 2011—2018 年,CHARLS 问卷在询问医疗保险类型时同时询问了新型农村合作医疗和城乡居民基本医疗保险,本书将参加任意一种保险的情况都算作参加了中国农村居民基本医疗保险(即"新农合")。因此,本书所指的中国农村居民基本医疗保险同时关注了新型农村合作医疗制度和城乡居民基本医疗保险。中国农村居民基本医疗保险最突出的特征是合作性,其筹资来源主要来自个人、集体和政府多方,其中主要是个人缴费与政府补助相结合,而政府补助所占比重较大。因此,具有责任与风险分担特质。接下来,就其发展历程,本书主要划分 4 个阶段进行简介。

3.1.1　阶段一:自新中国成立至改革开放前期制度诞生、发展、繁荣以及衰落(1949—2001 年)

新中国成立伊始,为了尽快摆脱生产落后的面貌,国家制定了优先发展工业的目标。相比之下,农业农村的发展处于弱势地位。为了满足基本的医疗需求,中国农村居民秉承合作经济"互助共济"的精神开创了合作医疗制度。这个时期的医疗筹资范围限于微型合作社社区,因此,筹集资金规模小、水平低、稳定性差,不可持续性突出。而且,由于该时期的合作医疗多为农民自愿组织和参与,没有政府力量的介入和指导,其覆盖率较低。但是,农民享受到了初级医疗保健服务,打破了自费看病的历史。

1958 年,中国进入人民公社化时期,随着集体经济的不断壮大,小型农村合作社逐渐变成大型人民公社。在物资极度平均化的时期,合作医疗的筹资来源主要来自集体,统筹层次得到一定提升,但是,筹资水平并没有提升很多。由于带有一定的强制性,合作医疗的覆盖范围得到快速扩张,并在一定程度上满足了农民的基本卫生保健需求。这一时期是农村合作医疗制度快速发展的繁荣时期。

1978 年以后,中国进入了改革开放时期,伴随着家庭联产承包责任制在全国的开展,集体经济组织形式日渐式微,而对于集体经济组织具有较强依附性的合作医疗制度也面临着衰落态势。这一时期,国家也尝试进行制度的恢复与重建,并规定以个人筹资为主,集体和政府只起到适当支持的作用,而且当时没有明确划定各方的筹资比例,也没有明确主要的治理主体。由于居民在做出是否参保决策时具有较强的逆向选择性,因此,医保基金经常出现入不敷出的局面,依附于集体经济组织的合作医疗难以为继,出现衰落态势。

3.1.2　阶段二:新世纪以来农村合作医疗制度的恢复与重振(2002—2008 年)

随着传统合作医疗形式的衰落与医疗服务价格的上涨,农村居民"看病难、看病贵"的问题又逐渐显现。为此,国家开始着手农村合作医疗的恢复与重建相关事宜。2002 年出台的《关于进一步加强农村卫生工作的决定》标志着国家以行政力量强制对农村合作医疗制度进行改革。自此,农村合作医疗制度建设开启新篇章。新型农村合作医疗制度的筹资主要来源于农民个人缴费、集体扶持和政府资助。其中,中央和地方政府的资助力度巨大,它们对新农合的资助总额从 2005 年的42.3 亿元增加至 2007 年的 325.9 亿元,增长近 7 倍。这是自 1949 年新中国成立以来首次大规模、大范围支持农村医保制度建设的举动。

新农合自 2003 年试点开始,2007 年覆盖率已达到 83%,2008 年已基本实现在农村地区"全覆盖"的目标,参加新农合的比例达到了 91.5%。新农合在农村地区进展之快、范围之广,堪称中国史上的奇迹。

新农合主要以住院补偿为主,兼顾门诊补偿,并且设置了起付线、封顶线以及报销比例等制度内容。其中,针对报销比例设置了乡、县以及县外三级,不同级别医疗保险起付线、封顶线以及报销比例有所不同。另外,不同省市由于经济发展水平不同,制度内容有较大差异。对于统筹层次来说,虽然鼓励医保基金进行省级统筹,但是考虑到基金风险问题,大部分地区新农合的筹资主要以县级为统筹单位,统筹层次低,相应筹资水平也较为低下。更重要的是,相较于城镇医保,新农合的医保目录较为狭窄,其能够参加报销的药品和服务种类受到多方面限制。因此,农村居民与城镇居民所享受的医保待遇尚存在较大差距。有关医保待遇的公平性问题逐渐显现。

3.1.3　阶段三:城乡居民基本医保制度整合的探索、发展时期(2008—2016 年)

伴随着城乡二元结构逐渐解体,城乡一体化进程进一步加快,自 2008 年医保在农村地区全覆盖的目标实现起,国家出台了《关于推进农村改革发展若干重大问题的决定》,并提出中国总体上已进入破除城乡二元结构、形成城乡经济社会发展一体化新格局的重要时期。在此背景下,城乡居民医保的整合进程也加快了速度。在 2007 年城镇居民医保建立时,国务院就提出探索整合城乡居民医保之路。21 世纪初,在东部一些财政实力雄厚的地区开始尝试并初步在全国进行推广,相应的配套政策也逐步出台。2012 年,党的十八大明确将"整合城乡居民基本医疗保险制度"作为今后社保领域的一项重要任务。自此,城乡居民基本医保的整合进入全国全面推广的阶段。

3.1.4　阶段四：城乡居民基本医疗保险制度进一步发展完善时期 (2016 年至今)

随着社会进步和经济快速发展,新农合复杂的医疗报销手续和分级补偿等政策严重阻碍了农村劳动力的跨区域迁移,严重影响了农民收入,城乡经济发展和居民收入差距也逐渐扩大(Liu et al.,2019)。另外,从现实情况来看,新农合与城镇居民基本医疗保险之间仍存在较大差距,具体体现在财政补贴、人均保险缴纳金额等诸多方面,再加上长期以来的实践,越来越多的问题开始逐渐显现,如重复参保、重复投入、待遇不够等,这些问题的存在严重影响了国家医疗保障体系的效率和实施效果,引起了党中央和各级政府的重视。为解决上述诸多问题,在总结各地试点经验的基础上,2016 年国务院发布《国务院关于整合城乡居民基本医疗保险制度的意见》,推动原有的新农合与城镇居民基本医疗保险两项制度进行整合,文件中明确提出"六统一"[①]的具体要求。截至 2019 年底,全国各省(自治区、直辖市)及新疆生产建设兵团均按要求建立起了城乡居民基本医保制度,实现了"六统一"。[②] 2021 年,"中央一号"文件明确提出对城乡居民医保制度作进一步完善。

在整合过程中,对参保人的资格认定不再是简单的户籍认定,而是统一为以居住证为认定标准。在医保目录整合方面,按照"就宽不就窄"的原则进行统一;医保支付范围也从主要以住院统筹为主、家庭门诊账户为辅调整为以住院、门诊同时统筹的模式,统筹范围进一步扩大;同时报销比例不断提升,2019 年政策范围内住院费用报销比例总体上达到了 70%左右。[③] 医疗保险城乡统筹使得居民特别是农村居民的就医便利程度有所提升,同时享受的待遇水平也有所提高,从而参保人数进一步增加。

---

①　六统一,即统一覆盖范围、统一筹资政策、统一保障待遇、统一医保目录、统一定点管理、统一基金管理。

②　数据来源于《国家医疗保障局关于政协十三届全国委员会第三次会议第 4418 号(社会管理类 393 号)提案答复的函》(医保函〔2020〕216 号)。其中,"六统一"要求:一要统一覆盖范围,即城乡居民基本医疗保险制度要覆盖除参加职工基本医疗保险的其他所有城乡居民;二要统一筹资政策,确定合理的城乡统一筹资标准;三要统一保障待遇,逐步统一保障范围和支付标准,政策范围内住院费用支付比例保持在 75%左右,逐步提高门诊保障水平;四要统一医保目录,即在现有的新型农村合作医疗医保目录和城镇居民医保目录的基础上,适当考虑参保人员需求变化,制定统一的医保药品目录和医疗服务项目目录;五要统一定点管理;六要统一基金管理。http://www.gov.cn/xinwen/2016-01/12/content_5032319.htm。

③　数据来源同上。

首先,从城乡居民基本医疗保险制度的人群覆盖范围来看,与整合前相比,该制度的覆盖范围更加广泛,主要包括除城镇职工基本医疗保险应参保人员以外的其他所有城乡居民,城乡居民不再受城乡身份限制,能够按照统一的政策参保缴费和享受待遇,一定程度上避免了重复参保、重复补贴,消除了城乡居民之间在制度、资源以及管理等方面的诸多障碍,使得城乡间居民医保待遇更加均衡。截至 2019 年末,城乡居民基本医疗保险制度的参保人数已经达到 10.25 亿人(见表 3.1)。需要说明的是,2020—2022 年 3 年间,受新冠疫情影响,以及随着全国统一的医保信息平台上线,各省加大数据治理比对,参保人数主要由于清理重复参保而略有减少,但是参保覆盖面稳定在 95% 以上,参保质量持续提升。

表 3.1　　　　新农合/城乡居民基本医疗保险整体概况(2004—2023 年)

年份	参加人数(亿人)	人均筹资(元)	年度筹资总额(亿元)	当年基金支出(亿元)	补偿受益人次(亿人次)	享受待遇人次(亿人次)	结存率(%)
2004	0.80	50.4	40.3	26.4	0.76	—	—
2005	1.79	42.1	75.4	61.8	1.22	—	—
2006	4.10	52.1	213.6	155.8	2.72	—	—
2007	7.26	58.9	428.0	346.6	4.53	—	—
2008	8.15	96.3	785.9	662.3	5.85	—	—
2009	8.33	113.4	944.4	922.9	7.59	—	—
2010	8.36	156.6	1 308.3	1 187.8	10.87	—	—
2011	8.32	246.2	2 047.6	1 710.2	13.15	—	—
2012	8.05	308.5	2 483.4	2 408.0	17.45	2.32	23.0
2013	8.02	370.5	2 872.1	2 909.2	19.42	3.29	18.2
2014	7.36	410.9	3 025.8	2 890.4	16.52	4.15	12.9
2015	6.70	490.3	2 109.4	1 780.6	16.53	5.82	15.6
2016	2.75	559.0	2 810.5	2 480.4	6.57	7.92	11.8
2017	8.73	646.1	5 653.3	4 954.8	—	14.93	12.4
2018	10.28	732.2	7 846.4	7 115.9	—	16.18	10.0
2019	10.25	781.0	8 575.5	8 191.0	—	21.69	4.5
2020	10.16	833	9 114.5	8 165.1	—	19.87	10.4
2021	10.08	889	9 724.5	9 296.4	—	20.80	4.4

年份	参加人数 (亿人)	人均筹资 (元)	年度筹资总额 (亿元)	当年基金支出 (亿元)	补偿受益人次 (亿人次)	享受待遇人次 (亿人次)	结存率 (%)
2022	9.83	—	10 128.90	9 353.44	—	21.57	7.7
2023	9.62		10 569.71	10 457.65	—	26.10	1.1

注:2015 年(含)之前为新农合整体情况,2015 年后为城乡居民基本医疗保险整体情况。

数据来源:根据 2005—2020 年《中国卫生健康统计年鉴》和《中国统计年鉴》、2020—2023 年《全国医疗保障事业发展统计公报》整理所得。

其次,城乡居民基本医疗保险制度将原新农合和城镇居民基本医疗保险在筹资、保障待遇等方面进行了优化整合。第一,坚持多渠道筹资,继续实行个人缴费与财政补助相结合为主的筹资方式,合理划分政府与个人的筹资责任,逐步建立起个人缴费标准与城乡居民人均可支配收入相衔接的机制。第二,与制度整合前相比,城乡居民基本医疗保险制度统一了保障待遇、医保目录和就医管理,农民可报销药品种类,医保支付比例和最高支付限额等也有了很大程度的提高(孙淑云和任雪娇,2018),在改善农民就医便捷性的同时也提高了原待遇水平。

尤其是党的十八大以来,中国医药卫生体制改革持续深化、人民群众"看病难、看病贵"问题加速破解,建成世界上规模最大的基本医疗保障网,全国基本医疗保险的参保人数由 5.4 亿增加到 13.6 亿,参保率稳定在 95% 以上,报销比例持续提高,居民医保的人均财政补助标准由 240 元提高到 610 元,惠及 10 亿城乡居民,居民个人卫生支出占卫生总费用比例降至 27.7%。表 3.2 和表 3.3 分别显示了 2012—2023 年全国城乡居民基本医保基金收支和享受待遇人次情况,以及 2012—2023 年城乡居民医保次均住院费用和住院率。城乡居民基本医保基金收入由 2012 年的 877 亿元增长至 2023 年的 10 569.71 亿元,惠及 26.1 亿人次,比上年度增长 21.1%。从就诊人次看,2023 年,普通门急诊 20.8 亿人次,比 2022 年增长 22.35%;门诊慢特病 3.4 亿人次,比 2022 年增长 14.48%;住院 2 亿人次,比 2022 年增长 25%。从次均住院费用看,2023 年为 7 674 元,比 2022 年减少 5.6%。进一步地,2023 年,在三级、二级、一级及以下医疗机构(含未定级)的次均住院费用分别为 12 765 元、6 205 元、2 943 元,分别比上年减少约 8.15%、6.13%、6.24%。从居民医保参保人员住院情况看,2023 年住院率为 20.7%,高于 2022 年的 16.3%,但是次均住院床日已由 2022 年的 9.2 天减少至 8.8 天。根据 2021—2023 年《全国医疗保障事业发展统计公报》数据显示,2021 年,居民医保政策范围内住院费用基金支付比例为 69.3%,三级、二级、一级及以下医疗机构政策范围内住院费用基金支付比例分别为 64.9%、72.6%、77.4%。[①] 2023 年,居民医保人员医药费用超 19 581 亿元,医保住院费用目录内基金支付比例为 68.1%,三级、二级、一级及以下医疗机构支付比例分别为 63.2%、72.4%、80.8%。[②]

不仅如此,中国政府制定并修订《基本医疗卫生与健康促进法》等法律,编制和实施了《健康中国 2030 规划纲要》,深入实施健康中国行动;健康扶贫工程累计帮助近 1 000 万个因病致贫返贫家庭成功摆脱贫困,历史性地全面破除以药补医的旧体制,推广三明医改经验;90% 的家庭 15 分钟内能够到达最近的医疗点;国家基本药物目录品种增加到 685 种。

表 3.2　　　　2012—2023 年城乡居民基本医保基金收支和享受待遇人次情况

单位:亿元,亿人次,%

年份	基金收入	基金支出	基金结存率	待遇享受人次	待遇享受人次增长率
2012	877	675	23.0	2.3	72.1
2013	1 187	971	18.2	3.3	41.9
2014	1 649	1 437	12.9	4.1	26.4
2015	2 109.4	1 780.6	15.6	5.8	39.7
2016	2 810.5	2 480.4	11.8	7.9	36.1
2017	5 653.3	4 954.8	12.4	14.9	88.5
2018	7 846.4	7 115.9	10.0	16.2	8.4
2019	8 575.5	8 191.0	4.5	21.7	34.0
2020	9 114.5	8 165.1	10.0	19.9	−8.4
2021	9 724.5	9 296.4	4.4	20.8	4.7
2022	10 128.90	9 353.44	7.7	21.6	3.7
2023	10 569.71	10 457.65	1.1	26.1	22.4

数据来源:《2021 年全国医疗保障事业发展统计公报》、《2022 年医疗保障事业发展统计快报》和《2023 年全国医疗保障事业发展统计公报》。

---

① 国家医疗保障局统计数据,《2021 年全国医疗保障事业发展统计公报》,http://www.nhsa.gov.cn/art/2022/6/8/art_7_8276.html。

② 国家医疗保障局统计数据,《2023 年全国医疗保障事业发展统计公报》,http://www.nhsa.gov.cn/art/2024/7/25/art_7_13340.html。

表 3.3　　　　　　　　2012—2023 年城乡居民医保次均住院费用和住院率　　　　单位:元,%

年份	次均住院费用	住院率
2012	5 698	6.6
2013	6 146	8.1
2014	6 653	8.9
2015	6 821	10.4
2016	6 663	12.3
2017	6 100	14.1
2018	6 577	15.2
2019	7 049	16.6
2020	7 546	15.1
2021	8 023	15.2
2022	8 129	16.3
2023	7 674	20.7

数据来源:2021—2023 年《全国医疗保障事业发展统计公报》。

　　城乡居民基本医疗保险制度是我国医疗卫生改革与发展史上的一项重大制度创新,它的整合有助于促进我国医疗服务资源的有效利用,促进城乡居民公平享有城乡居民基本医保权益,进而推动我国医疗保障体系的不断完善和城乡经济社会的全面协调、持续健康发展。需要指出的是,城乡居民基本医疗保险统筹是中国医疗保险体系从"全民医保"向"公平医保"迈进的重要一步,基本医疗保障制度在取得重大成就的同时,也面临着从制度建成到制度完善的一系列困境,主要表现为群体间发展不均衡、地区间发展存在差距、不同险种之间衔接不畅、医保基金收支不平衡、医疗服务定调价机制不完善、医保支付机制设计不合理、就医结算方式不够便捷。同时,由于人口老龄化加速、新业态从业人员增多、流动人口规模较大、突发公共卫生事件的考验,基本医疗保障制度的发展面临着一系列的挑战(顾海和吴迪,2021)。今后,基本医疗保障制度的高质量发展需要从提"量"向提"质"转变,应在覆盖全民的基础上,通过一系列的政策制度安排和工作方式改进,提高基本医疗保障制度的公平性、高效性、便捷性和可持续性。改革与发展的重点任务:一是直面现行医疗保险制度安排中的缺陷与不足,采取多管齐下的有效举措,促使其尽快实现结构与功能的优化,并成为基本成熟的法定制度安排;二是在推进中国特色医疗保障体系建设的进程中,同时考虑失能老年人和居民多层次医疗保障需求,建立护理保险制度,发展补充医疗保障;三是加快法治建设,促使医疗保障制度步入法治化轨道(郑功成,2020)。

3.2 中国农村居民基本医疗保险的实施情况

3.2.1 中国农村居民基本医疗保险覆盖率、筹资情况及保障水平变化

3.2.1.1 中国农村居民基本医疗保险覆盖率与筹资情况

表 3.4 主要整理了中国农村居民基本医疗保险的覆盖率和人均筹资额,其中还包括政府补助和个人缴费的最低标准。2018 年以前的参保率、农民缴费标准以及各级财政补助标准主要指的是新型农村合作医疗的相关情况,而 2018 年及以后的各项标准主要指的是中国城乡居民基本医疗保险的相关情况。对于人均筹资额来说,2016 年之前主要指的是新型农村合作医疗制度的人均筹资情况,而从 2016 年开始主要整理了城乡居民基本医疗保险的相关数据。

表 3.4　　　　　　　　　中国农村居民基本医疗保险实施情况

年份	参保率 (%)	人均筹资 (元)	最低筹资 标准(元)	农民缴费 标准(元)	各级财政 补助标准(元)
2008	91.53	96.30	90.00	10.00	80.00
2009	94.19	113.36	100.00	20.00	80.00
2010	96.00	156.57	150.00	30.00	120.00
2011	97.48	246.21	240.00	40.00	200.00
2012	98.26	308.50	300.00	60.00	240.00
2013	98.70	370.59	340.00	60.00	280.00
2014	98.90	410.89	410.00	90.00	320.00
2015	98.80	490.30	470.00	90.00	380.00
2016	99.36	620.40	540.00	120.00	420.00
2017	100.00	646.10	630.00	180.00	450.00
2018	100.00	723.20	710.00	220.00	490.00
2019	100.00	781.00	770.00	250.00	520.00

资料来源:(1)2012—2019 年《中国卫生健康统计年鉴》;(2)崔红志:《完善覆盖农村人口的社会保障体系:现状、问题与对策建议》,《新疆师范大学学报(哲学社会科学版)》,2020 年第 5 期。

首先,由数据可得,自 2010 年以来,中国农村居民基本医疗保险的覆盖率维持

在 95％以上，且在 2017 年时达到完全覆盖。其次，自 2008 年城乡医保制度整合进程加快以来，人均筹资额在不断上升，10 年增长了将近 7 倍。人均筹资额的增加意味着医保基金的保障程度在不断提升。最后，人均筹资标准中农民的最低缴费标准和政府补助标准也在不断上升。2008 年医保全覆盖农村的目标基本实现之时，农民的最低缴费标准仅为 10 元，占总最低筹资标准的 11％；至 2019 年这一缴费标准达到了 250 元，占总最低缴费标准的 32％。这说明个人缴费比例在逐步增加，尤其是在 2016 年正式提出城乡居民基本医保整合政策之后，农民缴费标准占比有了明显增加。此外，各级政府补助金额所占比重较大，均维持在 68％以上。

　　另外，本书还分析了各省级地区人均筹资标准的变化，并主要对比分析了在 2016 年城乡居民医保合并前后人均筹资标准的增长幅度变化。图 3.1 展示了 2011－2018 年 28 个省（区、市）农村居民基本医疗保险的人均筹资情况及其增长幅度。其中，growth1 指的是相较于 2011 年，2018 年人均筹资额的增长幅度；growth2 指的是相较于 2015 年，2018 年人均筹资额的增长幅度，主要表示自 2016 年城乡医保合并制度正式建立起人均筹资额的增长情况；growth3 指的是相较于 2013 年，2015 年人均筹资额的增长幅度，主要表示在 2016 年城乡医保合并制度正式建立之前人均筹资额的增长情况。growth2 和 growth3 主要是为了对比城乡医保在合并前后人均筹资额的增长幅度情况。

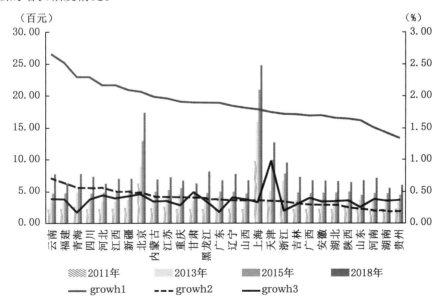

图 3.1　2011－2018 年各省（区、市）人均筹资额及其增速情况

从各省(区、市)2011—2018年农村居民基本医疗保险的人均筹资情况来看,人均筹资水平是不断上升的。从2011年至2018年,各省(区、市)农村居民基本医疗保险的筹资额均上涨了1倍以上,除了贵州省和湖南省的人均筹资额上涨幅度在1.5倍以下之外,其余26个省(区、市)的人均筹资额上涨幅度均在1.5倍以上。北京、新疆、江西、河北、四川、青海、福建以及云南的增长率均在2倍以上,其中,云南省和福建省的增长幅度达到了2.5倍以上。自2016年城乡医保合并政策正式推出以来,各省(区、市)人均筹资额增长较快,且大部分合并后的增长幅度大于合并之前。其中,青海省合并后的增长幅度是合并之前增长幅度的3.35倍,广东省达到了2.17倍,云南省达到了1.85倍。这在一定程度上说明合并后的医疗保险筹资额增长幅度也较快。

3.2.1.2　中国农村居民基本医疗保险保障水平变化

随着保险筹资额的不断扩大,中国农村居民基本医疗保险的保障程度也在提升,主要体现为报销比例的不断提升、医保目录的扩大以及统筹层次的不断提升。

首先,中国农村居民基本医疗保险的报销比例表现为逐步提升的趋势,尤其是自城乡居民医保整合以来,整合后农村居民基本医疗保险的报销比例提升程度较大。宁夏和成都是较早开展城乡居民医疗保险合并的地区,在实现城乡居民医疗保险一体化之后,2011年成都城乡居民医疗费用报销比例从原来的65%提高至92%,在一、二、三级医院的报销比例分别从60%、55%、35%提高至85%、75%、50%。而宁夏农村居民享受的实际住院补偿比例和门诊补偿比例在城乡居民医疗保险实现整合后有较为明显的提升。其中,住院费用补偿比例由2010年的41.4%提升至2012年的50.3%,增加了将近9个百分点;同时实际门诊费用的报销比例由2010年的33%提高至2012年的39%,提升了约6个百分点。整合起步较晚的河南省于2017年实施城乡一体化的居民医疗保险制度,由于乡级1 000元以上住院费用报销比例自2013年就维持在90%以上,因此,制度整合前后乡级住院费用报销比例不再提升,但是,县级及以上医院各费用段的住院报销比例均有所提升。其中,县级1 500元以上住院费用的报销比例由80%提升至83%,市级一类医院(市级二级及以下医院)3 000元以上住院费用的报销比例由70%提升至75%。北京市于2018年开始实施整合后的城乡居民基本医疗保险制度,整合后的医疗保险门诊最高报销比例达到了55%,比原来高了5个百分点;住院报销比例达到了

80％,比原来高了 5～10 个百分点。[1]

其次,保障水平的不断提升也表现为医保目录的不断扩大。城乡居民医疗保险合并后,本着"医保目录就宽不就窄"的原则,居民特别是农村居民享受的医保目录不断扩大。从目前来看,新农合的目录种类有 700～1 300 种,而城镇居民基本医疗保险目录约为 2 200 种,加上各地在此基础上上调的 15％,其目录更宽(仇雨临和吴伟,2016)。以河南省城乡医保整合前后的医保目录种类变化为例,2017 年,河南省医保药品目录达到 2 513 个品种,比原城镇基本医保目录增加 112 个,比原新农合目录增加 664 个;医疗服务目录项目共计 4 441 项,比原城镇医保报销的医疗服务项目增加 177 项,比原新农合报销的医疗服务项目增加 254 项。[2]

最后,从统筹层次来看,城乡医保合并后医保的统筹层次得到一定提升,这在提升基金抗风险能力的同时使农村居民拥有更为广泛的就医选择。《国务院关于整合城乡居民基本医疗保险制度的意见》要求合并后的城乡居民医疗保险在原则上要实行市(地)统筹。这样,农村居民的就医选择范围就从县级以内的医院扩大到地市范围,扩大了就医范围,提升了医疗保障待遇。成都在实现城乡居民医疗保险制度整合后,定点医疗机构由 500 家增加到 935 家。北京市在实施城乡医保一体化制度后,原有的 833 家新农合医保定点医疗机构和城镇居民医保定点医疗机构,已全部纳入城乡居民医保定点医疗机构统一协议管理,定点医疗机构数量将增加至 3 000 余家。[3]

3.2.2 中国农村参保老年人医疗可及性及健康状况的事实

本部分主要对中国农村参保老年人从 2011 年至 2018 年间的医疗服务利用情况及健康状况变化进行分析。分析内容主要包括住院和门诊医疗服务利用情况,如医疗服务利用率、"应住未住"比率及其原因、就诊医疗机构的类型和总的医疗费用、自付医疗费用以及报销比例等。其中,分析所涉及的数据均通过整理 CHARLS 2011—2018 年相关数据所得。

3.2.2.1 参保老年人住院服务利用情况

如表 3.5 所示,本书整理出了 2011—2018 年参保老年人住院医疗服务利用的

---

[1] 数据来源:http://beijing. qianlong. com/2017/1214/2249299. shtml。

[2] 资料来源:《河南省 2017 年城乡居民基本医疗保险政策全解读》,https://insurance. cngold. org/c/2017-08-01/c5205498_7. html。

[3] 数据来源:http://beijing. qianlong. com/2017/1214/2249299. shtml。

相关情况,包括过去一年的住院率以及住院次数、"应住未住"比率。其中,"应住未住"比率指的是过去一年医生说应该住院但是患者未住院的发生率。由于 2018 年的调查问卷中没有包含这个问题,因此,2018 年关于这一比率的信息是缺失的。

表 3.5　　　　　　　　　　　　参保老年人住院服务利用情况　　　　　　　　　　单位:%,次

年份	"应住未住"比率	住院率	住院次数
2011	4.50	8.67	1.40
2013	6.43	12.70	1.50
2015	6.11	13.50	1.51
2018	—	16.20	1.64

注:数据由整理 CHARLS 2011—2018 年数据所得。

由 2011 年、2013 年以及 2015 年的数据可以看出,相比 2011 年,2015 年"应住未住"比率增加了 35.78%,但是相比 2013 年,2015 年这一比率有所下降。其中,根据表 3.6 可知,造成"应住未住"的主要原因是没有钱。这一原因在所有原因中占比超过一半。但是,因为没钱看病的比例随着年份的增加有所下降。这说明看病贵的问题在一定程度上得到缓解。此外,老年人因为自己不愿意住院而导致"应住未住"的比例也比较大。医院条件差也是造成"应住未住"的原因之一,且这一比例有略微上升的趋势。这说明现阶段享受到的医疗服务质量尚未满足老年人的需求。

表 3.6　　　　　　　　　　　　　"应住未住"原因　　　　　　　　　　　　　单位:%

年份	没有钱	不愿意住院	医院条件差	问题严重,住院无用	没有床位	其他
2011	64.22	18.57	1.74	1.35	0.58	13.54
2013	61.78	20.40	2.44	2.59	0.86	11.93
2015	56.10	20.48	3.51	2.38	0.70	16.83

注:同表 3.5。

从过去一年的住院率可以看出,其有不断增长的趋势。相比 2011 年,2018 年的住院率增加了 86.85%,增长幅度较大。一方面,这可能与老年人身体健康状况下降有关;另一方面,也可能与医疗服务可及性提高有关。此外,与住院率增加相伴的是平均住院次数增加,相比 2011 年,2018 年的平均住院次数增加了 17.14%。

从表 3.7 过去一年中最后一次接受住院治疗的医疗机构类型可知,参保老年人主要在综合医院以及乡镇卫生院两类医疗机构进行就诊。其中,在综合医院就

诊的比例最高,占比达到一半以上,且这一比例有不断增加的趋势。在专科医院就诊的比例也有上升趋势。而在社区卫生服务中心、乡镇卫生院以及卫生服务站就诊的比例则有不断下降的趋势。考虑到需要住院的疾病一般是比较严重的病种,老年人可能选择到综合性较高、专业性较强、级别较高的大型医院治疗,因此以上数据与现实较为相符。

表 3.7　　　　　　　　　参保老年人过去一年接受治疗的医疗机构类型　　　　　单位:%

年份	综合医院	专科医院	中医院	社区卫生服务中心	乡镇卫生院	卫生服务站	养老机构	其他
2011	51.17	7.32	8.01	1.33	27.59	3.11	—	1.56
2013	55.85	7.30	9.90	0.79	22.90	1.37	—	1.88
2015	58.02	8.83	10.53	1.01	19.83	0.54	—	1.24
2018	60.56	9.49	9.59	0.70	17.68	0.38	0.11	1.50

注:同表 3.5。

最后,图 3.2 反映了参保老年人过去一年平均住院费用、自付住院费用以及住院补偿水平。通过整理 CHARLS 2011—2018 年的调查数据,共获得 5 761 个样本。可以看出,2011—2018 年农村老年人年平均住院费用在不断上升,从 2011 年的 6 084.73 元增长至 2018 年的 10 336.15 元,增长了 69.87%。同时自付医疗费用也呈增加趋势,但相比平均住院费用,其增长幅度较小,为 33.38%。这说明医疗保险在一定程度上起到了保障作用。此外,从中计算出的各年平均住院费用报销比例分别为 32.83%、36.59%、41.62% 以及 47.26%。虽然此数据与宏观数据有所差距,但是整体上可以看出,老年人享受到的住院费用报销比例呈不断上升趋势。这在一定程度上说明,中国农村居民基本医疗保险的保障水平在不断提升。而且自 2016 年城乡居民基本医疗保险合并的正式文件出台以来,住院费用报销比例的增长幅度进一步加大。

3.2.2.2　参保老年人门诊服务利用情况

由表 3.8 可知,参保老年人的门诊服务利用率较高且变化较为平稳。由表 3.9 参保老年人门诊利用次数可知,利用率较高的是村镇所/私人诊所,其次是乡镇卫生院,最后是综合医院。且从 2011 年至 2018 年,参保老年人在村镇所/私人诊所就诊的次数变化较为平稳,而其在综合医院就诊的次数有显著增加的趋势。另外,参保老年人就诊时"应看未看"比率较为稳定,表 3.10 列出了导致"应看未看"产生的

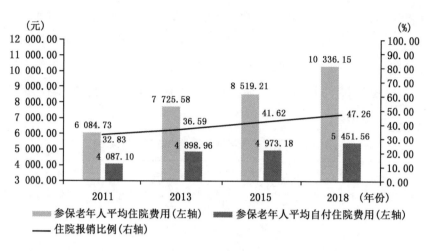

图 3.2　参保老年人过去一年平均住院费用、自付住院费用及住院报销比例

三个主要原因,最主要的原因是老年人觉得病情不严重,不需要看医生,其次是没有钱看病。这说明在农村地区,"小病拖"和门诊"看病贵"的现象仍然较为严重。

表 3.8　　　　　　　　　　　参保老年人门诊服务利用情况　　　　　　　　　单位:%

年份	"应看未看"比率	门诊利用率
2011	10.81	22.62
2013	11.94	23.32
2015	11.94	21.01
2018	—	—

注:同表 3.5。

表 3.9　　　　　　　　　　　参保老年人门诊利用次数　　　　　　　　　　单位:次

年份	2011	2013	2015	2018
综合医院(即全科医院,不包括中医院)	1.64	1.63	1.66	1.85
乡镇卫生院	1.96	2.41	2.02	2.12
村镇所/私人诊所	2.68	2.8	2.65	2.67

注:同表 3.5。

表 3.10　　　　　　　　　　导致"应看未看"的原因占比　　　　　　　　单位:%

年份	2011	2013	2015
之前已经看过医生了	17.89	12.11	11.27
病情不严重,不需要看医生	36.63	53.19	44.91
没有钱看病	21.47	15.71	19.09

注:同表 3.5。

另外,从图 3.3 参保老年人过去一年的平均门诊治疗费用、自付门诊费用以及门诊报销比例来看,2011－2018 年农村老年人年平均门诊费用总体呈现上升态势,从 2011 年的 481.83 元增长至 2018 年的 1 276.01 元,2018 年的平均费用是 2011 年的将近 2.65 倍。同时自付医疗费用也呈增长趋势,但相比医疗费用,其增长幅度较小,2018 年的自付医疗费用大约为 2011 年的 2.05 倍。这说明医疗保险在一定程度上起到了保障作用。同时,从中计算出的各年门诊费用报销比例分别为 23.42%、28.39%、36.39% 以及 40.86%。从整体上可以看出,参保老年人享受到的门诊费用报销比例呈上升趋势。这在一定程度上说明,中国农村居民基本医疗保险的门诊保障水平在不断提升。同时,与住院费用报销水平相比,门诊费用报销比例较低,说明现阶段医保基金门诊统筹力度有限。

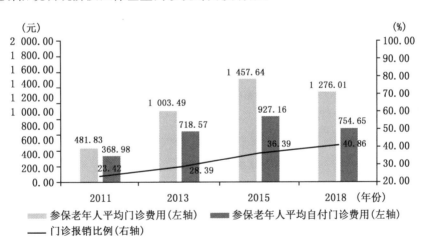

图 3.3　参保老年人过去一年平均门诊费用、自付门诊费用及门诊报销比例

3.2.2.3　参保老年人健康状况变化

本部分主要整理了 CHARLS 2011－2018 年农村老年人自评健康状况、慢性病的患病比例以及身体受限指数三个指标来反映农村老年人的健康状况变化。

首先,自评健康状况是老年人对自身健康状况较为直接全面的评价,但通常带有一定的主观性。由表 3.11 可知,参保老年人自评健康状况为一般的所占比例较大,其次是自评健康状况差所占的比例,最后自评健康状况好所占的比例最低。这说明整体上参保老年人对自身健康状况的评价不是很乐观。但是,从 2011 年至 2018 年的变化趋势来看,参保老年人自评健康状况为差的比例有所下降,自评健康状况为好的比例有略微上升的趋势。这说明参保老年人的健康状况有变好的趋势。

表 3.11　　　　　　　　　2011—2018 年参保老年人自评健康状况　　　　　　　单位:%

年份	2011	2013	2015	2018
自评健康状况好	18.54	19.71	19.22	20.05
自评健康状况一般	41.77	45.23	47.81	46.04
自评健康状况差	39.68	35.07	32.97	33.91

注:同表 3.5。

其次,从表 3.12 来看,参保老年人的慢性病患病比例较高且有增长的趋势。本书还汇报了高血压、糖尿病以及癌症等较为常见的慢性病患病比例的变化情况,可以发现均有增长的趋势,其中高血压的患病比例最高。这与近年来老年人所得疾病类型逐渐向慢性病方向转变的趋势一致,说明今后医疗保险的保障内容要逐步向对慢性病的防御和治疗方面转变。而中国农村居民基本医疗保险近年来加大了对于慢性病治疗的保障措施,主要体现为不断提高门诊慢性病的补偿水平以及增加慢性病防御病种等。

表 3.12　　　　　　　　　2011—2018 年参保老年人慢性病患病情况　　　　　　　单位:%

年份	2011	2013	2018
患病比例	74.42	78.66	85.71
高血压患病比例	29.9	34.87	45.8
糖尿病患病比例	5.33	7.48	13.31
癌症患病比例	0.75	0.95	2.29

注:同表 3.5。

最后,日常生活能力受限指标(ADLs)和工具性日常生活能力受限指标(IADLs)是反映老年人日常生活能力困难程度的指标。其中,ADLs 主要涉及“穿衣、洗澡、吃饭、起床下床、上厕所、控制大小便”6 个问题,IADLs 主要涉及“做家务、做饭、吃药、购物、打电话、理财”6 个问题,每个问题对应 4 种回答,即“没有困难、有困难但仍可以完成、有困难需要帮助、无法完成"，而每个回答对应的得分为"0分、1分、2分、3分"。这意味着指数分值越高,其日常生活能力受限越大,在一定程度上说明其健康状况越差。本书同时加总 ADLs 和 IADLs 指数获得总的日常生活能力受限指标(TotalADLs)。总的来说,从表 3.13 可以看出,2011－2018 年,ADLs 平均指数的变化较为稳定,而 IADLs 平均指数在经历了 2013 年较大幅度增长后下降了。这说明老年人的日常生活能力受限程度较小,而身体受限程度情况更多地来自工具性日常生活能力的降低。即老年人日常穿衣、洗澡、吃饭、起床下床、上厕所以及控制大小便等基本的生活能力比较稳定,但是像做家务、做饭、吃药、购物、打电话以及理财等工具性生活能力有所降低。

表 3.13　　　　　　　　2011－2018 年参保老年人日常生活能力受限情况　　　　　单位:分

年份	2011	2013	2015	2018
ADLs	0.925 9	0.845	0.976 4	0.958 7
IADLs	1.642	4.666	2.563 6	2.717 1
TotalADLs	2.567 9	5.511	3.54	3.675 8

注:同表 3.5。

3.3　中国农村老年人劳动供给的事实特征

3.3.1　不同年龄段老年人劳动供给事实特征

根据现有文献对于老年人的划分(吴海盛,2009;王召青等,2019),本书将 60 岁以上老年人划分为 60～69 岁的低龄老年人、70～79 岁的中龄老年人以及 80 岁及以上的高龄老年人,并描述其劳动参与情况,包括劳动参与率、农业劳动参与率以及非农劳动参与率,其中,就农业劳动参与情况进一步描述了其平均年农业劳动参与天数、平均年农业劳动参与小时数。由图 3.4 可知,低龄老年人的劳动参与率、农业劳动参与率以及非农劳动参与率均远高于中高龄老年人。另外,对于各个年龄段的老年人来说,参与农业劳动的比例均远高于非农劳动参与率。这说明农村老年人以参与农业劳动为主。其中,从农业劳动参与情况来看,有 62.40% 的低龄老年人参与农业劳动,有将近一半的中龄老年人参与农业劳动,而对于 80 岁以上的高龄老年人来说,尚有将近 1/5 的老年人还在参与农业劳动。从农业劳动供给量来看,图 3.5 显示低龄老年人的年农业劳动天数与年农业劳动小时数也均高于中高龄老年人。相比低龄老年人,中龄老年人的农业劳动天数下降了约30.65%,而高龄老年人则下降了约 69.46%。更进一步地,从衡量农业劳动强度的农业劳动小时数来看,中龄老年人的农业劳动小时数下降了 39.27%,高龄老年人则下降了 78.82%。这说明随着年龄的增长,老年人的农业劳动强度在迅速减弱。

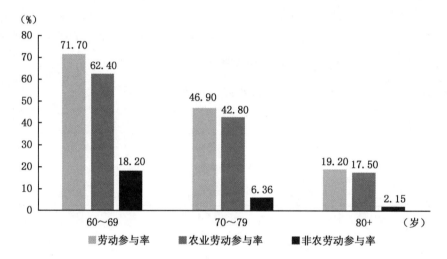

图 3.4　低龄、中龄、高龄老年人劳动参与情况

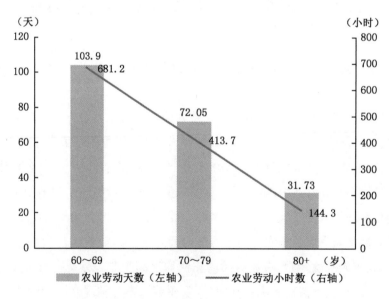

图 3.5　低龄、中龄、高龄老年人农业劳动供给量

以上分析表明,整体上中国农村老年人的劳动参与积极性较高,尤其是低龄老年人,而且老年人主要参与农业劳动。对于低龄老年人来说,一年中有将近 1/3 的时间参与农业劳动,其劳动强度可以达到日均 6.56 个小时。

3.3.2　不同性别老年人劳动供给事实特征

从图 3.6 可以看出,男性和女性老年人的劳动参与率均较高,男性老年人和女性老年人均有超过一半的人参与劳动。其中,男性的农业劳动和非农劳动参与率均高于女性,且高于平均水平。这说明对于老年人来说,男性为主要劳动力的现象在中国农村地区仍较为普遍。此外,无论是男性老年人还是女性老年人,都以农业劳动为主,其中有将近 47.60% 的女性老年人参与农业劳动,有约 59.20% 的男性老年人参与农业劳动。而对于非农劳动参与来说,男性老年人的非农劳动参与率是女性老年人的将近 2.5 倍,男性非农劳动参与率较高。

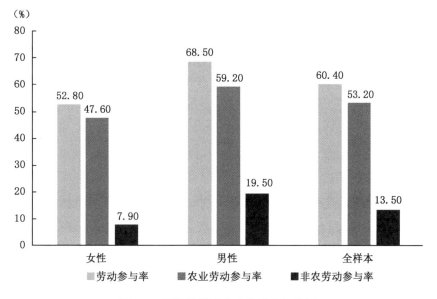

图 3.6　不同性别老年人劳动参与情况

从参与农业劳动的天数和小时数来看,图 3.7 显示男性老年人的平均农业劳动天数约为 98.01 天,平均农业劳动小时数约为 652.1 个小时,女性老年人的平均农业劳动天数约为 80.66 天,平均农业劳动小时数约为 477.3 个小时,较男性分别下降了 17.70% 和 26.81%。这说明相较于男性老年人,女性老年人的劳动强度有所降低。

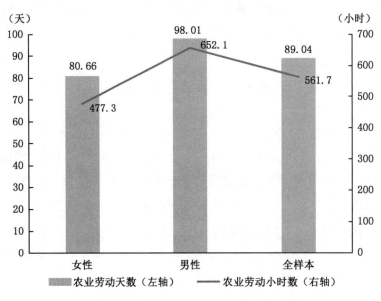

图 3.7　不同性别老年人农业劳动供给量

3.3.3　不同地区老年人劳动供给事实特征

本小节主要分析了东部、中部、西部以及东北 4 个主要经济地区老年人的劳动参与情况,更进一步细致分析了 CHARLS 抽样调查的 26 个省(区、市)老年人的劳动参与情况。由于上海、北京的样本量较少,没有将其纳入分析过程中。

从图 3.8 分地区来看,中西部地区老年人的劳动参与率和农业劳动参与率均高于东部和东北地区老年人,且均高于全国平均水平,而东部和东北地区则低于全国平均水平。其中,西部地区老年人的农业劳动参与率最高,为 58.8%;东部地区老年人的农业劳动参与率最低,为 46.3%。而对于非农劳动参与来说,东部地区老年人的非农劳动参与水平最高,为 19.2%,高出全国平均水平 5.7 个百分点;其次为中部地区老年人,其非农劳动参与率与全国平均水平相当;而西部和东北地区老年人的非农劳动参与率较低,均低于全国平均水平。其中,西部地区老年人的非农劳动参与率为 8.65%,为 4 个地区中最低水平。以上数据表明,可能由于东部地区经济水平较为发达,非农就业机会较多,所以其非农劳动参与水平较高;而中西部地区经济结构仍然主要以农业为主,非农产业较为薄弱,因此,这两个地区的农村老年人农业劳动参与率较高。同时,由于西部地区的非农产业发展更加缓慢,这在一定程度上造成了西部农村地区的老年人非农劳动参与率较低。

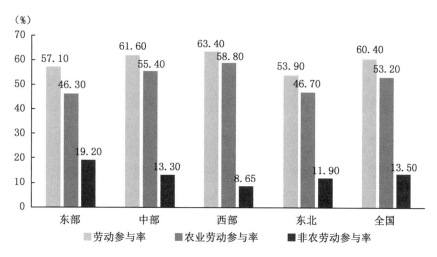

图 3.8　全国不同地区老年人劳动参与情况

从图 3.9 全国各省(区、市)农村老年人的劳动参与情况来看,全国平均水平达到 60.4%,26 个省(区、市)中有 12 个超过了全国平均水平,剩下 14 个低于全国平均水平。其中,劳动参与率排名前三的分别为青海省、贵州省以及重庆市,均来自西部地区;而劳动参与率较低的有吉林省、山西省、黑龙江省、内蒙古自治区以及天津市。农村老年人劳动参与率最高的省份是青海省,其劳动参与率高达 76.2%,而参与率最低的天津市仅为 18.5%,差距较大。从全国各省(区、市)农村老年人的农业劳动参与率来看,青海省、贵州省以及四川省农村地区老年人的农业劳动参与率较高,其中,青海省农村老年人农业劳动参与率高达 74.2%。而内蒙古自治区、黑龙江省以及天津市农村老年人的农业劳动参与率较低,其中,天津市仅为 3.56%。农业劳动参与率较高的地区仍集中在中西部地区。从非农劳动参与率来看,浙江省、江苏省以及广东省农村老年人的非农劳动参与率较高,其中,浙江省农村老年人的非农劳动参与率达到 25.5%,高于全国平均水平 12 个百分点。排名第三的广东省农村老年人的非农劳动参与率也达到了 19.6%,高于全国平均水平近 6 个百分点。而非农劳动参与率较低的有新疆维吾尔自治区、四川省、内蒙古自治区以及云南省,均为西部地区。以上关于各省(区、市)的分析与各地区的分析情况较为一致。

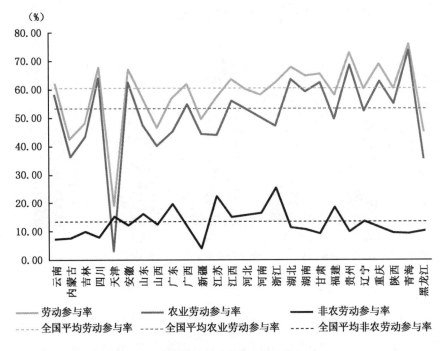

图 3.9　各省(区、市)老年人劳动参与情况

从图 3.10 各地区农村老年人的农业劳动供给量来看,同样是中西部地区农村老年人农业劳动天数与小时数较高,其中,西部地区农村老年人的农业劳动天数约为 112 天,高于全国平均水平 23 天;而东部和东北地区农村老年人的农业劳动天数均低于全国平均水平,其中,东北地区老年人平均劳动天数低于全国平均水平近 34 天。从农业劳动小时数来看,西部地区老年人的农业劳动小时数高达 718 个小时,日均农业劳动小时数约为 6.4 个小时;东部地区农村老年人每天的农业劳动时间将近 6 个小时;东北地区老年人平均每天的农业劳动小时数最高,将近 7 个小时。以上数据表明,中西部地区农村老年人的年农业劳动天数较多,东部和东北地区相对较少。但是,从日均农业劳动强度来看,东北地区农村老年人的强度最大。

从图 3.11 全国各省(区、市)农业劳动供给量来看,同样是西部地区农村老年人的农业劳动天数较多。其中,最多的是贵州省、重庆市以及四川省,其平均农业劳动天数分别约为 132 天、130 天以及 128 天,这意味着这些省市农村老年人在一年中有超过 1/3 的天数参与农业劳动。就农业劳动小时数而言,贵州省、重庆市以

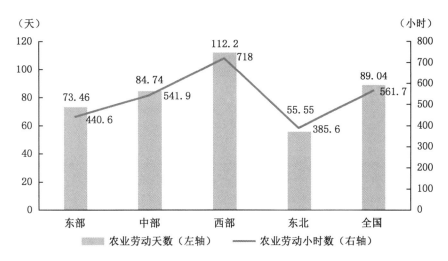

图 3.10　全国不同地区农村老年人农业劳动供给量

及甘肃省农村地区老年人的农业劳动小时数较多,其平均农业劳动小时数分别达到 901 个小时、862 个小时以及 820 个小时,折算到日均小时数则分别为 6.83 个小时、6.63 个小时以及 7.20 个小时,劳动强度较大。而像东部沿海地区的农村老年人如江苏省,其年均农业劳动天数仅约为 53 天,年均农业劳动小时数约为 309 个小时,日均农业劳动强度达到 5.80 个小时。

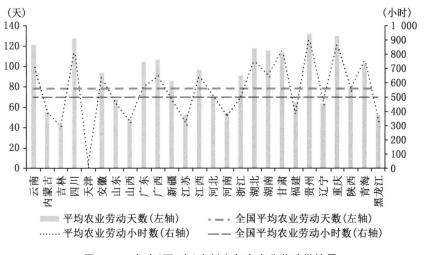

图 3.11　各省(区、市)农村老年人农业劳动供给量

从图 3.12 各省(区、市)农村老年人日均农业劳动小时数来看,全国日均农业劳动小时数为 6.41 个小时,高于全国平均水平的省(区、市)有 14 个,低于全国平均水平的

省(区、市)日均农业劳动小时数与全国水平也较为接近,其中日均农业劳动小时数较低的省份浙江省也达到了约 5.33 个小时。这说明整体上中国农村地区老年人的农业劳动强度较高。而日均农业劳动小时数较高的仍为中西部地区,其中,青海省可达7.32 个小时。

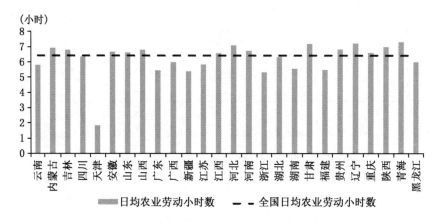

图 3.12　各省(区、市)农村老年人日均农业劳动小时数

3.3.4　医疗保险与农村老年人劳动供给行为关系的典型事实

在实证检验医疗保险与农村老年人农业劳动供给行为之前,本小节对两者之间的关系进行初步判定。图 3.13 和图 3.14 分别描述了参加中国农村居民基本医疗保险的老年人与未参保老年人在农业劳动参与率和农业劳动小时数上的差异。可以发现,2011—2018 年,参保老年人的农业劳动参与率远高于未参保老年人,两者差距均保持在 10 个百分点以上。同时,参保老年人的年农业劳动小时数也远高于未参保老年人。可以发现,参保老年人的年农业劳动小时数最多可比未参保老年人高出约 225.41 个小时,最少也高出约 136.73 个小时。通过以上描述性分析可以发现,参保与未参保老年人之间的农业劳动供给行为存在较大差异,引致差异的原因很可能是医疗保险作用的结果。

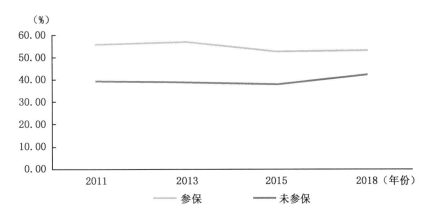

图 3.13　是否参保与农村老年人农业劳动参与率

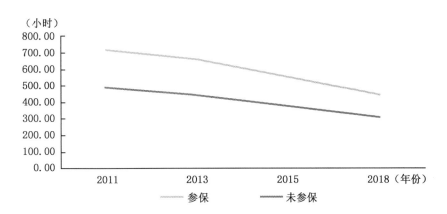

图 3.14　是否参保与农村老年人农业劳动小时数

　　另外,本书描绘了不同住院补偿水平和门诊补偿水平下老年人的农业劳动参与率、农业劳动天数以及农业劳动小时数,并对其关系进行初步分析。从图 3.15 可以发现,老年人的农业劳动参与率随着住院补偿比例的提升有较为明显的上升趋势,但农业劳动天数和农业劳动小时数随住院补偿水平的变化不是很明显。由此可以初步推断,老年人的农业劳动参与率很有可能与住院补偿水平有正向相关关系。与此同时,从图 3.16 可以发现,门诊补偿水平与老年人的农业劳动供给行为之间没有明显的正向或负向相关关系,但是,两者之间是否真正没有相关关系仍需要采用科学严谨的实证手段来检验。

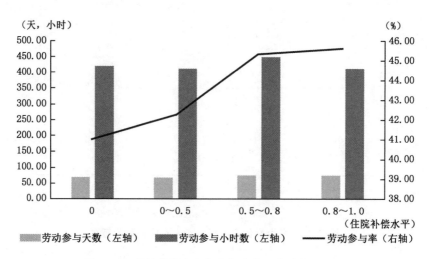

图 3.15　住院补偿水平与老年人农业劳动供给行为

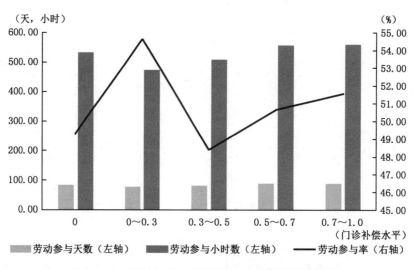

图 3.16　门诊补偿水平与老年人农业劳动供给行为

第 4 章

新农合对农村居民健康效应的实证研究：基于就医可及性的视角

改善农村居民健康福利状况,提高和保障其健康水平是健康中国建设的重要内容。让农民获得经济、及时、有效的医疗服务不仅与农村居民健康状况改善具有密切联系,而且也是评价医疗卫生服务公平性的重要组成部分,是评价医疗卫生体制的重要标准。[1] 因此,本章重点考察农村居民的就医可及性,即他们是否获得所需要的经济、及时、有效的医疗卫生服务。本书主要从医疗服务利用[2](包括就医选择和利用量)和就医层级等维度测量就医可及性,来考察农村居民从新农合制度中的获益水平。

4.1 农村居民就医可及性的描述性分析

4.1.1 医疗服务利用的描述性分析

4.1.1.1 就医选择

表 4.1 描述了受访农村居民的门诊和住院就诊率。首先,从过去一个月的门

---

[1] 严格意义上说,筹资公平性和就医可及性是医疗卫生服务公平性内容(维克托·福克斯,2012)。从新农合实施情况看,筹资已基本实现公平,因此,本书主要考察就医可及性内容。

[2] 这是因为可及性难以定义和测量,医疗服务利用相对容易衡量(Culyer et al.,1992a、1992b)。

诊概率看,2011 年农村居民到医疗卫生机构看门诊的概率为 20.92%,2013 年增加至 21.46%,全部样本的平均门诊概率为 21.18%。其次,从住院服务利用层面看,总样本的住院概率为 10.12%,2011 年 8.57% 的农村居民前往医疗卫生机构接受了住院服务,这一比例在 2013 年增加至 11.77%,住院概率增加约 37%。总体来看,农村居民的就医概率尽管不断增加,但是仍处于较低水平。

表 4.1　　　　　　　　　　门诊概率和住院概率:2011 年和 2013 年

	总样本	2011 年	2013 年
	均值	均值	均值
过去一个月是否看过门诊 (1=是,0=否)	0.211 8 (0.408 6)	0.209 2 (0.406 8)	0.214 6 (0.410 6)
过去一年是否住过院 (1=是,0=否)	0.101 2 (0.301 6)	0.085 7 (0.280 0)	0.117 7 (0.322 3)

注:括号中数值为标准差。

资料来源:根据 CHARLS 数据计算整理所得。

表 4.2 是农村居民应就医而未就医原因情况,主要从门诊和住院两方面进行考察。总体上看,在应看门诊而未就诊的农村居民群体中,52.42% 的人是因为病情不严重而未就诊,16.78% 的人是受限于经济困难,还有 12.64% 的人曾经看过医生。这说明病情严重程度、经济困难和就医经验是主要影响因素。值得注意的是,2011 年因为病情不严重而未看门诊的人群为 220 人,占未就诊人群的 44.81%;2013 年增加了 91 人,所占比例接近 60%。在应住院而未住院的农村居民中,经济困难是他们未住院的主要原因,总样本中有 64.02% 的人应住院而未住院,2011 年为 66.91%,2013 年减少为 61.41%。第二大原因是不愿意住院,2011 年和 2013 年分别有 15.99% 和 20.13% 的人是因为不愿意住院而未住院。病情严重程度、缺乏床位和医院条件差也是造成农村居民应住院而未住院的因素。这说明现阶段农村居民的门诊和住院医疗服务需求尚未得到满足,有待提高。

表 4.2　　　　　　　　　农村居民应就医而未就医情况构成　　　　　　单位:人,%

	总样本		2011 年		2013 年	
	人数	占比	人数	占比	人数	占比
应看门诊而未就诊:						
之前已经看过医生	128	12.64	69	14.05	59	11.30
病情不严重,不需要就医	531	52.42	220	44.81	311	59.58
没有钱看病	170	16.78	106	21.59	64	12.26
没时间看病	20	1.97	8	1.63	12	2.30
去医院交通不便	37	3.65	17	3.46	20	3.83
医院服务态度不好	2	0.20	1	0.20	1	0.19
认为看医生没用	18	1.78	9	1.83	9	1.72
其他	107	10.56	61	12.42	46	8.81
应住院而未住院:						
没有钱	363	64.02	180	66.91	183	61.41
不愿意住院	103	18.17	43	15.99	60	20.13
住院没用,医院条件差	13	2.29	4	1.49	9	3.02
病情严重,住院没用	10	1.76	5	1.86	5	1.68
医院没有床位	2	0.35	0	0	2	0.67
其他	76	13.40	37	13.75	39	13.09

资料来源:根据 CHARLS 数据计算整理所得。

4.1.1.2　医疗服务利用量

针对农村居民的医疗服务利用量,本书从门诊次数和住院次数两方面进行分析(见表4.3)。从门诊方面看,2011 年农村就医居民的平均门诊次数约为 2.17 次,最高者为 30 次;2013 年平均门诊次数增加至 4.54 次左右,增加约 109%,最高门诊量达到 60 次。这说明农村居民的门诊利用情况有所改善。

就住院方面而言,2013 年农村就医居民的平均住院次数和最高住院次数分别为 1.49 次和 18 次,比 2011 年分别略减少了 0.01 次和 2 次。这反映了农村居民的住院医疗服务利用基本保持不变。

表 4.3 　　　　　　　　　 农村就医居民的门诊和住院次数：2011 年和 2013 年 　　　　　 单位：次

	均值(标准差)	最小值	最大值
门诊次数：			
总样本	3.3304(4.1495)	1	60
2011 年	2.1733(2.4130)	1	30
2013 年	4.5356(5.237)	1	60
住院次数：			
总样本	1.5000(1.5404)	1	20
2011 年	1.5080(1.7320)	1	20
2013 年	1.4938(1.3746)	1	18

资料来源：根据 CHARLS 数据计算整理所得。

4.1.2　就医层级的描述性分析

与分析农村居民的医疗服务利用行为相类似,本书同样分为门诊和住院两类阐述农村居民就医层级选择情况。需要说明的是,根据现行新农合补偿政策尤其是住院补偿制度安排,乡级、县级和县外医院报销水平、起付线、封顶线以及药品报销范围存在地区差异,因此,本书将就医层级主要划分为村/社区诊所、乡镇卫生院、县级医院以及县外医院①四类。另外,在考察农村居民住院就医层级时,由于CHARLS 缺乏当年度内完整的住院层级信息,仅有最近一次住院医疗机构层级相关数据,本书将重点分析农村居民最近一次住院就医层级情况。

表 4.4 描述了农村居民发生门诊和住院就医行为时医疗机构层级情况。首先,从门诊就医层级方面看,在医疗机构级别上,2011 年有 685 人在村/社区诊所就医,2013 年减少了 160 人,降低约 23.36％。然而,在乡镇卫生院和县级医院上,2013 年就诊的人数明显比 2011 年增加。在县外医院就诊的农村居民人数 2011 年和 2013 年分别有 66 人和 68 人,变化较小。

---

　　① 即不在本县地域范围内的医院。从地理范围划分,可分为本省外县(市、区)和外省。从级别划分,可分为市级、省级、国家级医院以及军队医院等。

表 4.4　　　　　　　　门诊和住院就医层级:2011 年和 2013 年　　　　单位:人,%

	总样本		2011 年		2013 年	
	人数	占比	人数	占比	人数	占比
门诊就医层级:						
村/社区诊所	1 210	50.61	685	55.92	525	45.03
乡镇卫生院	498	20.83	239	19.51	259	22.21
县级医院	549	22.96	235	19.18	314	26.93
县外医院	134	5.60	66	5.39	68	5.83
门诊机构性质:						
公立	1361	75.19	578	89.89	783	67.10
私立	449	24.81	65	10.11	384	32.90
住院就医层级:						
村/社区诊所	31	3.27	18	4.17	13	2.52
乡镇卫生院	221	23.34	124	28.70	97	18.83
县级医院	542	57.23	222	51.39	320	62.14
县外医院	153	16.16	68	15.74	85	16.50
住院机构性质:						
公立	880	91.29	406	91.86	474	90.80
私立	84	8.71	36	8.14	48	9.20

资料来源:根据 CHARLS 数据计算整理所得。

　　其次,从住院就医层级看,县级医院和乡镇卫生院是农村居民发生住院医疗服务时主要的住院选择,尤其是有一半以上人群选择县级医院。这可能是因为随着国家加大基层医疗机构的投入,基层医院的医疗服务质量不断提高,基本实现了"小病不出乡,大病不出县"的目标,也可能是由于新农合补偿政策不同级别的补偿水平存在较大差异,农村居民的住院治疗行为产生了降级就医现象(宁满秀,2014)。

　　此外,在医疗机构是否为公立医院方面,无论是门诊还是住院,公立医疗机构是农村居民就医的主要选择。值得注意的是,在两次调查期间,尽管农村居民仍更多地倾向于选择公立医院住院,但是其前往私立医院进行门诊就诊的倾向性明显增加,2011 年仅有 65 人在私立医疗机构就医,2013 年增加至 384 人。这反映出随着医疗卫生体制改革的稳步推进,社会办医发展环境不断优化,提升了农村居民门诊就医便利性和可及性。同时,农村居民的住院医疗服务过多集中于公立医院的现实,也表明一方面公立医院改革有待进一步深化,另一方面社会办医服务内容和模式有待拓展升级,鼓励社会资本提供多层次、多样化医疗服务,满足农村居民医疗服务需求。

4.2　实证模型设定、变量说明与基本描述性统计结果分析

4.2.1　实证模型设定与变量说明

为了较为清晰地考察新农合对农村居民就医可及性的影响作用,本书假设农村居民会根据其消费偏好、家庭经济状况以及相关医疗服务质量作出理性选择。理论上,农村居民的就医可及性包括如下三个过程:(1)是否就医决策,具体包括不治疗、自我治疗以及医疗机构就医三种行为;(2)是否选择门诊或是住院就医;(3)医疗机构选择与医疗服务利用量决策。图 4.1 简单地描述了农村居民就医可及性路径。结合 CHARLS 问卷及其数据构成情况,本书着重考察后两个决策。相应的计量模型设定为医疗服务利用量模型和就医机构层级选择模型两种。

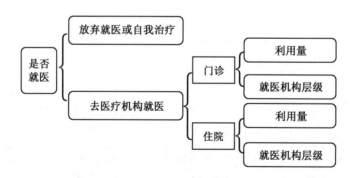

图 4.1　农村居民就医可及性路径

4.2.1.1　农村居民医疗服务利用的实证模型

农村居民医疗服务利用的实证模型可表示为:

$$Y_i = f(\alpha_0 + \alpha_1 Ncms_i + \alpha_2 Health_i + \alpha_3 Dis_i + \alpha_4 Time \\ + \alpha_5 Area_i + \beta X_i + \varepsilon_i > 0) \tag{4.1}$$

模型中,函数 $f(\cdot)$ 为指示函数;Y_i 表示个体 i 的医疗服务利用,包括门诊和住

院两类;$Ncms_i$ 表示个体 i 的新农合参合情况,包括是否参合、是否参加新农合补充保险、报销支付方式是否即时等;$Health_i$ 表示个体 i 的自评健康状况;Dis_i 表示从个体 i 的家庭到医疗机构的交通距离;X_i 是指个体 i 的社会经济人口学特征变量,包括年龄、性别、婚姻状况、家庭人口规模[①]、家庭年度总收入水平;$Area_i$ 表示个体 i 所在的地区范围;$Time$ 代表年份,受访年份为 2013 年时赋值为"1",若是 2011 年则为"0";ε_i 为随机误差项,α_i、β 为待估参数。

需要强调的是,由于医疗卫生服务可分为门诊服务和住院服务,农村居民是否利用医疗卫生服务分为两个独立的阶段:第一阶级为是否发生门诊就医(住院就医),因此,第一阶段采用二元 Probit 模型来分析。第二阶段是关于医疗消费量的决策方程,包括门诊和住院医疗服务实际利用量,比如门诊就医次数和住院次数。实际上,在调查时我们几乎可以准确揭示出:农村居民中有较大一部分未发生医疗服务,仅有少量人群医疗服务利用量为正。也就是说,样本是一个包括可观测的零利用量和正利用量的混合样本,即样本存在删失情况。因此,本书利用 Tobit[②] 模型进行分析,具体如下:

$$y_i^* = X_i'\beta + \varepsilon_i, \quad i = 1, 2, \cdots, N \qquad (4.2)$$

公式(4.2)中,y_i^* 为不可观测的潜变量;ε_i 为随机误差项,$\varepsilon \sim N(0, \sigma^2)$;$X_i'$ 是外生且完全可观测的解释变量的($K \times 1$)阶向量,包括新农合制度、个人特征、社会经济学特征等变量;β 为待估离散参数。

4.2.1.2　农村居民就医机构层级的实证模型

正如前文 4.1.2 小节所言,农村居民常去的就医机构包括村/社区诊所、乡镇卫生院、县级医院、县外医院等。也就是说,农村居民面临的就医机构层级选择是多值的,因此,本书采用多值选择模型进行分析。假设农村居民 i 选择就医机构层级 j 所带来的随机效用为:

$$U_{ij} = x_i'\beta_j + \varepsilon_{ij}, \quad i = 1, 2, \cdots, n; j = 1, 2, \cdots, J \qquad (4.3)$$

其中,解释变量 x_i' 代表影响个体 i 选择就医机构层级的因素,包括个体性别、年龄、收入、就医交通距离等;β 为待估参数,ε_{ij} 为随机误差项。

显然,个体 i 选择就医机构层级 j,当且仅当层级 j 带来的效用高于其他选择,故个体 i 选择就医机构层级 j 的概率可写为:

---

① 不包括主要受访者及其配偶。

② 更为具体的解释参见卡梅伦和特里维迪(2014:435—437)。

$$Prob(U_{ij} > U_{ik}, \forall k \neq j) \tag{4.4}$$

假设 $\{\varepsilon_{ij}\}$ 为 iid 且服从极值Ⅰ型分布,则有:

$$P(y_i =_j \mid x_j) = \frac{\exp(x'_i \beta_j)}{\sum_{k=1}^{J} \exp(x'_i \beta_k)} \tag{4.5}$$

运用极大似然估计法对模型(4.5)参数进行估计。

4.2.1.3　主要变量说明

根据本书的分析框架,在综合现有研究成果的基础上,涉及的主要变量如下:

(1)医疗服务利用。根据 CHARLS 问卷,该指标可分为门诊和住院两部分,具体如下:一是在门诊医疗服务利用上,"过去一个月里,您是否去医疗机构看过门诊或者接受过上门医疗服务(不包括体检)"、"过去一个月中,您去这家医疗机构看过几次门诊"等问项提供了相关数据信息。二是在住院医疗服务利用上,"过去一年内,您住过院吗"、"过去一年,您接受过几次住院治疗"等问项提供了受访者的住院医疗服务利用情况。

(2)就医机构层级。同样将农村居民的就医机构层级选择分为门诊和住院服务利用两部分,相应的就医机构为村/社区诊所、乡镇卫生院、县级医院、县外医院等,并分别赋值为"0"、"1"、"2"、"3"。

(3)新型农村合作医疗制度。首先,根据 CHARLS 两期调查数据显示,调查当年受访农民参加新农合的比例均超过91%,有约9%的人未参合。因此,在后文中,通过区分农民"是否参合",考察参合人群与未参合人群之间的医疗服务利用行为。其次,本研究将结合调查问卷内容,从新农合的补充医疗保险(如大病医疗等)和报销方式等维度考察新农合政策如何影响农村居民的医疗服务利用行为。

(4)就医交通距离。交通距离是指参合农民就医地点离家的远近,既衡量了其就医的机会成本(包括时间成本和陪护成本),又体现了医疗服务资源的可及性程度,以及在一定程度上能反映医疗机构的层级和服务质量。根据 CHARLS 问卷结构,本书采用受访者最近一次就医(门诊或住院)所在医疗机构离家的距离,按实际公里计算。

(5)自评健康状况。在 CHARLS 问卷中,个人的自评健康状况信息是通过询问被调查者"您觉得您的健康状况怎样? 是极好、很好、好、一般,还是不好"来获取。为研究方便,本书把"极好、很好、好、一般"重新定义为健康状况很好的受访者,赋值为"1";把"不好"赋值为"0"。

(6)其他变量。主要包括地区虚拟变量、家庭总收入、性别、年龄、教育程度、婚姻状况、家庭规模(不包括主要受访者及其配偶)等社会经济人口学特征变量。比如,根据国家统计局公布的经济地带统计分类标准,将居民家庭地理位置分为东部、中部、西部和东北地区。本书将婚姻状况分为有配偶①和无配偶②两类。

4.2.2　样本基本描述性统计结果分析

表 4.5 给出了主要变量的均值描述性统计值。首先,从全部观测样本看,分别有 21.07% 和 10.10% 的受访者发生过门诊就医和住院就医。具体而言,受访者在过去一个月内人均门诊就医次数超过 3 次,且其就医医疗机构离家庭所在地平均距离是 40 公里左右;农村居民在过去一年内人均住院次数为 1.5 次,其平均就医交通距离接近 60 公里。

其次,在新农合制度方面,各观测样本参合率均在 90% 以上。其中,最高的是住院样本参合率,为 92.03%,比全部样本高 1.07 个百分点;其次是门诊样本的91.61%,略高于全部样本。对此,我们可以有一个直观猜想:新农合制度的实施在一定程度上增加了农村居民尤其是参合居民的医疗服务利用,提高了其就医可及性。进一步从是否参加新农合补充医疗保险以及报销便利程度等保障能力来看,仅有 4.4%~4.6% 的受访者参加了新农合补充医疗保险(比如大病保险),23%~29% 的受访者表示当地新农合补偿政策采取了即时报销方式。

最后,在其他变量方面,各观测样本的平均年龄为 59~61.5 岁,且受访人群中女性多于男性。从婚姻状况看,无论是全部样本还是门诊样本,抑或是住院样本,80% 以上人群有配偶。在家庭经济状况方面,全部观测样本的年平均总收入约为 1.8万元,发生门诊治疗的样本的年平均总收入在 1.76 万元左右,而住院人群的家庭收入最低,低于 1.6 万元。从家庭规模看,门诊人群和住院人群的家庭规模相差不大,两者家庭规模均值分别是 3.44 人和 3.46 人。从地区特征看,在全部受访者中,西部居民最多。

---

① 包括同居、已婚与配偶住在一起。
② 包括单身、分居、离异、丧偶。

表 4.5　　　　　　　　　　主要变量基本描述性统计(均值)

变量	全部样本	就医样本	
		门诊	住院
医疗服务利用层面:			
是否看门诊(1＝是)	0.210 7(0.407 8)	1.000 0(0.000 0)	—
门诊次数(次)	—	3.330 4(4.149 5)	—
是否住院(1＝是)	0.101 0(0.301 4)	—	1.000 0(0.000 0)
住院次数(次)	—	—	1.500 0(1.533 0)
交通距离(公里)	—	40.344 7(53.289 4)	59.491 6(213.530 5)
新农合制度层面:			
参加新农合(1＝是)	0.909 6(0.286 8)	0.916 1(0.277 2)	0.920 3(0.270 9)
参加补充医保(1＝是)	0.044 1(0.205 3)	0.046 5(0.210 6)	0.045 9(0.209 3)
即时报销方式(1＝是)	0.292 0(0.454 7)	0.291 4(0.454 5)	0.234 6(0.424 0)
其他控制变量:			
自评健康状况(1＝好)	0.700 8(0.457 9)	0.523 5(0.499 6)	0.465 8(0.499 0)
年龄(岁)	59.486 3(10.000 6)	60.057 3(9.970 1)	61.556 7(10.261 5)
男性(1＝是)	0.490 4(0.499 9)	0.430 1(0.495 2)	0.481 4(0.499 9)
小学以下(1＝是)	0.643 4(0.479 0)	0.680 4(0.466 4)	0.652 0(0.476 6)
小学或私塾(1＝是)	0.111 9(0.315 2)	0.108 7(0.311 4)	0.138 5(0.345 6)
初中及以上(1＝是)	0.244 7(0.429 9)	0.210 9(0.408 0)	0.209 5(0.407 1)
有配偶(1＝是)	0.825 0(0.380 0)	0.807 0(0.394 8)	0.835 5(0.370 9)
家庭规模(人)	3.343 3(1.670 3)	3.444 6(1.722 9)	3.462 9(1.728 2)
家庭年总收入(万元)	1.796 1(4.734 6)	1.757 0(2.990 4)	1.553 2(3.843 5)
东部地区(1＝是)	0.301 0(0.458 7)	0.266 1(0.442 0)	0.227 7(0.419 5)
中部地区(1＝是)	0.291 9(0.454 7)	0.317 1(0.465 5)	0.287 4(0.452 8)
西部地区(1＝是)	0.362 5(0.480 7)	0.389 6(0.487 8)	0.444 2(0.497 1)
东北地区(1＝是)	0.044 6(0.206 5)	0.027 0(0.162 1)	0.040 7(0.197 7)
年份(1＝2013 年)	0.484 1(0.499 8)	0.489 8(0.500 0)	0.562 8(0.496 3)
观测样本(个)	11 432	2 409	1 155

注:括号中数值为标准方差,"—"表示不存在。

资料来源:作者计算整理所得。

4.3　新农合对农村居民医疗服务利用影响的实证研究

4.3.1　新农合对农村居民门诊医疗服务利用的影响作用

由于所使用的数据仅为两期，本章节将其重新构建为混合截面数据，继而分别使用 Probit 和 Tobit 模型考察门诊就医决策和门诊次数，其实证结果由表 4.6 给出。

表 4.6　　　　　　　　　　　新农合对门诊医疗服务利用的影响作用

	门诊就医决策		门诊次数	
	回归系数	边际效应	回归系数	边际效应
参加新农合	0.036 3(0.049 1)	0.010 0	0.000 01(0.274 7)	0.000 01
参加补充医保	0.016 4(0.066 6)	0.004 5	0.392 8(0.430 6)	0.392 8
即时报销方式	−0.006 5(0.030 7)	−0.001 8	−0.051 0(0.211 2)	−0.051 0
年龄	0.024 8*(0.014 5)	0.006 8	0.208 2***(0.082 5)	0.208 2
年龄的平方	−0.000 2*(0.000 1)	−0.000 1	−0.001 6***(0.000 6)	−0.001 6
男性	−0.130 3***(0.028 7)	−0.036 0	−0.653 5***(0.180 5)	−0.653 5
有配偶	−0.057 0(0.039 0)	−0.015 7	−0.336 0*(0.207 9)	−0.336 0
小学或私塾	−0.001 3(0.047 9)	−0.000 3	−0.269 8(0.319 1)	0.269 8
初中及以上	−0.023 3(0.036 3)	−0.006 4	−0.141 8(0.203 6)	−0.141 8
自评健康	−0.564 6***(0.028 5)	−0.115 8	−2.853 1***(0.361 1)	−2.853 1
交通距离	—	—	0.080 1***(0.025 2)	0.080 1
家庭规模	0.010 4(0.008 4)	0.002 9	0.061 0(0.048 1)	0.061 0
家庭年总收入	0.003 2(0.003 5)	0.000 9	0.013 7(0.015 9)	0.013 7
东部地区	−0.083 2**(0.034 0)	−0.023 0	−0.149 7(0.221 8)	−0.149 7
中部地区	0.043 7(0.033 4)	0.012 1	0.467 1**(0.207 8)	0.467 1
东北地区	−0.360 0***(0.076 2)	−0.099 3	−2.537 0***(0.855 7)	2.537 0
2013 年	0.024 8(0.031 4)	0.006 8	1.094 7***(0.181 1)	1.094 7
常数项	−1.123 8***(0.448 7)	—	−11.061 8***(2.747 0)	—

续表

	门诊就医决策		门诊次数	
	回归系数	边际效应	回归系数	边际效应
观测样本	11 432		11 432	
卡方值/F 值	507.57***		16.93***	
Pseudo R^2	0.043 1		0.093 6	
对数似然值	−5 632.718 2		−10 358.594	

注：(1)括号中数值为标准误，"—"表示不存在；(2)*、**、***分别表示统计显著性水平为10%、5%、1%。

资料来源：作者计算整理所得。

4.3.1.1　新农合对农村居民门诊就医决策的影响作用

由表 4.6 可知，在门诊就医选择决策方面，作为新农合制度的衡量变量，尽管参合人群的门诊就医概率稍高，但是与未参合人群没有统计显著性差异。类似的还有是否参加新农合补充医疗保险。此外，虽然即时报销会降低农村居民的门诊就医概率，但是并不具有统计显著性。这是因为新农合制度自实施之初就以"保大病"为主，2011 年才开始试点实施新农合门诊补偿政策，但其统筹补偿范围有限，大多数地区仅限于部分特殊病种，门诊补偿政策效果有限。

结合前文的分析结果，农村居民患者没有看门诊并不意味着其放弃治疗，实际上在应就诊而未就诊的人群中，病情不严重或者已经看过医生占放弃治疗人群的65%以上。其原因主要在于：一方面，由于医疗卫生服务市场的特殊性——信息不对称、供给者诱导需求、垄断，在病情较轻或已被医生确诊的情况下，农村居民通常选择自我购药治疗或者"小病拖，小病挨"；另一方面，医疗卫生资源集中于城市，农村地区医疗资源紧缺，尤其是高层级医院门诊人满为患，农村居民门诊就医等候时间长、交通成本和就医成本高。

年龄在 10%统计水平上显著影响农村居民门诊就医决策，且这种影响作用呈现出倒 U 形，即农村居民门诊就医概率随着年龄增加先增加而后递减。与预期相一致，自评健康状况较好者看门诊的概率明显低于健康状况较差人群，这说明医疗服务利用的公平性较好，即健康状况良好人群并未出现挤占使用医疗服务。此外，模型回归结果还显示，与西部地区农村居民相比较，东部地区和东北地区农村居民看门诊的概率显著减少。

4.3.1.2　新农合对农村居民门诊服务利用量的影响作用

作为本章关注的另一个问题,新农合制度对农村居民门诊服务利用量的影响作用并不一致:是否参合、是否参加新农合补充医疗保险这两个变量[①]会增加农村居民的门诊次数,而即时报销的新农合报销方式则会降低门诊次数。然而,这些结果并不具有统计显著性。这主要是由下列原因引起的:新农合门诊补偿统筹政策实施时间晚,其补偿范围有限和保障水平较低,因此,农村居民的期望值与实际受益的差异减少了医疗服务利用。

与预期相一致,交通距离显著增加了门诊次数。这表明就医距离越远,农村居民的门诊次数越多。在其他变量方面,年龄对门诊次数具有显著的影响作用,并呈现为倒 U 形。女性、没有配偶者、小学以下文化程度者、健康状况较差者的门诊次数会明显增加。

4.3.2　新农合对农村居民住院医疗服务利用的影响作用

类似地,本章将分别使用 Probit 和 Tobit 模型考察住院决策和住院次数,其实证结果由表 4.7 给出。

表 4.7　　　　　　　　　　　　　新农合对住院医疗服务利用的影响作用

	住院决策		住院次数	
	回归系数	边际效应	回归系数	边际效应
参加新农合	0.141 5** (0.061 0)	0.023 6	0.326 7* (0.192 1)	0.326 7
参加补充医保	−0.000 2(0.081 2)	−0.000 04	0.058 2(0.246 1)	0.058 2
即时报销方式	−0.188 1*** (0.039 0)	−0.031 4	−0.588 9*** (0.122 2)	−0.588 9
年龄	0.019 1(0.017 2)	0.003 2	0.054 4(0.051 6)	0.054 4
年龄的平方	−0.000 1(0.000 1)	−0.000 01	−0.000 2(0.000 4)	−0.000 2
男性	0.014 5(0.035 2)	0.002 4	0.028 2(0.107 0)	0.028 2
有配偶	0.059 3(0.049 4)	0.009 9	0.179 6(0.149 5)	0.179 6
小学或私塾	0.092 6* (0.055 0)	0.015 9	0.329 5** (0.173 0)	0.329 5
初中及以上	0.041 6(0.045 1)	0.006 9	0.151 2(0.135 4)	0.151 2

---

①　这两个变量在句中原意是强调参合,强调参加新农合补充医疗保险,不是具体变化情况,特此说明,全书中多有类似内容做相同理解。

续表

	住院决策		住院次数	
	回归系数	边际效应	回归系数	边际效应
自评健康	−0.553 6*** (0.034 0)	−0.092 3	−1.733 0*** (0.143 3)	−1.733 0、
家庭规模	−0.004 8(0.010 2)	−0.000 8	−0.014 9(0.031 2)	−0.014 9
家庭年总收入	0.000 1(0.003 8)	0.000 01	−0.001 0(0.010 5)	−0.001 0
东部地区	−0.237 8*** (0.042 1)	−0.039 7	−0.743 1*** (0.136 8)	−0.743 1
中部地区	−0.134 4*** (0.040 5)	−0.022 4	−0.407 4*** (0.127 6)	−0.407 4
东北地区	−0.182 2** (0.084 8)	−0.030 4	−0.620 1*** (0.253 7)	−0.620 1
2013 年	0.184 8*** (0.038 3)	0.030 8	0.534 9*** (0.117 1)	0.534 9
常数项	−1.952 2*** (0.540 7)	—	−5.849 7*** (1.645 5)	—
观测样本	11 432		11 432	
卡方值/F 值	442.87 ***		11.82***	
Pseudo R²	0.059 0		0.042 6	
对数似然值	−3 521.274 7		−5 158.916 3	

注:(1)括号中数值为标准误,"—"表示不存在;(2)*、**、*** 分别表示统计显著性水平为 10%、5%、1%。

资料来源:作者计算整理所得。

4.3.2.1　新农合对农村居民住院决策行为的影响作用

由表 4.7 可知,新农合制度变量对农村居民住院决策行为的影响作用并不一致,具体表现在:首先,"是否参合"对农村居民住院概率具有正向作用,并且在 5% 水平上具有统计显著性。边际效应计算结果显示,在其他变量不变的情况下,参加新农合的农村居民住院概率明显比未参合者高约 2.36 个百分点。

其次,尽管参加新农合补充医疗保险的农村居民住院概率稍低,但与未参加补充医疗保险人群没有统计显著性差异。这主要是因为:新农合补充医疗保险(主要是大病保险)于 2012 年才开始启动试点实施,且这项政策主要目的是在基本医疗保障的基础上进一步保障大病患者的高额费用,政策效果尚未显现,农村居民从中受益程度有限。

再次,即时报销方式在 1% 统计水平上显著降低农村居民住院概率。这说明新农合支付方式改革在一定程度上有效地引导了农村居民合理就医,避免了医疗资源过度使用和浪费。

最后，在其他变量方面，自评健康状况较好者，文化程度为小学及以上教育者，东部、中部以及东北地区的农村居民住院概率均明显较高。

4.3.2.2　新农合对农村居民住院服务利用量的影响作用

作为就医可及性的重要测度指标，新农合对住院服务利用量（即住院次数）的影响也是本章关注的问题。由表 4.7 可知，与住院决策基本相似，是否参合、报销方式这两个变量会显著影响农村居民的住院次数，是否参加新农合补充医疗保险并不会产生显著的影响作用。具体而言：

从是否参合看，参加新农合会使农村居民的住院次数明显提高 0.33 次，这说明新农合的实施提高了农村居民的住院可及性。从新农合报销方式看，即时报销方式会使农村居民住院次数显著降低近 0.59 次。这主要是因为：一方面，即时报销方式使农村居民就医尤其是异地就医时，不需先自己垫付费用再回参保地报销，降低了报销机会成本，提高了受益水平；另一方面，即时报销方式还是一种医疗费用方式改革，改变了传统按项目付费方式，提高了参合农村居民的基本医疗保障待遇，控制了医疗服务供给方的诱导需求行为。

除此以外，自评健康状况、所在地区、教育程度等也会显著影响住院次数。

4.3.3　新农合对农村慢性病患者医疗服务利用影响的实证研究

目前，慢性非传染性疾病[①]已成为我国居民最主要的健康威胁。因此，本研究试图通过从慢性病视角考察新农合对农村居民医疗服务利用的影响，进而考察新农合政策效果的异质性问题。由表 4.8 可知，作为健康状况的代理变量，患有慢性病数量越多，农村门诊和住院就医可及性均会明显增加。从新农合层面看，新农合并未显著改变农村慢性病患者看门诊概率。但是，是否参合、即时报销的补偿方式这两个变量对农村慢性病患者的住院选择决策行为具有显著影响作用。比如，边际效应结果显示，在其他变量不变的情况下，与先垫付后报销的补偿方式相比较，即时报销会使农村慢性病患者的住院概率明显减少 3.05%。

表 4.8　　　　农村慢性病患者的就医选择决策行为模型回归结果

	是否看门诊（边际效应值）	是否住院（边际效应值）
参加新农合	−0.001 6(0.018 0)	0.019 4*(0.013 6)

① 慢性非传染性疾病由一系列慢性病构成，包括心血管疾病、癌症、慢性呼吸系统疾病、精神病以及糖尿病，其特点为潜伏期长、病程长，导致患者功能衰弱或丧失。

续表

	是否看门诊(边际效应值)	是否住院(边际效应值)
参加补充医保	−0.002 8(0.024 1)	−0.004 1(0.017 8)
即时报销方式	−0.000 6(0.011 1)	−0.030 5***(0.008 6)
慢性病数量	0.047 5***(0.005 0)	0.029 6***(0.003 6)
轻度慢性病	0.018 9(0.026 4)	−0.046 3**(0.018 2)
重度慢性病	0.007 3(0.014 0)	0.015 8*(0.010 2)
年龄	0.004 5(0.005 2)	0.003 8(0.003 9)
年龄的平方	−0.000 4(0.000 04)	−0.000 01(0.000 03)
男性	−0.035 0***(0.010 3)	−0.000 4(0.007 8)
有配偶	−0.012 6(0.013 9)	0.011 4(0.010 7)
小学或私塾	−0.000 4(0.017 6)	0.010 2(0.013 1)
初中及以上	−0.013 0(0.013 3)	0.010 9(0.010 5)
家庭规模	0.001 1(0.003 5)	−0.000 7(0.002 3)
家庭年总收入	−0.000 6(0.001 2)	−0.001 4(0.000 9)
东部地区	−0.036 0***(0.012 5)	−0.048 1***(0.009 4)
中部地区	0.010 0(0.011 8)	−0.032 0***(0.008 9)
东北地区	−0.111 6***(0.027 3)	−0.050 4***(0.019 0)
2013 年	0.008 5(0.011 4)	0.044 9***(0.008 5)
Wald 卡方值	222.80***	277.06***
Pseudo R^2	0.026 6	0.046 9
对数似然值	−4 194.534 5	−2 736.182 1
观测样本(个)	7 662	7 685

注:(1)括号中数值为标准误,通过 500 次自助法计算所得;(2)***、**、*分别表示在 1%、5%、10%统计水平上显著。

资料来源:作者计算整理所得。

4.4　新农合对农村居民就医机构层级选择影响的实证研究

目前,中国医疗资源总量并不缺乏,且医疗质量和可及性指数由 1990 年的

49.5 提升至 2015 年的 74.2(全球平均 53.7),排名从第 110 位提高到第 60 位。[①]
在这种情况下,由于原有基于分级医疗[②]理念所建构的县、乡、村三级转诊网络失灵,加上医疗资源分布不均衡,农村居民就医时存在越级就医行为,造成"大医院人满为患,小医院门可罗雀",导致"看病难"问题。为此,为引导农村居民尤其是参合居民合理就医,在实施新农合制度尤其是住院补偿政策设计之初,通过起付线、报销比例、封顶线等制度设计来控制医疗服务需求方的道德风险,即避免过度使用医疗服务。那么,在新农合基本全覆盖的现实背景下,新农合究竟如何影响农村居民的就医机构层级选择决策呢? 是有效控制越级就医的行为,还是成为其就医障碍? 对此,本节主要从农村居民对医疗机构层级选择着手,重点考察新农合对其门诊和住院这两类就医机构层级选择行为的影响。

4.4.1 新农合对农村居民门诊就医机构层级选择的影响作用

表 4.9 是利用多项 Logit 模型对农村居民门诊就医机构层级选择行为进行参数估计的结果。在这一模型中,本研究仅给出相对风险比(relative risk ratio, RRR)。[③] 模型的回归结果表明,显著影响农村居民门诊就医机构层级选择的个体特征变量包括罹患的慢性病数量、自评健康状况、受教育程度、所在地区、就医的交通距离、年份虚拟变量。

表 4.9 农村居民门诊就医机构层级选择模型回归结果(对照组:村/社区诊所)

	乡镇卫生院	县级医院	县外医院
参加新农合	0.993 0(0.208 3)	0.577 7*** (0.110 7)	0.935 7(0.330 6)
参加补充医保	1.164 1(0.291 5)	0.772 0(0.211 5)	1.360 5(0.571 7)
即时报销方式	0.799 3* (0.100 6)	0.934 0(0.115 8)	0.684 2* (0.156 2)
慢性病数量	1.108 8*** (0.041 3)	1.041 9(0.039 8)	0.876 4* (0.064 0)

---

① 中国政府网:《中国医疗服务总量世界第一 医疗质量进步幅度居全球前列》,http://www.gov.cn/xinwen/2017-08/17/content_5218177.htm。

② 分级医疗是指按照医疗服务的专门性、利用频率高低、所服务人口多少等因素将医疗服务分级,越简单、常被利用的医疗服务普设于各地区,而专门的、复杂的、成本昂贵的、较少被利用的服务可集中于某些大医院,以较多的人口群体为服务目标,其目的在于使各级医疗院所在合理分工的原则下,各司其职,各尽所能,配合转诊措施让医疗院所增加彼此之间的互动,使病患能享受到完整连续而适当的照顾,并促进医疗资源配置效率,增进医疗科技的发展(宁满秀,2014)。

③ 相对风险比表示自变量变化一个单位时,选择项发生与对照组发生之间的相对概率。

续表

	乡镇卫生院	县级医院	县外医院
自评健康状况好	0.817 4*(0.094 7)	0.753 8***(0.087 2)	0.925 9(0.188 3)
年龄	1.011 7(0.060 2)	0.997 2(0.062 7)	1.217 0(0.153 1)
年龄的平方	0.999 9(0.000 5)	0.999 7(0.000 5)	0.998 3*(0.001 0)
男性	1.104 8(0.128 6)	1.037 3(0.121 5)	1.261 3(0.255 1)
有配偶	0.968 4(0.147 1)	1.280 3(0.207 0)	1.547 6(0.480 4)
小学或私塾	1.325 3(0.249 4)	0.829 3(0.161 3)	1.091 4(0.389 9)
初中及以上	1.808 5***(0.271 5)	1.402 1**(0.206 5)	2.979 1***(0.690 3)
家庭规模	0.972 1(0.032 8)	1.018 6(0.034 0)	1.035 7(0.059 6)
家庭年总收入	0.997 8(0.019 8)	1.005 4(0.018 3)	1.022 3(0.029 1)
东部地区	0.662 4***(0.096 4)	1.070 9(0.146 7)	0.998 2(0.233 6)
中部地区	0.613 3***(0.080 0)	0.557 5**(0.077 0)	0.482 1***(0.119 7)
东北地区	1.329 6(0.502 7)	2.920 2***(0.965 1)	1.207 6(0.795 2)
交通距离	1.013 7***(0.002 3)	1.021 3***(0.002 1)	1.026 1***(0.002 4)
2013 年	1.441 2***(0.185 5)	1.678 5***(0.212 8)	0.990 8(0.218 3)
常数项	0.180 8(0.336 5)	0.576 1(1.107 8)	0.000 1**(0.000 4)
似然卡方值		420.88***	
Pseudo R^2		0.074 7	
对数似然值		−2 605.679 8	
观测样本(个)		2 410	

注:(1)本模型报告了相对风险比,即 RRR 值;(2)括号中为回归标准误差值;(3)***、**、*分别表示在1%、5%、10%统计水平上显著。

资料来源:作者计算整理所得。

　　从本节所关注的核心变量看,新农合对农村居民门诊就医机构层级选择的影响作用存在较大差异。表 4.9 的结果说明,在其他变量不变的情况下,参合农民发生门诊就医时会比未参合者更倾向于选择到县级医院,并且在1%统计水平上具有显著性。倘若在控制其他变量的影响作用后,我们发现,新农合即时报销补偿方式会在乡镇卫生院和县外医院层级上具有正向作用,且在10%水平上具有统计显著性。然而,是否参加新农合补充医疗保险虽然会增加农村居民选择乡镇卫生院及以上医疗机构,但不具有统计显著意义。总的来说,随着新农合在全国范围内实施,新农合制度虽然提高了农村居民门诊医疗服务利用,但是并未有效地控制农村居民的越级就医行为,使其更多选择基层医疗机构就医。对此,一种解释机制是:一方面,在新农合基本全覆盖的现实背景下,由于三级转诊网络体系尚未重建、患者自由选择医院和医生以及医患双方之间的信息不对称特性,农村居民罹患疾病时搜寻能力有限,往往更倾向于高层级医院和名医;另一方面,医疗资源分布不均衡,基层医院的医疗服务质量并未改善,使得新农合制度难以正确有序地引导农村居民前往基层医疗机构就医。

4.4.2 新农合对农村居民住院就医机构层级选择的影响作用

关于农村居民住院就医机构层级选择行为的模型估计结果由表4.10给出。模型的回归结果表明,在其他变量不变的条件下,与未参合人群相比较,参合农村居民发生住院服务时会显著增加选择乡镇卫生院的概率,但在县级医院和县外医院层级上不具有统计显著性。除此以外,尽管是否参加补充医疗保险以及报销方式是否即时等新农合制度变量会使农村居民发生住院服务时更多选择乡镇卫生院及以上层级医疗机构,但是均不具有统计显著性。这说明农村居民发生住院就医时,村/社区诊所往往是其最主要选择。尽管现行新农合住院补偿政策不断提高乡镇卫生院、县级医院的报销比例,降低起付线,扩大封顶线,但对引导农村患者到这些机构就医的作用不明显。与此同时,新农合补偿政策安排往往将村/社区诊所排除在外,降低了农村居民尤其是发生住院就医人群的受益水平。

表 4.10　　农村居民住院就医机构层级选择模型回归结果(对照组:村/社区诊所)

	乡镇卫生院	县级医院	县外医院
参加新农合	2.930 4*(2.006 6)	1.629 1(1.000 2)	1.406 5(0.933 5)
参加补充医保	0.865 3(1.025 3)	1.126 5(1.210 3)	0.559 8(0.658 2)
即时报销方式	1.013 8(0.506 9)	0.836 3(1.210 3)	0.560 7(0.286 4)
慢性病数量	1.135 1(0.155 7)	0.994 0(0.129 4)	0.964 7(0.136 2)
自评健康状况好	1.050 1(0.461 9)	1.206 6(0.501 8)	1.003 4(0.445 7)
年龄	1.105 6(0.223 4)	1.211 6(0.229 3)	1.190 3(0.247 1)
年龄的平方	0.999 1(0.001 5)	0.998 4(0.001 4)	0.998 3(0.001 6)
男性	0.957 2(0.419 1)	0.838 4(0.346 6)	1.063 6(0.471 2)

续表

	乡镇卫生院	县级医院	县外医院
有配偶	1.871 6(0.939 6)	2.324 0*(1.100 9)	1.927 3(1.016 7)
小学或私塾	0.931 1(0.688 8)	1.329 9(0.931 9)	1.102 1(0.817 4)
初中及以上	1.329 9(0.798 1)	1.416 0(0.806 2)	1.046 5(0.633 0)
家庭规模	0.955 2(0.123 9)	0.998 1(0.120 4)	0.939 8(0.121 9)
家庭年总收入	1.289 8**(0.150 0)	1.258 3**(0.144 2)	1.288 5**(0.149 4)
东部地区	1.123 4(0.806 8)	2.638 6(1.820 3)	4.368 1**(3.123 5)
中部地区	0.381 6**(0.180 3)	0.491 5*(0.218 9)	0.701 7(0.337 7)
东北地区	0.246 3*(0.221 2)	0.634 5(0.528 0)	0.087 0*(0.112 9)
交通距离	0.893 1***(0.011 4)	1.005 0(0.005 1)	1.006 6(0.005 1)
2013 年	1.340 6(0.638 7)	1.577 4(0.715 2)	1.624 9(0.790 2)
常数项	0.525 7(3.488 4)	0.014 0(0.087 3)	0.019 1(0.129 3)
似然卡方值		406.31***	
Pseudo R^2		0.201 9	
对数似然值		−803.210 4	
观测样本(个)		944	

注:(1)本模型报告了相对风险比,即 RRR 值;(2)括号中为回归标准误差值;(3)*** 、** 、* 分别表示在1%、5%、10%统计水平上显著。

资料来源:作者计算整理所得。

与以往研究相一致的是,本研究的回归结果验证了家庭收入显著影响患者的住院就医机构层级选择,即相对于选择村/社区诊所,家庭收入水平较高的患者会更多选择乡镇卫生院及以上层级医疗机构,这一结果在5%统计水平上具有显著性。在控制其他变量的情况下,随着家庭收入每增加1万元,农村居民选择乡镇卫生院、县级医院和县外医院住院就医的概率分别约为选择村/社区诊所的1.29倍、1.26倍、1.29倍。

就医的交通距离会显著增加农村居民选择乡镇卫生院的概率。产生这一结果的原因在于:交通距离越远,说明农村居民家庭所在地区的医疗资源越贫乏,一旦决定就医,即使就医机会成本较高,农村居民仍不得不前往该医院就医。与此同时,由于医疗卫生服务具有信息不对称及其产生供给者诱导需求等特殊性,农村居民的住院医疗服务利用会受到医疗供给者的诱导。

4.5　本章小结

一般而言,保障和改善农村居民的就医可及性是新农合的政策目标之一。本章主要从门诊医疗服务利用、住院医疗服务利用和就医机构层级选择等方面考察了新农合对农村居民就医可及性的影响。经过研究发现,在门诊就医可及性方面,由于现行新农合政策是以"保大病"为主,避免农村居民遭受灾难性的医疗支出,新农合并未使农村居民看门诊和门诊次数发生明显改变。在住院就医可及性方面,新农合在很大程度上改变了农村居民的住院可及性。值得注意的是,这种影响作用主要体现在是否参合和补偿报销方式是否即时,具体而言,新农合明显增加了参合人群的住院概率和住院次数,而即时报销方式则显著减少了农村居民的住院医疗服务利用。

由于不同健康状况人群的健康需求和医疗服务利用存在差异,加上慢性非传染性疾病(即慢性病)已成为中国居民的头号健康威胁,本书进一步考察了罹患慢性疾病人群的就医可及性。实证研究结果表明:(1)与未参合人群相比,参合慢性病人群的住院概率显著增加;(2)即时报销方式会降低慢性病人群的住院概率,并且具有统计显著性。

此外,在新农合对农村居民门诊和住院就医机构层级选择方面,新农合制度引导农村居民合理就医行为的作用有限,并未有效地控制其越级就医行为,降低不合理医疗资源利用。不仅如此,就医的交通距离对乡镇及以上层级医疗机构具有正向作用。这些结果说明,引导农村居民就医行为不应单纯地调整新农合倾向于基层医院的补偿政策,提高基层医疗机构的补偿水平,还需要注重提高基层医疗机构的服务质量,合理布局医疗资源,发挥分级医疗优势,提高基层医院的就医可及性。

总的来说,新农合尽管并未明显改善农村居民的门诊就医可及性,却显著改变了农村居民的住院可及性。这说明未来政策实施重点不仅要"保大病",避免农村居民因遭受灾难性医疗支出而降低其健康福利水平,被剥夺其健康生存能力,而且应关注地方性常见病种、慢性病等造成的门诊医疗服务可及性问题。不仅如此,现行新农合制度尤其是住院补偿政策设计,一方面并未将村/社区诊所纳入其中,使农村居民的受益程度有限;另一方面倾向于基层医疗机构的补偿政策调整也未有效地引导农村居民合理就医。

第 5 章

新农合对农村居民健康效应的
实证研究：基于健康水平的视角

作为一项医疗保险，新农合的政策目标在于保障农村居民的基本卫生权利，提高农村居民医疗卫生服务利用的可及性，改善农村居民健康状况。从人类发展所要拓展的"可行能力"和全民健康理念框架看，医疗服务只是促进全体居民健康的中间产物。换言之，新农合的最终目标或者长期目标应是从根本上改善农村居民的健康福利。实际上，中国农村居民的不良健康状况以及由此产生的致贫返贫问题，已成为其增进健康福利、共享发展成果的重要障碍。因此，本章主要从健康状况和与健康状况紧密相连的健康生活方式两方面考察新农合全面覆盖下农村居民健康水平如何变化等内容。

5.1 新农合制度下农村居民健康状况与健康生活方式分析

5.1.1 健康状况的测量

本章内容所使用的分析数据仍然是来自中国健康与养老追踪调查（China Health and Retirement Longitudinal Study，CHARLS）2011 年和 2013 年两轮全国调查数据。如何选择健康度量指标一直是健康经济学研究面临的难题。为了较为全面地衡量新农合制度对农村居民健康状况的影响，同时也为了更有效地对健康状况进行稳健性检验,结合 CHARLS 数据特点,本章采取客观与主观层面的多个健康指标进行测度。具体包括自评健康状况、心理健康、日常生活自理能力(ability of daily life,ADL)以及慢性病数量。

5.1.1.1 自评健康状况的衡量方法

在本章内容中,对自评健康状况[①]的考察分为两个维度:自评健康水平和健康损耗。首先,在 CHARLS 问卷中,个人的自评健康状况信息是通过询问被调查者"您觉得您的健康状况怎样? 是极好、很好、好、一般,还是不好"来获取。为研究方便,本书把"极好、很好、好、一般"重新定义为健康状况很好的受访者,赋值为"1";把"不好"赋值为"0"。

其次,所谓健康损耗,即将当期自评健康水平与基期调查的水平进行比较。具体而言,根据数据调查期限看,如果受访者对当期(2013 年)自评健康水平的评价低于基期(2011 年)调查的评价,则认为产生了"健康受损"(赋值为"1");否则,没有产生"健康损耗"(赋值为"0")。

5.1.1.2 心理健康的衡量方法

根据 CHARLS 问卷内容,心理健康主要通过考察受访者在上周的感觉及行为衡量,这些感觉及行为包括因小事而烦恼、做事难以集中精力、情绪低落、做任何事都费劲、对未来充满希望、感到害怕、睡眠不好、很愉快、感到孤独、感到无法继续生活 10 个问题,每个问题都有 4 个答案,且这 4 个答案都是一样的,包括很少或者根本没有、不太多、有时或者说有一半的时间,以及多数时间。在本章中,这 4 个答案分别赋值为"0"、"1"、"2"、"3",总分值为 0~30 分,分值越大,心理健康越不好。

5.1.1.3 日常生活自理能力的衡量方法

对受访者日常生活自理能力的衡量主要是考察 ADL 情况,包括穿衣、洗澡、吃饭、起床下床、上厕所、控制大小便 6 项能力。这是一个反向指标,若老人能独立完成 6 项活动,则定义为"ADL 完好",即 ADL=0;至少 1 项活动需要依赖他人帮助完成,则定义为"ADL 受损",即 ADL=1。

---

① 作为一种主观评价,自评健康尽管容易产生测量误差(Disney et al.,2006;Campolieti and Goldenberg,2007;Huang and Zhang,2021),却是个体对自身健康状况的综合评价,包含了客观指标无法反映却自我知晓的隐私健康信息,能够更为全面地反映健康状况,从而得到广泛的应用(Giles and Mu,2007;Jones et al.,2010;Antman,2010;焦开山,2014;连玉君等,2015;孙博文等,2016;孙文凯和王艺杰,2016;张锦华等,2016)。与此同时,既有研究表明,自评健康在实际应用中的表现不劣于其他更客观的健康测度(Bound,1991;Baker et al.,2004)。

5.1.1.4　慢性病的衡量方法

目前,慢性病尤其是心血管疾病、糖尿病、慢性阻塞性肺病和肺癌等非传染性疾病已经成为中国的头号健康威胁。根据国家卫生和计划生育委员会相关数据显示,中国慢性病患者已经超过 2.6 亿,慢性病所导致的死亡占总死亡的比例高达86.6%,并且因其导致的疾病负担也超过疾病总负担的 70%。[①] 然而,在考察新农合制度政策效果时,鲜有研究对此加以关注。

根据 CHARLS 问卷内容,本书通过"是否有医生曾经告诉过您有以下这些慢性病,包括高血压、血脂异常、糖尿病或血糖升高、癌症等恶性肿瘤(除轻度皮肤癌外)、慢性肺部疾患如慢性支气管炎或肺心病、肝脏病、心脏病、肾脏病、胃病、情感及精神方面问题、中风、关节炎或风湿以及哮喘等 14 种类型",获取受访者的慢性病罹患情况。慢性病数值范围为 0~14 分,数值越高,慢性病数量越多,健康状况也就越差。

5.1.2　新农合制度下农村居民健康状况分析

表 5.1 给出了农村居民自评健康状况及损耗情况。首先,参合人群的自评健康水平总体上低于未参合者。进一步从调查时期看,与 2011 年相比较,无论是参合人群还是未参合人群,他们的平均自评健康水平明显提高。其次,在自评健康损耗方面,有48.6%的参合农村居民认为,与 2011 年相比较,自己的健康状况变差了;约有 56%的未参合者则认为自己的健康状况变好了或者差不多。总的来说,一方面,新农合在一定程度上提高了参合居民的自评健康水平;另一方面,自评健康较差的农村居民,其参加新农合的意愿也较高,这反映了医疗保险市场存在保险需求方的道德风险问题。

表 5.1　　　　　　　　　　　农村居民自评健康状况及损耗情况

	参合		未参合	
自评健康状况	2011 年($n=5\,339$)	2013 年($n=5\,059$)	2011 年($n=559$)	2013 年($n=475$)
	0.694 3(0.460 7)	0.704 9(0.456 1)	0.708 4(0.454 9)	0.722 1(0.448 4)
自评健康损耗	0.486 0(0.499 8)		0.439 8(0.496 7)	
	$n=861\,4$		$n=805$	

注:括号中数值为标准差;n 为观测样本量。

资料来源:作者根据 CHARLS 数据计算整理所得。

---

① 中华人民共和国国家卫生和计划生育委员会:《解读〈中国防治慢性病中长期规划(2017—2025年)〉》,http://www.nhfpc.gov.cn/zwgk/jdjd/201702/34a1fff908274ef8b776b5a3fa4d364b.shtml。

表 5.2 分别从心理健康、ADL 受损以及慢性病罹患 3 个维度展示了受访农村居民的健康情况。从心理健康看，参合者的心理健康平均得分总体上略高于未参合者。但是，比较 2013 年和 2011 年得分值可以发现，随着新农合实施，不仅参合人群的心理抑郁分值减少了约 1 分，而且未参合者的心理健康同时也得到缓解。就 ADL 受损情况而言，横向比较看，2011 年参合的农村居民 ADL 损失比例为 27.98%，比同年未参合者低 4% 左右；2013 年有 25.78% 的参合居民存在 ADL 损失，高于未参合人群比例。纵向比较看，与 2011 年相比较，2013 年发生 ADL 损失的参合者和未参合者均存在减少特点，分别降低约 2.2% 和 8.8%。

表 5.2　　　　　　　　　农村居民心理健康、日常活动自理能力与慢性病情况

	2011 年		2013 年	
	参合	未参合	参合	未参合
心理健康	11.606 0(5.474 3)	11.443 8(5.500 3)	10.669 8(4.713 0)	10.285 0(4.236 8)
	$n=533\ 9$	$n=559$	$n=505\ 9$	$n=475$
日常活动自理能力	0.279 8(0.449 0)	0.317 3(0.466 1)	0.257 8(0.437 5)	0.229 5(0.421 2)
	$n=3\ 824$	$n=375$	$n=3\ 479$	$n=305$
慢性病数量	1.451 6(1.408 6)	1.393 6(1.420 2)	1.260 3(1.318 0)	1.208 4(1.427 8)
	$n=5\ 339$	$n=559$	$n=5\ 059$	$n=475$

注：括号中数值为标准差；n 为观测样本量。

资料来源：作者根据 CHARLS 数据计算整理所得。

在慢性病方面，显然，农村居民人均至少患有 1 种以上慢性病，这意味着慢性病不仅导致农村居民的健康损失增加，而且还会增加其医疗经济负担，甚至也使医疗卫生系统的负担加重。值得注意的是，比较 2011 年和 2013 年农村居民慢性病罹患数量，我们不难发现，随着新农合政策保障范围的拓展，尤其是保障水平不断提高，2013 年农村居民慢性病罹患数量有所下降。尽管这种降速较小，但是也体现了新农合制度的实施对遏制慢性病的政策效果，更说明政府对慢性病干预有助于实现社会福祉净增长。

5.1.3　新农合制度下农村居民健康生活方式分析

健康经济学研究认为,健康生活方式是个人健康状况的重要因素之一[①],甚至还认为,它与个人健康状况的关系比与医疗服务利用的关系更为密切(维克托·福克斯,2012)。

在 2016 年第九届全球健康促进大会上,世界卫生组织(WHO)通过《上海健康促进宣言》,强调和承诺包括通过公共政策保护健康,加强对不健康产品的立法、管制和税收,以及实施财政政策以增加对健康和福祉的投资,保障人们有能力维护自身的健康——能够选择健康的生活方式。不仅如此,为实现健康中国建设,提高人民健康水平,《"健康中国 2030"规划纲要》指出要形成健康促进理念,塑造自主自律的健康行为,普及健康生活方式,包括"全面推进控烟履约、强化戒烟服务;加强限酒健康教育,控制酒精过度使用,减少酗酒;加强有害使用酒精监测"等内容。因此,根据《"健康中国 2030"规划纲要》和本章内容所使用的数据,对农村居民健康生活方式的分析主要从吸烟和饮酒两个维度来考察。

表 5.3 汇报了农村居民吸烟和饮酒情况。由表 5-3 可知,从吸烟情况看,同一年度内参合居民吸烟率低于未参合人群吸烟率,但是纵向比较看,参合居民吸烟率有所降低,未参合者吸烟率增加。比如,2011 年有 34.73％的参合居民吸烟,2013 年则下降至 33.52％;2013 年有 39.37％的未参合居民吸烟,比 2011 年高 4％以上。就饮酒方面而言,整体上,无论是参合人群还是未参合人群,均有近 2/3 的居民不饮酒,但是,不饮酒的受访者比例却有所减少。以参合人群为例,2011 年有 66.53％的参合者不饮酒,2013 年则减少了约 1％。对饮酒人群而言,每月饮酒次数少于 1 次的比例明显增加,2011 年参合者和未参合者中月度饮酒量少于 1 次的人口比例分别为 7.49％和 7.51％,2013 年两者则增加至 7.67％和 9.26％。此外,2011 年分别有 25.98％以上的参合者和 28.09％以上的未参合者在过去一年内平均每月饮酒次数超过 1 次,2013 年则分别有 26.78％和 28.21％。

---

① 　一般而言,健康状况的决定因素包括收入、教育、环境、生活方式、公共卫生和营养等。

表 5.3   农村居民吸烟与饮酒情况

	2011 年		2013 年	
	参合 (n=5 339)	未参合 (n=559)	参合 (n=5 059)	未参合 (n=475)
是否吸烟(1=是)	0.347 3 (0.476 1)	0.352 4 (0.478 2)	0.335 2 (0.472 1)	0.393 7 (0.489 1)
不饮酒(1=是)	0.665 3 (0.471 9)	0.644 0 (0.479 2)	0.655 5 (0.475 3)	0.625 3 (0.484 6)
饮酒量(每月少于 1 次,1=是)	0.074 9 (0.263 3)	0.075 1 (0.263 8)	0.076 7 (0.266 1)	0.092 6 (0.290 2)
饮酒量(每月超过 1 次,1=是)	0.259 8 (0.438 6)	0.280 9 (0.449 8)	0.267 8 (0.442 9)	0.282 1 (0.450 5)

注:括号中数值为标准差;n 为观测样本量。

资料来源:本研究根据 CHARLS 数据计算整理所得。

5.2   实证模型设定、数据说明与描述性统计结果分析

5.2.1   实证模型设定

在考察新农合对农村居民健康状况的影响作用时,必须考虑逆向选择问题。这是由于是否加入新农合是农村居民自愿选择的结果,健康状况较差者因预计自身未来医疗费用支出较多,更倾向于参加新农合,从而低估新农合对健康状况的作用(程令国和张晔,2012)。但是,2009 年"新医改"以后,随着政府不断加大财政投入力度,调整新农合补偿水平,提高新农合保障能力,具有低缴费率、高补贴特点等原因,新农合参合率基本保持在 99% 左右,因此逆向选择问题可能存在但效应微小(封进和宋铮,2007;Wang et al.,2006;刘国恩等,2011)。

同时,囿于数据限制,本章内容使用混合回归模型(pooled regression)分析,模型设定如下:

$$y_{ipt} = \alpha_0 + \alpha_1 NCMS_{ipt} + x'_{ipt}\beta + \lambda_t + c_i + \varphi_p + \varepsilon_{ipt} \tag{5.1}$$

其中,y_{ipt} 代表 p 省的第 i 个受访者 t 年时的健康状况,包括自评健康损耗、心理健康、ADL 能力以及慢性病数量。$NCMS_{ipt}$ 表示个体 i 在 p 省 t 年时点新农合制度参与情况,包括"是否参合"、"是否加入新农合补充保险"以及"是否即时报销

方式"。倘若加入,取值为"1";未加入,则取值为"0"。x'_{ipt} 包括性别、年龄、教育程度、婚姻状况、家庭经济状况、家庭规模等其他控制变量。c_i、λ_t、φ_p 分别表示个体固定效应、调查年份的哑变量以及省份固定效应。ε_{ipt} 为扰动项,包括不可观测的随个体、时间与省份而改变的因素。

5.2.2　数据说明

本书采用 2011 年和 2013 年"中国健康与养老追踪调查"(CHARLS)数据,该调查对象主要是 45 岁以上人群及其配偶。它涵盖了个人基本信息,家庭结构和经济支持,健康状况,体格测量,医疗服务利用和医疗保险,工作、退休和养老金、收入、消费、资产,以及社区基本情况等。调查组分别于 2011 年和 2013 年在全国 28个省(区、市)开展调查,最终获得的调查样本分别为 17 708 份和 18 605 份。在去掉关键变量缺失后,本书所使用的全部样本为 11 432 份,其中 2011 年和 2013 年分别有 5 898 份和 5 534 份,构造了一个混合截面数据。

本研究所涉及的主要变量如下:

(1)健康状况。包括自评健康损耗、心理健康、ADL 能力以及慢性病数量。详细的解释见前文 5.1.1 内容。

(2)健康生活方式。本章内容主要从两方面衡量:一是吸烟行为。通过"是否吸烟"衡量,它为"0—1"变量,即吸烟,取值为"1";不吸,则为"0"。二是饮酒情况。主要通过询问受访者在过去一年内饮酒行为,包括不饮酒、饮酒频率每月超过 1次、饮酒频率每月少于 1 次,分别赋值为"0"、"1"、"2"。

(3)新型农村合作医疗制度。首先,根据 CHARLS 两期调查数据显示,调查当年受访农民参加新农合的比例均约为 90%,有 10%的人未参合。因此,在后文中通过区分农民"是否参合",考察参合农民与未参合农民之间健康状况的差异性。其次,根据现行政策规定,新农合的给付结构范围与给付水平,以及各级医院的报销水平、起付线、封顶线和药品报销范围存在地区差异;同时,只有在报销范围内才能享受相应的报销比例,且一年累计报销的费用不能超过年度封顶线。这说明单纯地考虑农民"是否参合"会弱化新农合这一公共政策效果的量化与评价。因此,除了考虑"是否参合"之外,本研究还将结合 CHARLS 调查问卷内容,从新农合的补充医疗保险(如大病医疗等)和报销方式等维度考察新农合政策如何影响农民的健康状况。

(4)其他控制变量。一是年度虚拟变量。本研究所使用的数据来自 2011 年和 2013 年两个年份,因此,模型中加入年份虚拟变量,以控制时间差异的影响。二是省(区、市)虚拟变量。一方面反映各省(区、市)新农合参合率及相关补偿政策的差异性(如住院补偿结构),另一方面体现各省(区、市)的区位特征和文化制度背景等。三是其他变量。如年龄、教育程度、性别、婚姻状况①、家庭规模②、家庭年收入、拥有土地③等变量。

5.2.3　样本基本描述性统计结果分析

表 5.4 展示了 2011 年和 2013 年农村居民的基本特征描述。从健康状况看,可以看出:(1)未参合组自评健康水平、自评健康损耗、心理健康以及慢性病数量比参合组好;(2)在 ADL 受损方面,2011 年时参合组低于未参合组,但是 2013 年却相反;(3)比较两期参合组的健康状况可知,2013 年参合人群的健康状况基本比 2011 年参合组好。

表 5.4　　　　　　　　　　　　　**样本主要变量描述性统计**

	2011 年		2013 年	
	参合	未参合	参合	未参合
健康状况变量:				
自评健康水平(1=好)	0.694 (0.461)	0.708 (0.455)	0.705 (0.456)	0.722 (0.448)
自评健康损耗(1=是)	0.484 (0.500)	0.461 (0.499)	0.488 (0.500)	0.409 (0.492)
心理健康	11.606 (5.474)	11.444 (5.500)	10.670 (4.713)	10.285 (4.237)
ADL 受损(1=是)	0.280 (0.449)	0.317 (0.466)	0.258 (0.438)	0.229 (0.421)
慢性病数量(个)	1.452 (1.409)	1.393 (1.420)	1.260 (1.318)	1.208 (1.428)

---

① 婚姻状况分为有配偶(包括同居、已婚与配偶住在一起)和无配偶(包括单身、分居、离异、丧偶)两类。

② 不包括主要受访者及其配偶。

③ 包括耕地、林地、水塘、牧场等。

续表

	2011 年		2013 年	
	参合	未参合	参合	未参合
健康生活方式：				
是否吸烟(1＝是)	0.347 (0.476)	0.352 (0.478)	0.335 (0.472)	0.394 (0.489)
不饮酒(1＝是)	0.665 (0.472)	0.644 (0.479)	0.655 (0.475)	0.625 (0.484)
年度内每月饮酒少于1次(1＝是)	0.075 (0.263)	0.075 (0.264)	0.077 (0.266)	0.093 (0.290)
年度内每月饮酒超过1次(1＝是)	0.260 (0.439)	0.281 (0.450)	0.268 (0.443)	0.282 (0.450)
新农合变量：				
参加补充保险(1＝是)	0.038 (0.191)	—	0.059 (0.236)	—
即时报销方式(1＝是)	0.334 (0.472)	—	0.308 (0.461)	—
其他控制变量：				
年龄(岁)	60.236 (10.210)	62.558 (11.114)	58.372 (9.448)	59.309 (10.448)
男性(1＝是)	0.508 (0.500)	0.621 (0.86)	0.450 (0.498)	0.564 (0.496)
小学以下(1＝是)	0.758 (0.428)	0.708 (0.455)	0.534 (0.499)	0.451 (0.498)
小学(1＝是)	0.007 (0.086)	0.009 (0.094)	0.224 (0.417)	0.210 (0.408)
小学以上(1＝是)	0.235 (0.424)	0.283 (0.451)	0.242 (0.428)	0.339 (0.474)
有配偶(1＝是)	0.708 (0.455)	0.657 (0.475)	0.955 (0.207)	0.945 (0.228)
家庭规模(人)	2.942 (1.553)	2.981 (1.476)	3.756 (1.707)	3.711 (1.658)
家庭年总收入(万元)	2.021 (4.277)	2.120 (2.877)	1.528 (5.451)	1.741 (2.516)
拥有土地面积(亩)	16.083 (108.856)	14.429 (79.884)	21.072 (279.341)	7.220 (16.772)
福建	0.040 (0.196)	0.041 (0.199)	0.040 (0.196)	0.042 (0.201)
河北	0.056 (0.230)	0.050 (0.218)	0.058 (0.234)	0.059 (0.236)

续表

	2011 年		2013 年	
	参合	未参合	参合	未参合
浙江	0.048 (0.213)	0.038 (0.190)	0.047 (0.212)	0.057 (0.232)
山东	0.087 (0.283)	0.079 (0.270)	0.096 (0.295)	0.057 (0.232)
广东	0.034 (0.182)	0.052 (0.222)	0.035 (0.184)	0.055 (0.228)
江苏	0.032 (0.176)	0.036 (0.186)	0.025 (0.155)	0.071 (0.258)
山西	0.037 (0.189)	0.075 (0.264)	0.036 (0.188)	0.046 (0.210)
河南	0.079 (0.270)	0.070 (0.255)	0.081 (0.274)	0.027 (0.163)
安徽	0.058 (0.234)	0.052 (0.222)	0.056 (0.229)	0.051 (0.219)
湖北	0.035 (0.184)	0.057 (0.233)	0.038 (0.190)	0.076 (0.265)
湖南	0.043 (0.202)	0.052 (0.222)	0.044 (0.205)	0.034 (0.181)
江西	0.038 (0.191)	0.030 (0.172)	0.036 (0.188)	0.025 (0.157)
辽宁	0.033 (0.179)	0.029 (0.167)	0.037 (0.189)	0.040 (0.196)
黑龙江	0.008 (0.087)	0.009 (0.094)	0.011 (0.104)	0.019 (0.136)
吉林	0.012 (0.110)	0.025 (0.156)	0.016 (0.127)	0.010 (0.102)
广西	0.042 (0.202)	0.030 (0.172)	0.035 (0.185)	0.036 (0.186)
贵州	0.015 (0.123)	0.018 (0.133)	0.014 (0.118)	0.006 (0.079)
内蒙古	0.027 (0.163)	0.057 (0.233)	0.039 (0.192)	0.040 (0.196)
青海	0.016 (0.126)	0.002 (0.042)	0.014 (0.119)	0.004 (0.065)
陕西	0.036 (0.186)	0.016 (0.126)	0.031 (0.174)	0.042 (0.201)

续表

	2011 年		2013 年	
	参合	未参合	参合	未参合
四川	0.101 (0.301)	0.097 (0.296)	0.090 (0.286)	0.122 (0.328)
甘肃	0.030 (0.169)	0.032 (0.177)	0.028 (0.166)	0.015 (0.121)
新疆	0.004 (0.060)	—	0.002 (0.049)	0.002 (0.046)
云南	0.068 (0.252)	0.046 (0.211)	0.067 (0.250)	0.048 (0.215)
重庆	0.020 (0.138)	0.007 (0.084)	0.021 (0.143)	0.015 (0.121)

注:括号中数值为标准差;"—"表示不存在。

资料来源:作者根据 CHARLS 数据计算整理所得。

从健康生活方式层面看,参合组的吸烟率由 2011 年的 34.7% 下降至 2013 年的 33.5%,降低了 1.2%。但是,未参合组的吸烟率却从 35.2% 上升至 39.4%。在饮酒方面,总体而言,参合组和未参合组的饮酒人数均有所增加。

就新农合制度层面而言,2011 年参加新农合补充保险的人数占参合组的 3.8%,享受即时报销方式的比例为 33.4%。2013 年,参合组中参加新农合补充保险的人有所增加,比 2011 年增加了 2.1%;但是,享受即时报销方式的比例降至 30.8%,比 2011 年降低了 2.6%。

观测样本的平均年龄在 58~63 岁,男性高于女性,大部分受访者文化水平为小学及以上程度。从家庭规模上看,2011 年参合组和未参合组家庭人数相差不大,平均约为 2.9 人;同样地,2013 年两组相差无几,平均家庭人数为 3.7 人左右。

从家庭经济状况看,2011 年观测样本的家庭年总收入约为 2 万元,高于 2013 年观测组。其中,2011 年参合组家庭年总收入平均为 2 万元,低于未参合组的 2.1 万元;2013 年参合组家庭收入也低于未参合组。

从家庭经营土地面积看,参合组的土地面积在 2011 年和 2013 年分别是 16 亩和 21 亩,而未参合组的土地面积分别是 14 亩和 7 亩。

此外,表 5.4 还汇报了观测样本在不同地区的情况,包括福建、河北、浙江、山东等省(区、市)。

5.3 新农合对农村居民健康状况影响的实证研究

5.3.1 新农合对农村居民自评健康损耗的影响作用

本节内容在讨论新农合对农村居民自评健康绩效时主要考察农村居民的自评健康损耗方面。由于自评健康损耗为"0—1"变量,采用 Probit 模型估计,回归结果由表 5.5 给出。需要说明的是,在全部观测样本中,9 419 人报告了其自评健康损耗情况。由表 5.5 可知,模型模拟总体比较好。

表 5.5　　农村居民自评健康损耗的回归估计结果

	回归系数	边际效应
参加新农合	$0.101\ 3^{**}(0.049\ 0)$	$0.037\ 9$
参加补充保险	$0.079\ 3(0.068\ 4)$	$0.029\ 7$
即时报销方式	$0.005\ 7(0.033\ 1)$	$0.002\ 1$
年龄	$0.008\ 0^{***}(0.001\ 5)$	$0.003\ 0$
男性	$-0.077\ 3^{***}(0.028\ 3)$	$-0.029\ 0$
自评健康存量	$-0.630\ 2^{***}(0.029\ 6)$	$-0.236\ 1$
小学	$0.051\ 1(0.050\ 1)$	$0.019\ 2$
小学以上	$-0.078\ 8^{**}(0.035\ 5)$	$-0.029\ 5$
有配偶	$-0.112\ 1^{***}(0.039\ 2)$	$-0.042\ 0$
家庭规模	$0.001\ 9(0.008\ 6)$	$0.000\ 7$
家庭年总收入	$-0.013\ 6^{***}(0.004\ 2)$	$-0.005\ 1$
拥有土地面积	$9.13e-06(0.000\ 1)$	$3.42e-06$
2013 年	$-0.054\ 0^{*}(0.031\ 5)$	$-0.020\ 2$
省(区、市)变量: (以福建为比较组)		
河北	$0.014\ 6(0.087\ 1)$	$0.005\ 5$
浙江	$-0.310\ 9^{***}(0.093\ 9)$	$-0.115\ 9$
山东	$-0.201\ 9^{**}(0.081\ 0)$	$-0.075\ 9$
广东	$-0.128\ 8(0.099\ 8)$	$-0.048\ 6$
江苏	$0.029\ 3(0.101\ 3)$	$0.011\ 1$

续表

	回归系数	边际效应
山西	−0.127 4(0.094 8)	−0.048 1
河南	−0.044 1(0.081 8)	−0.016 7
安徽	−0.071 4(0.087 5)	−0.027 0
湖北	0.028 6(0.096 4)	0.010 8
湖南	0.052 8(0.092 7)	0.020 0
江西	0.064 6(0.097 6)	0.024 4
辽宁	−0.123 3(0.097 2)	−0.046 5
黑龙江	0.399 5***(0.154 6)	0.147 7
吉林	0.042 2(0.127 4)	−0.016 0
广西	−0.067 2(0.096 1)	−0.025 4
贵州	−0.140 7(0.132 4)	−0.053 1
内蒙古	0.094 1(0.102 7)	0.035 6
青海	0.205 6(0.130 1)	0.077 3
陕西	−0.198 7**(0.098 0)	−0.074 7
四川	−0.092 7(0.080 1)	−0.035 0
甘肃	0.247 8**(0.103 7)	0.092 9
新疆	0.726 0**(0.291 5)	0.254 6
云南	−0.070 0(0.088 5)	−0.026 5
重庆	0.013 8(0.122 7)	0.005 2
常数项	−0.124 6(0.137 2)	—
LR chi2	722.15***	
Pseudo R^2	0.055 4	
Log likelihood	−6 161.576	
观测样本	9 419	

注:(1)括号中数值为标准差;(2)*、**、***分别表示在10%、5%、1%统计水平上显著。

资料来源:作者计算整理所得。

首先,从本书关注的核心变量——新农合制度——来看,是否参合、是否参加新农合补充医疗保险以及新农合报销方式是否即时这 3 个指标会使农村居民的自评健康损耗增加。尤其是,是否参合对农村居民自评健康损耗的影响在 5% 统计水平上具有显著性。边际效应计算结果显示,假设其他变量不变,与未参合者相比较,参合者的自评健康损耗的概率会增加 3.79 个百分点。对此,一种比较合理的解释是,随着新农合实现全国范围内覆盖,尤其是这项政策不断调整和拓展保障范围,提升保障能力,农村居民的就医可及性提高,比如增加体检次数,可能使得农民检查出一些以前自己不知道的病症,反而降低了自评健康程度(程令国和张晔,2012)。

其次,从社会人口学特征与自评健康损耗关系看,年龄在 1% 统计水平上具有显著的正向作用,即随着年龄每增加 1 岁,农村居民的自评健康损耗的可能性会明显增加 0.3%。性别对自评健康损耗具有负向作用,且在 1% 水平上具有统计显著性。边际效应计算结果表明,在其他变量不变条件下,男性比女性发生健康损耗的概率会降低 2.9%。受教育程度对自评健康损耗的影响作用存在差异,与小学以下文化水平者相比,接受过初中及以上教育的农村居民自评健康损耗发生率会明显降低约 3%。这说明接受的教育水平越高,农村居民了解的健康知识尤其是预防性知识越多,会显著增加其健康预防和康复意识,从而使自评健康损耗发生率下降。此外,与没有配偶者相比,有配偶者的自评健康损耗发生率减少了 4.2%,这一结果在 1% 统计水平上具有显著性。

再次,从家庭支持特征看,家庭经济状况对自评健康损耗具有显著的负向作用。由表 5.5 可知,当其他变量不变时,家庭年总收入每增加 1 万元,农村居民自评健康损耗发生率会明显降低 0.49%。

最后,表 5.5 还汇报了省(区、市)虚拟变量和年份虚拟变量的回归结果。从省(区、市)层面看,浙江、山东、陕西这 3 省份的农村居民自评健康损耗显著低于福建省农村居民,但是黑龙江、甘肃和新疆这 3 省(自治区)的农村居民自评健康损耗则显著比福建省农村居民高。

5.3.2 新农合对农村居民心理健康的影响作用

表 5.6 汇报了农村居民心理健康影响因素的回归估计结果。由表 5.6 可知,模型 F 值为 60.14,R^2 为 0.167 1,这说明模型模拟结果较好。首先,作为本书关注的关键变量,回归结果显示,新农合制度对农村居民心理健康的影响作用并不一致。具体而言,新农合报销方式是否即时不仅会降低农村居民抑郁程度,提高其心理健康水平,而且在 1% 统计水平上具有显著性。这说明随着新农合补偿政策的调整,尤其是简化报销方式和程序,提高了农村居民受益水平,从而使农村居民的心理健

康明显改善。边际效应计算结果表明,当其他变量不变时,与先付费后报销的新农合补偿方式相比,即时报销方式会使农村居民心理抑郁分值明显下降 0.27 左右。然而,是否参合、是否参加新农合补充医疗保险这两个变量对农村居民心理健康不具有统计显著性作用。

表 5.6　　　　　　　　　　农村居民心理健康影响因素的回归估计结果

变量	回归系数	变量	回归系数
参加新农合	0.111 4(0.158 4)	安徽	1.067 7***(0.320 4)
参加补充保险	−0.069 4(0.225 9)	湖北	0.945 6***(0.328 7)
即时报销方式	−0.270 6***(0.109 7)	湖南	1.185 8***(0.320 4)
年龄	0.161 9***(0.046 7)	江西	0.812 0**(0.333 1)
年龄的平方	−0.001 3***(0.000 4)	辽宁	−0.273 2(0.338 0)
男性	−1.133 3***(0.093 5)	黑龙江	0.579 3(0.522 9)
自评健康好	−3.266 3***(0.098 1)	吉林	0.101 8(0.445 3)
小学	−0.209 5(0.164 2)	广西	0.584 7*(0.331 1)
小学以上	−0.930 2***(0.123 7)	贵州	0.012 4(0.447 4)
有配偶	−1.147 3***(0.134 9)	内蒙古	1.582 2***(0.347 4)
家庭规模	−0.044 3(0.029 2)	青海	2.827 3***(0.449 8)
家庭年总收入	−0.039 0***(0.009 5)	陕西	1.318 0***(0.342 5)
拥有土地面积	−0.000 9***(0.000 2)	四川	1.741 5***(0.274 3)
2013 年	−0.637 3***(0.107 2)	甘肃	2.036 1***(0.356 5)
河北	0.854 7***(0.302 4)	新疆	−2.066 5**(0.899 7)
浙江	−0.801 4***(0.317 6)	云南	1.525 4***(0.303 2)
山东	−0.377 4(0.278 2)	重庆	1.771 0***(0.408 7)
广东	0.067 6(0.336 3)	常数项	6.377 0***(1.525 5)
江苏	−0.153 1(0.352 8)	观测样本	11 432
山西	0.308 2(0.329 0)	F 值	60.14***
河南	0.191 0(0.285 0)	R^2	0.167 1

注:(1)括号中数值为标准差;(2)*、**、***分别表示在 10%、5%、1%统计水平上显著;(3)省(区、市)变量分组是以福建省为比较组。

资料来源:作者计算整理所得。

　　其次,在人口学特征方面,年龄及年龄的平方项均在 1%水平上具有统计显著性。即随着年龄增加,农村居民心理抑郁程度呈现出先增后减趋势。男性、自评健康较好者、小学及以上文化水平者、有配偶者,他们的心理抑郁分值较低,其心理健康水平较高。

最后,从其他控制变量看,家庭年总收入对农村居民的心理抑郁得分具有显著的负向作用。这说明现阶段农村居民收入增加会促进其心理健康改善。家庭拥有的土地面积也对农村居民的心理抑郁程度具有显著的负向作用。与 2011 年相比较,2013 年农村居民心理抑郁分值明显减低,这反映了随着农村社会经济发展,农村居民生活质量改善,其精神状态也不断增进。在省(区、市)变量上,农村居民的心理健康存在地区差异。

5.3.3 新农合对农村居民日常活动自理能力的影响作用

在全部观测样本中,有 7 983 人汇报了其日常活动自理能力情况。结合前文关于日常活动自理能力的衡量与定义,本节内容主要从日常活动自理能力是否受损来考察新农合的政策效果。模型回归结果由表 5.7 给出,总体而言,模型模拟结果较好。

表 5.7　　　　农村居民日常活动自理能力受损影响因素的回归估计结果

变量	边际效应	变量	边际效应
参加新农合	0.013 9(0.017 2)	湖北	0.018 7(0.034 7)
参加补充保险	0.005 5(0.024 6)	湖南	0.051 9(0.034 2)
即时报销方式	0.002 1(0.012 0)	江西	0.042 8(0.034 8)
年龄	0.006 7***(0.000 5)	辽宁	$-$0.044 0(0.034 8)
男性	0.004 1(0.010 0)	黑龙江	$-$0.087 6*(0.049 9)
自评健康较好	$-$0.183 0***(0.008 8)	吉林	0.011 3(0.046 3)
小学	0.006 8(0.017 3)	广西	$-$0.044 3(0.034 8)
小学以上	$-$0.032 1**(0.013 5)	贵州	$-$0.116 0***(0.040 9)
有配偶	$-$0.034 2***(0.012 7)	内蒙古	0.000 5(0.035 1)
家庭规模	0.002 1(0.002 9)	青海	$-$0.016 9(0.044 8)
家庭年总收入	$-$0.003 9**(0.001 6)	陕西	$-$0.035 4(0.035 5)
2013 年	$-$0.004 2(0.010 9)	四川	0.071 3**(0.028 8)

续表

变量	边际效应	变量	边际效应
河北	−0.010 4(0.031 5)	甘肃	−0.025 8(0.036 4)
浙江	−0.171 7***(0.029 7)	新疆	0.035 6(0.086 7)
山东	−0.047 5*(0.029 3)	云南	0.036 3(0.032 6)
广东	−0.106 1***(0.033 5)	重庆	0.051 5(0.043 0)
江苏	−0.074 2**(0.036 2)	观测样本	7 983
山西	0.038 8(0.035 0)	似然卡方值	906.44***
河南	−0.027 6(0.030 1)	对数似然值	−4 203.614 1
安徽	−0.025 0(0.030 7)	R^2	0.097 3

注:(1)括号中数值为标准差;(2)*、**、***分别表示在10%、5%、1%统计水平上显著;(3)省(区、市)变量分组是以福建省为比较组。

资料来源:作者计算整理所得。

从新农合制度层面看,回归结果显示,新农合未明显使农村居民日常活动自理能力受损。换言之,随着新农合政策基本覆盖全体农村居民,其保障范围和政策补偿比例不断扩大,在一定程度上至少未使农村居民的日常生活自理能力发生恶化。由于日常活动自理能力受损是一个反向指标,这也反映出新农合政策有利于保障或增进农村居民健康福祉。

从年龄看,年龄会使农村居民日常活动自理能力受损概率增加,这一结论在1%统计水平上具有显著性。边际效应计算结果表明,在其他变量不变条件下,农村居民的年龄每增加1岁,其日常活动自理能力受损的概率将会显著增加约0.67%。从自评健康状况看,与自评健康状况较差者相比较,自评健康状况较好者日常活动自理能力受损概率明显降低,且这一结论在1%水平上具有统计显著性。同样地,受教育程度是否为小学以上、是否有配偶这两个变量也对农村居民的日常活动自理能力受损具有显著的负向作用。即与受教育程度为小学以下者相比较,接受过小学以上教育的农村居民的日常活动自理能力受损概率明显减少;与无配偶的农村居民相比较,有配偶者的日常活动自理能力受损概率也显著降低。

从家庭经济状况看,家庭年总收入对农村居民日常活动自理能力受损产生负向作用,并且这一结论在5%水平上具有统计显著性。边际效应计算结果显示,假设其他变量不变,农村居民家庭年总收入每增加1万元,其日常活动自理能力受损的概率将会显著减少0.39%。这表明收入增加反映了社会发展水平增长,体现了农村居民获得医疗保健服务的能力增强,进而有助于改善其健康。

从省(区、市)虚拟变量看,由于不同地区社会经济发展水平不同,以及区域环境因素也存在差异,农村居民的日常活动自理能力受损概率也存在较为明显的地区差异。比如,与福建省农村居民相比较,浙江省、山东省、广东省、江苏省、贵州省和黑龙江省的农村居民日常活动自理能力受损的概率均明显降低,这说明经济发展水平(如浙江省、山东省、广东省和江苏省)和当地环境(如贵州省)对农村居民健康具有重要影响作用。由于四川省地处盆地地区,与福建省相比较而言,四川省气候相对湿润,且秋冬季节大雾天数较长,该省农村居民日常活动自理能力受损概率会明显增加约 7.13%。

5.3.4 新农合对农村居民慢性病罹患状况的影响作用

慢性病状况是反映一个国家或地区经济社会发展、卫生保健水平和人口健康状况的重要指标,也是制定国家公共卫生与疾病预防控制相关政策不可或缺的基础信息。然而,慢性病已经成为中国的头号健康威胁:全国慢性病患者已经超过2.6 亿,因慢性病导致的死亡占总死亡的比例高达 86.6%,并且因此疾病负担也超过疾病总负担的 70%。不仅如此,来自 CHARLS 数据调查结果也表明,45 岁以上农村居民人均至少患有 1 种慢性病。因此,本节内容重点考察新农合对农村居民慢性病状况的政策效果。模型回归结果由表 5.8 给出,总体而言,模型模拟结果较好。

表 5.8 农村居民慢性病罹患数量影响因素的回归估计结果

变量	回归系数	变量	回归系数
参加新农合	0.067 9* (0.042 6)	河南	0.294 7*** (0.073 1)
参加补充保险	0.095 8* (0.060 7)	安徽	0.394 5*** (0.077 4)
即时报销方式	−0.021 8(0.029 5)	湖北	0.530 5*** (0.084 4)
年龄	0.013 3*** (0.001 3)	湖南	0.535 9*** (0.082 3)
男性	−0.028 5(0.032 6)	江西	0.305 4*** (0.085 5)
自评健康较好	−0.879 7*** (0.026 5)	辽宁	0.298 6*** (0.086 8)
年度每月饮酒次数少于 1 次	0.022 9(0.046 0)	黑龙江	0.854 4*** (0.134 1)

续表

变量	回归系数	变量	回归系数
年度每月饮酒次数超过1次	0.114 9***(0.031 4)	吉林	0.623 6***(0.114 3)
吸烟	0.054 1*(0.012 7)	广西	0.020 3(0.085 0)
小学	0.018 4(0.042 0)	贵州	0.084 5(0.114 9)
小学以上	−0.071 9**(0.031 7)	内蒙古	0.922 7***(0.089 2)
有配偶	0.043 4(0.034 3)	青海	0.579 8***(0.115 5)
家庭规模	0.004 2(0.007 5)	陕西	0.356 5***(0.087 9)
家庭年总收入	0.003 7(0.002 6)	四川	0.782 8***(0.070 5)
拥有土地面积	0.000 1*(0.000 06)	甘肃	0.369 5***(0.091 5)
2013年	−0.181 1***(0.027 5)	新疆	−0.099 8(0.230 9)
河北	0.533 2**(0.077 6)	云南	0.233 3***(0.077 9)
浙江	0.116 3(0.081 5)	重庆	0.614 3***(0.104 9)
山东	0.102 9(0.071 5)	常数项	0.882 1***(0.118 5)
广东	−0.238 7***(0.086 2)	观测样本	11 432
江苏	0.352 7**(0.090 5)	F值	55.65***
山西	0.160 5**(0.084 4)	R^2	0.163 5

　　注:(1)括号中数值为标准差;(2)*、**、*** 分别表示在 10%、5%、1% 统计水平上显著;(3)省(区、市)变量分组是以福建省为比较组。

　　资料来源:作者计算整理所得。

　　从新农合制度层面看,回归结果显示,作为新农合制度代理变量,尽管即时报销的新农合补偿方式对农村居民慢性病罹患数量不产生显著性作用,但是否参合、是否参加新农合补充保险这两个变量却会使农村居民慢性病罹患数量增加,且在10%统计水平上具有显著性。对此,一种较为合理的解释是,随着新农合覆盖范围扩大,加上农村居民参合年限的增加,农村居民的医疗卫生服务可及性(尤其是住院利用)明显提高,通过接受正规医疗服务,农村居民更容易被医生检查出一些以前自身未发现的慢性病,从而使其知晓自己罹患的慢性病数量增加。这也恰好说明,新农合政策有助于提高农村居民对自身健康状况的了解,为其预防治疗慢性病提供了机会。与此同时,由于慢性病具有长期性、难以治愈等特点,需要调整新农合政策补偿范围和保障力度,采取多元化防控措施,强化新农合与分级诊疗制度改革力度，以确保新农合能够有针对性地应对慢性病的挑战。

从社会人口学和经济特征看，年龄、自评健康状况、饮酒、吸烟、受教育程度以及家庭拥有的土地面积等会显著影响农村居民慢性病状况。具体而言，随着年龄的增加，农村居民罹患慢性病数量也会增加，这一结论在 1‰ 统计水平上具有显著性。自评健康状况对农村居民慢性病状况具有显著的负向作用，即自评健康状况较好者比自评健康状况较差者慢性病罹患数量明显减少。从个人生活方式看，吸烟和饮酒会使农村居民慢性病状况恶化：与不吸烟人群相比较，吸烟者罹患的慢性病数量会明显增加；与不饮酒者相比较，饮酒者尤其是饮酒频率过高者罹患慢性病的数量也会显著增加。这说明改善农村居民健康状况，还需要普及健康知识和倡导健康文明生活方式，增强农村居民维护和促进自身健康的能力。此外，拥有的土地面积也会显著增加农村居民的慢性病数量，使农村居民慢性病状况恶化，但是这种负向作用比较小。产生这一结果的原因主要是，家庭拥有的土地面积越多，农村居民需要增加农业劳动投入，使其罹患慢性病（比如关节性疾病和消化系统疾病等）的风险增加。

从省（区、市）层面看，农村居民慢性病罹患数量存在地区差异。其中，广东省农村居民慢性病状况比福建省居民好，而河北、河南、安徽、湖南、湖北、江西、江苏、四川、重庆、云南、山西、陕西、青海、内蒙古以及东北三省等地区农村居民罹患的慢性病数量均明显多于福建省农村居民。

5.4   新农合对农村居民健康生活方式影响的实证研究

2016 年 10 月，中共中央和国务院颁布了《"健康中国 2030"规划纲要》（以下简称《纲要》）。《纲要》指出，"核心是以人民健康为中心……把健康融入所有政策，人民共建共享的卫生与健康工作方针，针对生活行为方式、生产生活环境以及医疗卫生服务等健康影响因素……推行健康生活方式，减少疾病发生，强化早诊断、早治疗、早康复，实现全民健康"。其中，控烟限酒成为推行健康生活方式的重要内容。因此，本节主要考察新农合在实现全覆盖后的政策变化究竟对农村居民吸烟与饮酒行为产生何种影响。相应的实证研究结果由表 5.9 和表 5.10 给出。

表 5.9　　　　　　　　　　农村居民吸烟行为影响因素的回归估计结果

变量	边际效应	变量	边际效应
参加新农合	0.033 9***(0.012 0)	湖南	0.294 7***(0.073 1)
参加补充保险	−0.017 4(0.017 4)	江西	0.394 5***(0.077 4)
即时报销方式	0.000 2(0.008 7)	辽宁	0.530 5***(0.084 4)
年龄	−0.000 3(0.000 4)	黑龙江	0.535 9***(0.082 3)
男性	0.475 2***(0.003 5)	吉林	0.305 4***(0.085 5)
小学	−0.007 2(0.012 0)	广西	0.298 6***(0.086 8)
小学以上	−0.024 1***(0.008 8)	贵州	0.854 4***(0.134 1)
有配偶	−0.022 0**(0.010 2)	内蒙古	0.623 6***(0.114 3)
家庭规模	−0.003 7*(0.002 2)	青海	0.020 3(0.085 0)
家庭年总收入	0.000 1(0.000 8)	陕西	0.084 5(0.114 9)
2013 年	0.137 0***(0.033 9)	四川	0.922 7***(0.089 2)
河北	−0.021 1(0.096 6)	甘肃	0.579 8***(0.115 5)
浙江	−0.160 8(0.102 6)	新疆	0.356 5***(0.087 9)
山东	0.003 5(0.002 5)	云南	0.782 8***(0.070 5)
广东	0.000 1*(0.000 06)	重庆	0.369 5***(0.091 5)
江苏	−0.181 1***(0.027 5)	观测样本	11 432
山西	0.533 2**(0.077 6)	似然卡方值	4 881.93***
河南	0.116 3(0.081 5)	对数似然值	−4 918.174 9
安徽	0.102 9(0.071 5)	Pseudo R^2	0.331 7

注:(1)括号中数值为标准差;(2)*、**、*** 分别表示在 10%、5%、1%统计水平上显著;(3)省(区、市)变量分组是以福建省为比较组。

资料来源:作者计算整理所得。

表 5.10　　　　　　　　　农村居民饮酒行为影响因素的回归估计结果

	是否饮酒	每月饮酒频率是否大于 1 次
参加新农合	0.017 8(0.013 8)	0.018 5(0.021 7)
参加补充保险	−0.015 4(0.019 9)	−0.008 2(0.032 3)
即时报销方式	−0.015 6(0.009 7)	−0.004 2(0.016 0)
年龄	−0.003 4***(0.000 4)	0.000 7(0.000 7)

续表

	是否饮酒	每月饮酒频率是否大于 1 次
男性	0.370 8***(0.006 1)	0.220 5***(0.014 2)
自评健康较好	0.085 4***(0.008 8)	0.034 5**(0.015 1)
小学	0.008 4(0.013 6)	−0.014 4(0.021 7)
小学以上	0.020 8**(0.010 3)	−0.022 2(0.015 8)
有配偶	−0.004 2(0.011 5)	0.008 3(0.019 3)
家庭规模	−0.003 8(0.002 5)	−0.008 1**(0.004 0)
家庭年总收入	0.001 7*(0.001 0)	0.001 6(0.001 5)
2013 年	0.028 1*(0.009 1)	0.021 7(0.014 8)
省(区、市)变量： (以福建为比较组)		
河北	0.085 4***(0.025 0)	0.073 5(0.052 0)
浙江	0.067 8***(0.026 0)	0.235 1***(0.050 3)
山东	0.100 8***(0.022 9)	0.216 5***(0.046 7)
广东	−0.027 9(0.026 4)	0.045 9(0.063 3)
江苏	0.077 7***(0.029 5)	0.114 1**(0.058 2)
山西	−0.060 1**(0.025 4)	−0.064 6(0.065 3)
河南	0.079 3***(0.023 4)	0.085 5*(0.049 8)
安徽	0.176 8***(0.025 1)	0.206 6***(0.047 8)
湖北	0.124 4***(0.027 4)	0.189 2**(0.051 3)
湖南	0.089 1***(0.026 5)	0.246 1***(0.049 5)
江西	0.132 5***(0.027 8)	0.219 6***(0.050 6)
辽宁	0.087 2***(0.028 3)	0.221 4***(0.052 2)
黑龙江	0.100 7**(0.044 6)	0.183 9**(0.074 8)
吉林	0.109 9***(0.038 1)	0.143 1**(0.067 2)
广西	0.028 0(0.027 2)	0.202 2***(0.054 2)
贵州	0.233 4***(0.038 3)	0.256 1***(0.054 5)
内蒙古	0.099 6***(0.028 3)	0.150 2***(0.054 1)
青海	0.089 8**(0.038 0)	−0.200 4***(0.077 9)
陕西	−0.048 7*(0.026 6)	−0.083 0(0.066 9)

续表

	是否饮酒	每月饮酒频率是否大于1次
四川	0.116 9***（0.022 4）	0.245 5***（0.045 7）
甘肃	0.017 9（0.028 8）	−0.081 0（0.066 1）
新疆	−0.238 4**（0.032 6）	—
云南	0.083 6***（0.025 1）	0.163 2***（0.051 2）
重庆	0.072 7**（0.033 8）	0.208 7***（0.060 7）
LR chi2	2 861.31***	426.23***
Pseudo R^2	0.194 9	0.102 7
Log likelihood	−5 910.930 8	−1 862.062
观测样本	11 432	3 906

注:(1)给出的数值为边际效应值,括号中数值为标准差;(2)*、**、***分别表示在10%、5%、1%统计水平上显著,"—"表示不存在。

资料来源:作者计算整理所得。

5.4.1　新农合对农村居民吸烟行为的影响作用

由表5.9可知,模型对数似然值为−4 918.174 9,似然卡方值为4 881.93,且在1%统计水平上具有显著性,拟合 R^2 为33.17%,这说明模型拟合效果较好。

首先,从新农合制度看,是否参合变量的符号为正,且在1%水平上具有统计显著性。边际效应计算结果表明,在其他变量不变的情况下,与未参合者相比较,参合者吸烟概率明显增加约3.39%。是否参加新农合补充保险、报销方式是否即时这两个变量对农村居民吸烟行为不具有统计显著性作用。

其次,从社会人口经济学特征看,在性别上,男性比女性吸烟的可能性会显著增加约47.52%。在受教育程度上,与未接受过正规教育的农村居民相比较,接受过正规教育者吸烟概率会降低,尤其是接受小学及以上教育者的吸烟概率会显著降低2.41%。在婚姻状况上,有无配偶的符号显著为负,即与无配偶者相比较,有配偶者吸烟概率会明显减少2.20%。类似地,随着家庭规模增加,农村居民吸烟的可能性会减少0.37%,这一结论在10%统计水平上具有显著性。

最后,从省(区、市)变量看,各省(区、市)农村居民吸烟行为也存在较大差异。具体而言,中西部大多数省(区、市)农村居民吸烟率明显高于福建省,而浙江、江苏等省的农村居民吸烟率比福建省低。

5.4.2　新农合对农村居民饮酒行为的影响作用

对农村居民饮酒行为影响因素的考察,本节主要从是否饮酒和饮酒人群的饮酒频率两方面衡量,模型回归结果由表 5.10 给出。由表 5.10 可知,两个模型总体拟合效果较好。具体就各变量作用方向及程度而言,各变量的影响作用存在差异。具体如下:

从新农合制度看,参合者饮酒概率和饮酒频率均增加,但是与未参合组无显著性差异。同样地,是否参加新农合补充医疗保险、报销方式是否即时使农村居民饮酒概率和饮酒频率减少,但是并不具有统计显著性差异。

在年龄上,年龄对农村居民是否饮酒产生负向作用,并且在 1％统计水平上具有显著性。边际效应计算结果显示,在其他变量不变的情况下,随着年龄每增加 1 岁,农村居民饮酒的可能性会降低 0.34％。在性别上,男性比女性饮酒的概率会显著增加约 37.08％,而且饮酒频率也会明显增加 22％以上。在受教育程度上,与未接受过正规教育的农村居民相比较,接受过正规教育者饮酒概率会增加,尤其是接受小学及以上教育者的饮酒概率会显著增加 2.08％。从自评健康状况看,与自评健康状况较差者相比较,自评健康状况较好的农村居民饮酒概率会明显增加 8.54％。家庭规模对饮酒频率具有显著的负向作用,即随着家庭规模增加,农村居民每月饮酒频率超过 1 次的概率会减少 0.81％,这一结论在 5％统计水平上具有显著性。除此以外,家庭经济状况也会增加农村居民的饮酒概率和饮酒频率,尤其是随着家庭年总收入每增加 1 万元,农村居民饮酒概率会显著增加 0.17％。

从省(区、市)变量看,各省(区、市)农村居民饮酒行为也存在较大差异,这可能是由于各省(区、市)饮酒文化或者社会经济发展水平存在差异。

5.5　本章小结

本章内容主要考察新农合对农村居民健康状况和健康生活方式的影响作用,具体而言,健康状况包括自评健康损耗、心理健康、日常活动自理能力受损、慢性病数量等维度,健康生活方式则关注农村居民的吸烟和饮酒行为。利用 2011 年和

2013年两期"中国健康与养老追踪调查"(CHARLS)数据,本章有如下发现:

首先,农村居民的慢性病罹患及防控形势不容乐观,研究结果表明,当前农村居民人均至少患有1种慢性病。

其次,从农村居民健康状况层面看,新农合的健康改善作用会因健康状况衡量方式不同而存在差异。具体而言,随着新农合实现全国范围内覆盖,该制度保障能力提升,农村居民的就医可及性提高,尤其是简化报销方式和程序,提高了农村居民受益水平,从而使农村居民的心理健康明显改善。与此同时,新农合还在一定程度上至少未使农村居民的日常生活自理能力发生恶化,体现了新农合对农村居民的健康促进作用。然而,值得注意的是,随着参合年限的增加,农村居民获得正规医疗服务利用的可能性增加,可能使得农民检查出一些以前自己不知道的病症,反而降低了自评健康程度,并使其知晓自己罹患的慢性病数量增加。尤其是尽管新农合政策有助于提高农村居民对自身健康状况的了解,为其预防治疗慢性病提供了机会,但是由于慢性病具有长期性、难以治愈等特点,需要调整新农合政策补偿范围和保障力度,亟须推进以慢性病防控为重点的分级诊疗制度建设,以确保新农合能够有针对性地应对慢性病的挑战。

最后,从农村居民生活方式层面看,尽管参合者比未参合者吸烟率明显增加,但是,新农合并未明显改变农村居民饮酒行为。这说明今后一段时间内,新农合政策着力点应以普及健康生活为重点内容,加大健康预防和保障宣传,转变农村居民不健康的生活方式,从而实现全方位、全周期维护和保障人民健康,大幅提高农村居民健康水平,显著改善其健康不平等状况,进而降低其健康医疗负担。

第 6 章

新农合对农村居民收入
效应的实证研究

　　自 2009 年"新医改"实施之后,新农合已在全国范围内基本实现全覆盖,且保障力度不断加大,并于 2012 年启动大病保险制度试点工作,社会各界对新型农村合作医疗制度(简称"新农合")的政策目标——提高农村居民就医可及性、增进健康福祉以及降低医疗负担,实现解决农村居民因病致贫返贫问题——非常明确,但对是否降低医疗负担却不甚确定。尤为重要的是,目前,中国农村居民老龄化趋势加剧,农村人口面临的健康风险加大,特别是重大疾病和慢性疾病风险明显增加,农村居民面临未来医疗支出的不确定性增加。不仅如此,为应对未来疾病风险,农村居民及其家庭不但会减少当期包括食品在内的非医疗消费,而且会陷入因病致贫返贫陷阱。那么,该项政策究竟如何作用于农村居民医疗负担,能否有效缓解其因病致贫返贫问题呢? 除了医疗费用支出之外,它是否还会影响农村居民其他消费决策?[①] 以往研究尽管从不同层面分别进行了探讨,但是,由于使用的数据和研究方法的不同,得出了不同的研究结论,甚至结论存在重大分歧,从而不利于准确认识和把握新农合的政策效果。因此,本章将利用 2011 年和 2013 年两期 CHARLS 调查数据,从医疗费用、非医疗消费支出[②]以及减贫效果三个维度,考察新农合的收入效应。

---

　　① 经验研究表明,公共医疗保险项目会影响家庭预防性储蓄和消费(Bai et al. ,2014;East and Kuka, 2015;Gruber and Yelowtiz,1999;白重恩等,2012;蔡伟贤和朱峰,2015;丁继红等,2013;高梦滔,2010;黄学军和吴冲锋,2006;马双等,2010;马双和张劫,2011;臧文斌等,2012;周钦等,2015)。

　　② 非医疗消费主要是指衣着、家庭耐用品、取暖、旅游交通、物业、捐赠、税费、教育培训等支出,不包括生产性投资消费。

6.1　农村居民的贫困状况、医疗费用与非医疗消费情况分析

6.1.1　农村居民的贫困状况分析

作为一种社会建构的概念,贫困的度量是国际社会政策学界和扶贫领域中的难题之一(顾昕,2011)。一般地,贫困与否包括目前和未来两个方面,前者用贫困发生率度量,后者则用贫困脆弱性衡量[①](许庆等,2016)。贫困发生率是指一个国家或地区贫困个体占所有个体的比例。贫困脆弱性是指农户将来陷入贫困的可能性,能识别目前并不贫困但未来可能陷入贫困的农户,以及那些未来将无法脱离贫困的家庭或个人。

表6.1给出了受访农村居民贫困发生率和贫困脆弱性情况。由表6.1可知,全部样本中,参合组贫困发生率为59.23%,比未参合组高约7.49%。纵向来看,2011年参合组和未参合组的贫困发生率分别是53.27%和47.41%,2013年则分别增加了12.26%和9.43%。总的来说,参合组贫困发生率高于未参合组。

表6.1　　　　　　　　　　　农村居民贫困发生率和贫困脆弱性情况

	贫困发生率			贫困脆弱性	
	全部样本	2011年	2013年	以50%为门槛值	以75%为门槛值
参合组	0.592 3 (0.491 4)	0.532 7 (0.499 0)	0.655 3 (0.475 3)	0.143 8 (0.350 9)	0.340 2 (0.473 8)
未参合组	0.517 4 (0.499 9)	0.474 1 (0.499 8)	0.568 4 (0.495 8)	0.218 2 (0.413 2)	0.414 2 (0.492 8)

注:表中数值为样本均值,且括号中数值为标准差。

资料来源:作者根据CHARLS数据计算整理所得。

此外,从农村居民未来陷入贫困的风险层面看,无论是以50%为门槛值还是以75%为门槛值[②],参合居民未来陷入贫困的概率明显低于未参合组。

---

① 具体的概念界定与度量请参见本章后文"6.2.2变量说明"内容,在此不再赘述。

② 在贫困脆弱性研究中,脆弱性的门槛值确定具有主观随意性。根据Chaudhuri等(2002)、Chiwaula等(2011)、万广华等(2011)、樊丽明和解垩(2014)的研究,本书使用了50%和75%这两个脆弱性的门槛值来做敏感性分析。

6.1.2　农村居民的医疗费用情况分析

表 6.2 描述了受访农村居民的医疗费用情况,分别是过去一月内自付门诊费用和过去一年内自付住院费用。2011 年,农村居民门诊和住院自付费用支出分别约为 171 元和 4 190 元。2013 年,农村居民门诊和住院自付费用均有明显上涨,分别增加至 902 元和 5 703 元左右。[①] 进一步比较参合组和未参合组医疗费用情况,可以发现,参合组的门诊自付费用为 470 元,比未参合组的门诊自付费用减少 700余元,但是,参合组的住院自付费用却比未参合组增加近 1 200 元。这表明目前以住院补偿为核心的新农合政策使农村居民尤其是病患居民的住院费用支出增加。

表 6.2　　　　　　　农村居民医疗费用和负担情况:2011 年和 2013 年

	全部样本	2011 年	2013 年	参合组	未参合组
	均值	均值	均值	均值	均值
过去一月内自付 门诊费用(万元)	0.052 9 (0.383 1)	0.017 1 (0.070 9)	0.090 2 (0.540 2)	0.047 0 (0.255 1)	0.117 7 (1.019 6)
过去一年内自付 住院费用(万元)	0.504 1 (1.026 0)	0.419 0 (0.897 8)	0.570 3 (1.111 7)	0.513 7 (1.051 4)	0.393 2 (0.659 1)
灾难性医疗支出 (1=是,0=否)	0.265 8 (0.441 8)	0.072 2 (0.258 9)	0.472 2 (0.499 3)	0.268 6 (0.443 3)	0.237 9 (0.426 0)

注:(1)门诊费用和住院费用仅指发生门诊利用和住院利用的农村居民的医疗支出,不是所有观测样本;(2)括号中数值为标准差。

资料来源:作者根据 CHARLS 数据计算整理所得。

此外,从是否发生灾难性医疗支出层面进一步考察了农村居民医疗负担情况。灾难性医疗支出是指家庭医疗支出占非食品性消费支出的比重是否超过 40%[②](Xu et al. ,2003;WHO,2009;Rahman et al. ,2013),如果家庭医疗支出占比超过40%,则可认为发生灾难性医疗支出,取值为"1",否则为"0"。由表 6.2 可知,2013年农村居民发生灾难性医疗支出的比重为 47.22%,比 2011 年增加 40%。这说明与2011 年相比较,2013 年农村居民的医疗费用负担明显增加,因病致贫返贫问题严峻。

---

① 2013 年医疗费用支出值均是以 2011 年价格计算,下同。

② 朱铭来等(2017)采用国务院城镇居民基本医疗保险评估入户调查数据,通过构建医疗服务利用对预期价格敏感性差异的面板门槛模型,发现我国灾难性医疗支出标准应为家庭年度医疗服务自负金额占收入的44.13%。

不仅如此,从是否参合看,参合组发生灾难性医疗支出的比例明显高于未参合组,这凸显了考察新农合是否切实地降低农村居民医疗负担的政策效果的重要性。

6.1.3　农村居民的非医疗消费情况分析

表 6.3 描述了受访农村居民的非医疗消费支出情况。需要说明的是,本节内容根据受访农村居民是否参加新农合,将其划分为参合组和未参合组两组。从参合组看,2011 年参合居民的非医疗消费支出约为 6 826 元,2013 年非医疗消费支出则减少了近 546 元(以 2011 年价格计算,下同)。从未参合组看,未参合农村居民2011 年和 2013 年的非医疗消费支出分别约为 7 516 元和 7 166 元,两者相差 350元。这一结果表明,新农合补偿要求农村居民先垫付医疗费用后报销,加上保障范围和水平有限,农村居民不得不减少非医疗消费支出。同时,现有经验研究还表明,医疗保险存在需求方道德风险问题。也就是说,农村居民健康状态越差,其越倾向于参加新农合。因此,对参合农村居民而言,新农合政策的实施提高了其就医可及性,可能使其被诊断出以往自己不知道的疾病(比如慢性疾病等),从而增加医疗支出,挤占了非医疗消费。

表 6.3　　　　　　　农村居民非医疗消费支出情况:2011 年和 2013 年

	全部样本	2011 年	2013 年
参合组	6 560.156 0	6 825.967 0	6 279.633 0
	(16 805.570 0)	(12 773.160 0)	(20 204.110 0)
未参合组	7 354.942 0	7 515.907 0	7 165.512 0
	(19 578.370 0)	(18 271.230 0)	(21 030.870 0)

注:表中数值为样本均值,且以 2011 年价格进行计算所得,单位为"元",括号中数值为标准差。
资料来源:作者根据 CHARLS 数据计算整理所得。

6.2　实证模型设定、变量说明与描述性统计结果分析

6.2.1　实证模型设定

为便于考察新农合的收入效应,本节分为以下三个部分,分别是农村居民医疗费用支出、非医疗消费与贫困发生率。其中,医疗费用支出又分为门诊、住院和灾

难性医疗支出三个维度。

6.2.1.1 医疗服务利用费用支出实证模型设定

本书利用四部模型法考察新农合对中国农村居民的医疗服务利用费用支出影响。四部模型法将研究样本分成三组,即在既定一段时间内未发生医疗支出的零医疗支出样本组、使用门诊服务样本组和使用住院服务样本组,并对非零医疗支出进行对数转换,因而使得医疗支出分布具有无偏性、一致性和近似正态性,使估计结果更为准确(Duan et al.,1983;吕美晔和王翌秋,2012)。具体如下:

模型一:农村居民的就医选择概率模型,即"是否就医"模型。该模型是关于在既定时间内观测样本选择就医的概率模型,它区分了是否就诊,是考察观测人群医疗费用负担的基础。在该模型中,样本在既定时间内发生就医(包括门诊和住院)的概率为 hos_{1i},其表达式为:

$$hos_{1i} = X_i\beta_1 + \varepsilon_{1i} \tag{6.1}$$

公式(6.1)中,当 $hos_{1i} > 0$ 时,发生了医疗费用支出;否则为 0。$\varepsilon_{1i} \sim N(0,1)$。该部分以全部样本和参加新农合的样本为研究对象,考察农村居民就医选择决策的影响因素。由于这部分就医选择决策分为"选择就医"和"不选择就医",属于"0-1"变量,故采用二元 Probit 回归模型。

模型二:住院选择概率模型。即针对选择就医的样本,考察他们是选择"门诊"还是"住院",即"0-1"变量,其表达式为:

$$hos_{2i} = X_i\beta_2 + \varepsilon_{2i} \tag{6.2}$$

公式(6.2)中,$\varepsilon_{2i} \sim N(0,1)$。与模型一相同,因变量是二分变量,同样采用二元 Probit 回归模型。

模型三:门诊样本的医疗费用支出模型。模型表达式如下:

$$\text{Ln}(Out\ cost_{1i}\big|_{hos_{1i}>hos_{2i}=0}) = X_i\beta_3 + \varepsilon_{3i} \tag{6.3}$$

公式(6.3)中,$\varepsilon_{3i} \sim N(0,\sigma^2_{\varepsilon_{3i}})$。

模型四:住院样本的医疗费用支出模型。模型表达式如下:

$$\text{Ln}(Hos\ cost_{2i}\big|_{hos_{1i}>0hos_{2i}=1}) = X_i\beta_4 + \varepsilon_{4i} \tag{6.4}$$

公式(6.4)中,$\varepsilon_{4i} \sim N(0,\sigma^2_{\varepsilon_{4i}})$。

由于模型三、模型四中因变量属于连续性变量,因而采用最小二乘法进行回归。在公式(6.1)~公式(6.4)中,hs_i 表示个体 i 的就医行为选择决策,包括是否就医,以及就医时是选择住院还是门诊;$Out\ cost_i$、$Hos\ cost_i$ 分别表示发生就医的个体 i 的自付门诊医疗费用和自付住院费用支出,在运算时使用其对数形式;X_i 表示新农合制度变量、就医次数、交通距离、个体特征和家庭特征的社会人口学和经济特征变量；ε 为误差项。

6.2.1.2 　灾难性医疗支出实证模型设定

本书主要利用 Probit 模型考察新农合对农村居民灾难性医疗支出的影响作用，计量模型设定为：

$$Cata_{it} = \varphi_0 + \varphi_1 NCMS_{it} + \varphi_2 X_{it} + \vartheta_i + \omega_{it} \tag{6.5}$$

公式(6.5)中，如前文所述，被解释变量为灾难性医疗支出发生率，如果家庭医疗支出占比超过 40%，则可认为发生灾难性医疗支出，取值为"1"，否则为"0"。$NCMS_{it}$ 为新农合制度变量，衡量第 i 个体在第 t 时期的新农合参与情况。X 为控制变量组，主要包括性别、年龄、受教育程度、婚姻状况、家庭经济状况、家庭规模等。ϑ_i 表示不随时间 t 而改变的个体特征，ω_{it} 为随个体与时间而改变的扰动项，φ_0 为常数项，$\varphi_j (j=0, \cdots, 2)$ 为待估系数。

6.2.1.3 　非医疗消费实证模型设定

本章内容对农村居民非医疗消费的计量模型设定如下：

$$Lnexpense_{it} = \eta_0 + \eta_1 NCMS_{it} + \eta_2 Lnincome_{it} + \eta_3 X_{it} + \sigma_i + \mu_{it} \tag{6.6}$$

公式(6.6)中，下标 i 和 t 分别表示观测个体和年份，被解释变量为农村居民非医疗消费量。$NCMS_{it}$ 是本书的关键变量，即农村居民的新农合参与情况；$Lnincome$ 表示家庭年度总收入对数形式。X 表示其他控制变量向量，包括农村居民人口学特征、婚姻状况、家庭经济状况、家庭规模、年份虚拟变量、地区虚拟变量等。σ_i 表示不随时间 t 而改变的个体特征，μ_{it} 为随个体与时间而改变的扰动项，η_0 为常数项，$\eta_j (j=0, \cdots, 3)$ 为待估系数。

6.2.1.4 　贫困发生率和贫困脆弱性实证模型设定

本研究模型的被解释变量为贫困发生率和贫困脆弱性。设定的计量模型如下：

$$Poverty_{it} = \alpha_0 + \alpha_1 NCMS_{it} + \alpha_2 x_{it} + z_i + \varepsilon_{it} \tag{6.7}$$

公式(6.7)中，i、t 分别表示观测个体与年份；$Poverty_{it}$ 表示第 i 个农民在第 t 时期的贫困状况，即是否贫困或者贫困脆弱性，均是二元虚拟变量(否为 0，是为 1)；$NCMS_{it}$ 为新农合制度变量，衡量第 i 个体在第 t 时期的新农合参与情况；x_{it} 为随观测个体 i 和时间 t 变化的控制变量(如年龄、婚姻、家庭农地面积等人口社会经济学特征)；z_i 表示不随时间 t 而改变的个体特征(如性别等)；ε_{it} 为随个体与时间而改变的扰动项；α_0 为常数项，$\alpha_k (k=0,1,2)$ 为待估系数。

6.2.2　变量说明

本章使用的数据同样是 2011 年和 2013 年"中国健康与养老追踪调查"（CHARLS）数据。在去掉关键变量缺失后，本章所使用的全部样本为 11 432 份，其中 2011 年和 2013 年分别有 5 898 份和 5 534 份，构造了一个混合截面数据。本研究所涉及的主要变量如下：

（1）医疗费用支出和灾难性医疗支出。医疗费用包括门诊费用和住院费用，门诊费用是指受访者过去一个月内看门诊的自付费用支出，住院费用是指过去一年内住院的自付费用支出。是否发生灾难性医疗支出为"0—1"变量，即如果家庭医疗支出占比超过 40%，为发生灾难性医疗支出，取值为"1"，否则为"0"。

（2）非医疗消费。即家庭在一年内的非医疗保健支出，包括家庭衣物消费，旅游支出，取暖费，家具、电器与耐用品等支出，教育培训支出，交通工具购买和维修支出，物业费，税费以及社会捐赠等。

（3）贫困状况。包括贫困发生率和贫困脆弱性。贫困发生率是指一个国家或地区贫困个体占所有个体的比例。根据中国现行的 2011 年每人每年 2 300 元贫困标准，如果农村居民家庭人均收入低于每年 2 300 元的贫困线，则认为其发生贫困，取值为"1"；否则视为未发生贫困，取值为"0"。贫困脆弱性[①]是指农户将来陷入贫困的可能性，本书采用 Chaudhuri（2002）的估计方法[②]。参照万广华和章元（2009）、樊丽明和解垩（2014）的做法，本书将 50% 和 75% 作为门槛值[③]，若小于该门槛值，则说明未来发生贫困，取值为"1"；否则相反，取值为"0"。

（4）新型农村合作医疗制度。首先，根据 CHARLS 两期调查数据显示，调查当年受访农民参加新农合的比例均约为 90%，有 10% 的人未参合。因此，在后文中通过区分农民"是否参合"，考察参合农民与未参合农民之间健康状况的差异性。其次，由于根据现行政策规定，新农合的给付结构范围与给付水平，以及各级医院的报销水平、起付线、封顶线和药品报销范围存在地区差异，本研究还将结合

---

①　反贫困政策成败的关键在于如何测量贫困脆弱性（Klasen and Waibel，2014；Ward，2016；蒋丽丽，2017）。

②　计算公式为：$V_{i,t} = P(Y_{i,t+1} \leqslant poorline)$，其中，$Y_{i,t+1}$ 表示第 i 个家庭在 $t+1$ 时期的脆弱性，即家庭未来收入低于贫困线（poorline）的概率。具体计算步骤详见 Chaudhuri（2002），囿于篇幅，不作详述。

③　如果预测出的个体家庭人均对数收入低于贫困线以下 50% 的概率值，称为低脆弱性；如果预测出的家庭人均对数收入低于贫困线以下 75% 的概率值，则称为高脆弱性。

CHARLS调查问卷内容,从新农合的补充医疗保险(如大病医疗等)、报销方式、门诊费用实际报销比例和住院费用实际报销比例等维度,考察新农合如何影响农村居民的医疗支出和贫困发生率。

(5)健康状况与生活方式。一般而言,农村居民对其健康状况的感知和预防保健的需要是其寻求医疗服务的重要原因。本章采用自评健康状况反映农村居民的健康状况。在 CHARLS 问卷中,个人的自评健康状况分为"极好、很好、好、一般、不好"5 个类别。为研究方便,本书把"极好、很好、好、一般"重新定义为健康状况很好的受访者,赋值为"1";把"不好"赋值为"0"。

此外,由于不健康的生活方式给农村居民健康带来危险,本章内容主要从两方面衡量:一是"是否吸烟",即吸烟,取值为"1";不吸,则为"0"。二是饮酒情况,主要通过询问受访者在过去一年内饮酒行为,包括不饮酒、饮酒频率每月超过 1 次、饮酒频率每月少于 1 次。如果其不饮酒,则赋值为"0";否则为"1"。

(6)其他控制变量。一是年度虚拟变量。本研究所使用的数据来自 2011 年和 2013 年两个年份,因此模型中加入年份虚拟变量,以控制时间差异的影响。二是省(区、市)虚拟变量。一方面反映各省(区、市)新农合参合率及相关补偿政策的差异性(如住院补偿结构),另一方面体现各省(区、市)的区位特征和文化制度背景等。三是其他变量。如年龄、教育程度、性别、婚姻状况[①]、家庭规模[②]、家庭年收入、拥有农地[③]等变量。

6.2.3　描述性统计结果分析

表 6.4 给出了主要变量的均值描述性统计值。由表 6.4 可知,从是否发生就医看,在全部样本中,超过 27% 的农村居民在既定时间内前往医疗机构寻求医疗服务;与 2011 年相比较,2013 年农村居民就诊率增加了约 1.9%。在住院概率上,选择住院服务利用的农村居民占全部样本的比例超过 1/10,2011 年住院人群比例为 8.56%,低于 2013 年的 11.75%。从医疗费用支出方面看,在全部样本中,发生医疗支出的农村居民的门诊和住院自付医疗支出分别约为 529 元和 5 041 元。但值得注意的是,2011 年就医人群的门诊和住院自付医疗费用分别是 171 元和 4 190

---

① 婚姻状况分为有配偶(包括同居、已婚与配偶住在一起)和无配偶(包括单身、分居、离异、丧偶)两类。
② 不包括主要受访者及其配偶。
③ 包括耕地、林地、水塘、牧场等。

元,2013 年则分别增加至 902 元和 5 703 元左右。从是否发生灾难性医疗支出层面看,在过去一年内,全部观测样本中 26.58% 的农村居民及其家庭医疗支出超过非食品消费支出的 40%。2011 年仅有 7.22% 的农村居民发生灾难性医疗支出,2013 年发生灾难性医疗支出的人群比例增加至 47% 以上。这些结果反映了尽管农村居民获得医疗服务利用的可及性有所提高,但是其医疗费用迅猛增加,农村居民仍面临较大的疾病经济负担。

表 6.4 样本基本描述统计(均值)

	全部样本	2011 年	2013 年
是否就医(1=是)	0.275 5(0.446 8)	0.266 0(0.441 9)	0.285 5(0.451 7)
是否住院(1=是)	0.101 0(0.301 4)	0.085 6(0.279 8)	0.117 5(0.322 0)
自付门诊费用(万元)	0.052 9(0.383 1)	0.017 1(0.070 9)	0.090 2(0.540 2)
自付住院费用(万元)	0.504 1(1.026 0)	0.419 0(0.897 8)	0.570 3(1.111 7)
发生灾难性医疗支出(1=是)	0.265 8(0.441 8)	0.072 2(0.258 9)	0.472 2(0.499 3)
非医疗消费支出(万元)	0.663 2(1.707 5)	0.689 1(1.339 1)	0.635 6(2.027 6)
发生贫困(1=是)	0.585 5(0.492 6)	0.527 1(0.499 3)	0.647 8(0.477 7)
参加新农合(1=是)	0.909 6(0.286 8)	0.905 2(0.292 9)	0.914 2(0.280 1)
参加补充医保(1=是)	0.044 1(0.205 3)	0.034 4(0.182 3)	0.054 4(0.226 8)
即时报销方式(1=是)	0.292 0(0.454 7)	0.302 1(0.459 2)	0.281 2(0.449 6)
门诊实际报销比例	0.112 7(0.194 5)	0.098 3(0.145 7)	0.127 8(0.233 8)
住院实际报销比例	0.356 1(0.284 6)	0.308 4(0.296 4)	0.393 2(0.269 6)
自评健康状况较好(1=是)	0.700 8(0.457 9)	0.695 7(0.460 2)	0.706 4(0.455 5)
吸烟(1=是)	0.344 1(0.475 1)	0.347 7(0.476 3)	0.340 3(0.473 8)
饮酒(1=是)	0.341 8(0.473)	0.336 7(0.472 6)	0.347 1(0.476 1)
年龄(岁)	59.486 3(10.000 6)	60.455 9(10.320 6)	58.452 8(9.540 9)
男性(1=是)	0.490 4(0.499 9)	0.5187(0.499 7)	0.460 2(0.498 5)
小学以下(1=是)	0.643 5(0.479 0)	0.753 1(0.431 2)	0.526 6(0.499 3)
小学(1=是)	0.111 9(0.315 2)	0.007 6(0.087 0)	0.223 0(0.416 3)
小学以上(1=是)	0.244 7(0.429 9)	0.239 2(0.426 7)	0.250 5(0.433 3)
有配偶(1=是)	0.825 0(0.380 0)	0.703 5(0.456 8)	0.954 5(0.208 5)

续表

	全部样本	2011 年	2013 年
家庭规模(人)	3.336 1(1.673 0)	2.945 3(1.545 6)	3.752 6(1.703 1)
家庭年收入(万元)	1.796 1(4.734 6)	2.030 3(4.164 6)	1.546 5(5.263 7)
农地面积(公顷)	1.189 4(13.399 1)	1.061 7(7.096 3)	1.325 5(17.810 3)
东部地区(1=是)	0.301 0(0.458 7)	0.297 6(0.457 2)	0.304 7(0.460 3)
中部地区(1=是)	0.291 9(0.454 7)	0.294 8(0.456 0)	0.288 8(0.453 2)
西部地区(1=是)	0.362 5(0.480 7)	0.367 1(0.482 0)	0.357 6(0.479 3)
东北地区(1=是)	0.044 6(0.206 5)	0.040 5(0.197 2)	0.049 0(0.215 8)
2013 年(1=是)	0.484 1(0.499 8)	0.000 0(0.000 0)	1.000 0(0.000 0)

注:括号中数值为标准差。

资料来源:作者根据 CHARLS 数据计算整理所得。

在非医疗支出方面,全部样本的年度平均非医疗消费在 6 632 元左右。2013 年农村居民的非医疗支出约为 6 356 元,比 2011 年减少约 535 元。

在贫困发生率方面,全部样本中超过 58% 的农村居民的家庭人均年收入低于 2 300 元,低于贫困标准线。2011 年家庭人均年收入低于 2 300 元的农村居民占比为 53% 左右,2013 年约有 65% 的农村居民处于现行贫困标准线。

从新农合制度看,在不同样本中均有 90% 以上的受访者参加了新农合,但是仅有 3.44%～5.44% 的农村居民参加了补充医疗保险(如大病保险)。在新农合补偿方式方面,全部样本、2011 年样本和 2013 年样本分别约有 29%、30% 和 28% 的农村居民表示当地新农合采取了即时报销,而不是先自付后报销的方式。进一步从新农合实际报销比例看,2011 年门诊和住院实际报销比例分别为 9.83% 和 30.84%,随着新农合保障力度的增加,2013 年两者分别增加了近 3% 和 8%。然而,在住院费用报销比例上,实际报销比例仅为 30% 左右,远低于政策规定的 70%～75%[①],这说明参合农民的获益水平依然有限。

从健康状况看,全部观测样本中,大多数农村居民自评健康状况较好;与 2011 年相比,2013 年自评健康状况较好的人群比例略有增加。在生活方式上,整体而言,吸烟人群和饮酒人群占全部样本的比重均超过 1/3,且有吸烟和饮酒行为的农

---

① 《关于做好 2011 年新型农村合作医疗有关工作的通知》(卫农卫发〔2011〕27 号)和《关于做好 2013 年新型农村合作医疗工作的通知》(国卫基层发〔2013〕17 号)分别规定,新农合政策范围内的住院费用报销比例提高到 70% 和 75% 左右。

村居民数量在 2011 年和 2013 年几乎未变。

在年龄上,全部观测样本的平均年龄低于 60 岁,为 59.4 岁左右,这体现了中国农业劳动力呈现老龄化特征。在性别上,全部样本中男性居民占比为 49% 左右,2011 年男性居民略高于女性,2013 年女性比男性多。在受教育程度上,超过 1/2 的农村居民未接受过小学及以上教育,反映当前农村居民文化素质较低,缺乏竞争实力,难以满足现代农业的需求。在婚姻状况上,超过 4/5 的农村居民已婚,但是,2011 年已婚人群比例比 2013 年低约 25 个百分点。

从家庭特征方面看,在家庭规模上,除主要受访者和配偶之外,全部样本的家庭规模平均约为 3 人,进一步比较分组样本发现,2013 年农村居民家庭规模均值略高于 2011 年样本均值。在家庭经济状况上,各样本农村居民家庭年均收入处于 1.5 万～2.03 万元,且与 2011 年相比,农村居民家庭收入减少了近 5 000 元,这体现了农村居民经济收入仍处于较低水平,反映了农民增收的现实迫切性。在家庭拥有的农地面积上,观测样本平均耕种面积略超过 1 公顷,若按照世界银行于 2003 年提出的 2 公顷小农户定义,毋庸置疑,这体现了现阶段中国农业仍然是以小农经济为主,甚至这一现象将长期存在(罗必良,2017)。

此外,表 6.4 还汇报了样本的地区特征情况,在此不再赘述。

6.3 新农合对农村居民医疗费用影响的实证研究

表 6.5 汇报了农村居民医疗费用支出四部模型法的回归估计结果。在具体分析新农合究竟如何影响农村居民医疗费用支出之前,本节内容须简要阐述农村居民就医决策行为的影响因素。由表 6.5 可知,是否参加新农合、是否即时报销方式、健康状况、生活方式、年龄、家庭收入、家庭拥有的农地面积、东部地区和东北地区等变量会显著影响农村居民的就医决策。以本书最关心的新农合制度变量为例进行说明,从就医概率选择模型看,是否参加新农合对农村居民的就医决策产生正向作用,且在 5% 统计水平上具有显著性。边际效应计算结果表明,在其他变量不变的条件下,参合农村居民比未参合者的就医概率会明显增加约 3.33%。又如,在生活方式上,饮酒和吸烟的农村居民的就医概率明显低于不饮酒和不吸烟者。

表 6.5　　　　　　　　　　农村居民医疗费用四部模型法的回归估计结果

	就医概率模型	住院概率模型	门诊费用模型	住院费用模型
参加新农合	0.033 3**	0.024 5***	−0.373 0***	−0.012 1
参加补充医保	0.005 8	−0.004 4	−0.022 9	0.319 3*
即时报销方式	−0.023 0**	−0.031 1***	−0.182 1**	−0.049 1
门诊实际报销比例[a]	—	—	0.020 0	—
住院实际报销比例[b]	—	—	—	−1.494 9***
自评健康较好	−0.192 8***	−0.089 5***	−0.622 7	−0.410 7***
吸烟	−0.054 3***	−0.028 6***	−0.146 6	−0.166 4*
饮酒	−0.036 6***	−0.030 1***	−0.216 7**	−0.096 0
年龄	0.001 1**	0.001 6***	−0.001 7	−0.010 7**
男性	0.017 0	0.029 6***	0.029 3	0.329 7***
小学	0.015 2	0.015 7	0.084 1	−0.007 9
小学以上	2.26E-05	0.005 6	0.239 2**	0.018 3
有配偶	−0.007 1	0.009 4	0.132 0	0.268 0**
家庭规模	0.002 2	−0.001 0	0.000 6	0.011 7
家庭年收入	0.001 3*	1.79E-05	0.010 7	0.006 3
农地面积	0.000 6**	0.000 5***	0.000 5	−0.000 9***
东部地区	−0.041 2***	−0.039 0***	0.210 4**	0.675 5***
中部地区	0.004 5	−0.022 0***	−0.203 8**	0.075 4
东北地区	−0.078 4***	−0.028 8**	0.669 0***	−0.280 1
2013 年	0.021 8	0.032 6***	0.142 6*	0.298 2***
Log likelihood	−6 374.256 7	−3 494.904 1	—	—
卡方值/F 值	709.45***	465.30***	7.62***	11.24***
Pseudo R^2	0.052 7	0.065 6	—	—
R^2	—	—	0.073 4	0.169 9
样本量	11 432	11 413	1 623	1 042

注：(1)回归结果已作了稳健性处理，表中报告的数值为边际效应；(2)在门诊和住院费用模型中，自付医疗费用使用以 10 为底的对数形式；(3)***、** 和 * 分别表示变量在 1%、5% 和 10% 的水平上显著；(4)a、b：根据该制度补偿政策，只有农村居民进入医疗卫生服务市场，并且其医疗费用支出达到政策起付线才能获得一定比例补偿，因此，实际报销比例仅适用于医疗费用模型。

资料来源：作者计算整理所得。

6.3.1 新农合对农村居民自付门诊医疗费用的影响作用

门诊费用模型的回归结果表明,是否参加新农合、是否即时报销方式、饮酒行为、文化程度和地理位置等变量是决定农村居民自付门诊费用的主要因素,其他变量对自付门诊费用不产生显著的影响作用。具体地,作为关键自变量的代理变量,是否参合、即时报销方式会降低农村居民自付门诊费用,且分别在 1% 和 5% 统计水平上具有显著性。是否参加新农合补充医疗保险虽然也有助于降低农村居民的门诊费用,但并不具有统计显著性。这说明新农合政策的实施,尤其是门诊统筹补偿实施范围在全国范围内普遍展开和补偿支付方式的改革,使农村居民自付医疗费用支出明显下降。

在健康生活方式变量中,相比不饮酒者,饮酒的农村居民的自付门诊费用显著降低。这一结论与以往大部分研究结论是相同的。比如 Anzai 等(2005)、Baumeister 等(2006)分别发现,日本男性和德国居民的门诊医疗服务利用与饮酒行为呈反向关系。对此,一种解释机制可能是因为有饮酒习惯的农村居民对自身健康较不重视,认为身体的不适只是饮酒的副作用,因此,其明显倾向于不就医,使门诊费用显著降低。另外,受教育年限长的患者,尤其是接受过初中及以上教育者,其门诊支出也较高。产生这一结果的主要原因是,具有初中及以上文化水平的农村居民对疾病预防和治疗的信息掌握较多,在门诊就医时更愿意选择名医院、名医生和价格较高的药品。

6.3.2 新农合对农村居民自付住院医疗费用的影响作用

对影响农村居民住院医疗费用支出因素的考察,我们从住院就医决策和实际医疗支出两方面展开阐述。

首先,在农村居民住院就医决策模型中,是否参加新农合、是否即时报销方式、健康状况、生活方式、年龄、男性、家庭拥有的农地面积、东部地区、中部地区、东北地区以及年份等变量产生了显著影响,其余变量的影响作用并不显著。作为本书最关心的问题——新农合制度究竟如何影响农村居民的住院就医决策,回归结果显示,参加新农合的农村居民选择住院就医的概率明显高于未参合人群,但是,即时报销的新农合补偿方式在 1% 统计水平上显著降低了农村居民的住院概率。自评健康对农村居民的住院具有显著的负向作用,这说明健康状况是影响农村居民是否住院的重要因素。饮酒和吸烟均与农村居民的住院概率存在显著的负向关系,这是由于缺乏必要的健康知识和信息宣传,加上农村居民对自身健康较不重视,因此,其明显倾向于不住院。此外,农村居民的住院概率存在显著的地区差异,即西部地区的农村居民住院概率明显高于其他地区居民。此外,年龄较大者、男性、家庭拥有的农地面积较多者,他们的住院概率显著增加。

其次,住院支出模型的回归结果表明,是否参加新农合补充医疗保险(如大病保险)会显著增加农村住院患者的自付医疗费用,而是否参合、是否即时报销方式这两个变量尽管降低了住院费用,但是不具有统计显著性。东部地区居民住院费用明显高于西部地区居民。这说明在新农合全国范围内覆盖的背景下,尽管政府不断加大财政投入,并提高住院报销政策比例,但是,由于各地新农合政策在就医机构、定点医疗机构、基本医疗保险药品目录、诊疗项目和服务设施标准等方面存在差异,农村居民住院就医支出存在医疗结果认定分割不同问题,使其住院费用降低不明显,甚至会增加医疗支出。因此,需要强化基本医疗保险与大病保险等其他补充性医疗保障制度的衔接,充分发挥新农合政策兜底效果,切实有效地减轻农村居民尤其是贫困大病患者的医疗负担。

住院实际报销比例在1％统计水平上显著降低农村住院患者的费用,但值得注意的是,现阶段农村居民享受的实际住院报销比例仅为30％左右,这说明未来亟须严格控制基本医疗保险药品目录和诊疗项目外医疗费用比重,提高新农合住院保障水平,缩小政策报销比例与实际报销比例之间的差距,减轻农村居民住院医疗费用负担。

在其他变量方面,吸烟者住院费用明显比不吸烟居民低。年龄对住院费用支出具有显著的负向作用,即随着年龄增加,农村居民的自付住院费用支出会明显减少,部分地区老年人会因经济困难放弃治疗。男性的自付医疗支出明显高于女性。有配偶的居民的自付医疗支出也显著高于没有配偶者。自评健康对农村住院患者的医疗支出具有显著的负向作用,这是因为农村居民往往在罹患重大疾病时才选择住院,此时其健康状况明显恶化,因而住院费用也显著受健康状况的影响。

6.4　新农合对农村居民医疗负担影响的实证研究

作为调节收入分配的重要手段,以新农合为代表的基本公共医疗服务在中国能否消除不同收入群体健康不平等和因病致穷返贫现象,关键取决于谁从公共医疗服务中受益(李永友和郑春荣,2016)。自 2009 年"新医改"启动以来,新农合已实现基本覆盖全国,并通过加大政府投入,不断改善农村医疗条件、增强基层医疗机构服务供给能力和提高服务质量,但是否有效改善农村居民特别是老年人的医疗负担? 对此,本节内容主要从农村居民灾难性医疗支出和老年慢性疾病患者的医疗费用负担两个维度,分别考察新农合的政策效果。

6.4.1　新农合对农村居民灾难性医疗支出的影响作用

自 2003 年试点实施、2007 年全国范围内推行、2009 年启动"新医改"以来,新农合政策已于 2010 年基本实现覆盖全体农村居民。截至 2015 年底,全国农村居民参合率为 98.8%,补偿受益人数已达 19.42 亿人次。[①] 然而,由于异地诊疗结果、服务项目的认定存在差异,新农合政策保障水平和实际报销比例较低,农村居民的医疗卫生支出占比仍然接近 30%,特别是中低收入农村居民和农村老年人依然面临严重的医疗费用负担,因灾难性医疗支出导致的因病致贫返贫现象时有发生。表6.6 给出了全部样本和农村老年人灾难性医疗支出的影响因素。由表 6.6 可知,两个模型总体模拟结果较好。

表 6.6　　　　　　　　农村居民灾难性医疗支出的回归估计结果

	全部样本	老年人样本
参加新农合	0.025 3[**] (0.013 4)	0.027 6[*] (0.018 5)
参加补充医保	0.011 4(0.017 7)	−0.021 4(0.027 4)
即时报销方式	−0.008 6(0.008 3)	−0.003 3(0.012 1)
自评健康较好	−0.030 6[***] (0.007 8)	−0.006 9(0.010 8)

---

① 中国国家卫生和计划生育委员会:《2015 年中国卫生和计划生育事业发展统计公报》,http://www.nhfpc.gov.cn/guihuaxxs/s10748/201607/da7575d64fa04670b5f375c87b6229b0.shtml。

续表

	全部样本	老年人样本
吸烟	0.006 4(0.009 9)	0.010 4(0.013 8)
饮酒	−0.005 4(0.008 7)	0.000 8(0.012 5)
年龄	0.004 8***(0.000 4)	0.002 8***(0.000 8)
男性	−0.010 9(0.010 0)	−0.012 9(0.013 7)
小学	−0.013 8(0.010 8)	0.000 8(0.015 6)
小学以上	−0.007 1(0.010 0)	0.020 6(0.018 5)
有配偶	0.029 6***(0.012 3)	0.017 5(0.015 8)
家庭规模	−0.013 8***(0.002 3)	−0.011 8***(0.003 2)
家庭年收入	−0.001 7(0.001 3)	−0.007 1***(0.002 5)
农地面积	−0.001 5***(0.000 6)	−0.002 7(0.002 2)
东部地区	−0.002 3(0.009 2)	0.020 6(0.013 1)
中部地区	−0.014 3*(0.009 1)	0.003 3(0.012 9)
东北地区	−0.025 7(0.017 2)	−0.017 3(0.027 0)
2013 年	0.378 1***(0.006 9)	0.422 7***(0.008 1)
Log likelihood	−5 218.973 9	−2 289.826 5
Wald 卡方值	2 155.18***	1 489.91***
Pseudo R²	0.211 6	0.284 1
样本量	11 432	5 217

注:(1)回归结果为边际效应值,并作了稳健性处理,表中括号里的数值为回归标准误;(2)***、** 和* 分别表示变量在1%、5%和10%的水平上显著。

资料来源:作者计算整理所得。

从全部样本看,回归结果显示,新农合制度代理变量(是否参合、是否参加新农合补充医疗保险以及新农合包销方式是否即时)的影响作用并不一致。健康状况、年龄、婚姻状况、家庭规模、农地面积、中部地区以及年份等变量显著影响农村居民的灾难性医疗支出。

在本书最为关注的新农合制度变量方面,是否参合会显著增加农村居民的灾难性医疗支出,而是否参加新农合补充医疗保险和即时报销方式则并未显著降低其灾难性医疗支出。这是因为作为一项公共保险政策,新农合制度覆盖了包括低收入人群和老年人等全部农村居民,并通过增加大病保险等补充性保险和扩大保险范围,加强与新农合的衔接,提高了农村居民的医疗可及性,刺激了他们的健康和医疗服务需求,使其医疗支出发生显著增加。同时,由于 2009 年"新医改"实施后,政府不断推进基本医疗保险支付方式改革和新农合信息化建设(比如"一卡通"),即时报销的新农合补偿方式虽然简化了报销程序,为参合农民提供高效便捷的服务,但是其政策效果尚未显现,因此,农村居民的灾难性医疗支出发生率并未明显降低。

在健康状况方面,自评健康对农村居民的灾难性医疗支出发生率产生负向作用,且在 1‰ 水平上具有统计显著性。这说明健康状况的好坏是影响医疗费用的重要因素之一。年龄会显著增加农村居民的灾难性医疗支出发生率,即随着年龄增加,由于身体机能下降,农村居民罹患疾病风险增加,其医疗费用增加,并超过其他非食品性支出,造成灾难性医疗支出。在性别上,男性的灾难性医疗支出发生率虽然降低,但是与女性无明显差异。在婚姻状况上,有配偶者灾难性医疗支出发生率显著高于无配偶者。家庭人数较多者、家庭承包的农地面积较多者、中部地区居民的灾难性医疗支出发生率显著降低。在年份虚拟变量上,2013 年农村居民的灾难性医疗支出发生率显著高于 2011 年,这是因为随着社会经济发展,医疗技术水平提高,农村居民收入增加,其健康观念发生改变,不仅增加了日常性健康检查,而且更倾向于增加医疗服务和预防保健支出。在地区变量上,中部地区农村居民的灾难性医疗支出发生率明显低于西部地区。除此以外,其他变量无显著性影响。

从农村老年人的灾难性医疗支出发生率回归结果看,是否参合、年龄、家庭规模、家庭经济状况、年份等变量通过了统计显著性检验,其余变量则不产生显著性影响。具体而言,是否参合变量会显著增加农村老年人的灾难性医疗支出发生率。产生这一结果的原因在于:一方面,新农合制度的实施不仅扩大了保险范围,而且提高了农村居民的医疗可及性,降低了农村老年人的医疗服务价格敏感性,刺激了其医疗服务需求;另一方面,由于农村老年人劳动能力下降,其收入来源有限、收入水平较低,不得不减少非食品性消费支出,从而增加了灾难性医疗支出发生率。

在年龄上,回归结果表明,年龄的回归系数符号为正,且在 1‰ 水平上具有统计显著性。边际效应计算结果显示,在其他变量不变的情况下,随着年龄每增加1 岁,农村老年人的灾难性医疗支出发生率将会明显增加 0.28%。

在家庭特征上,家庭规模和家庭年总收入均对农村老年人的灾难性医疗支出发生率具有显著的负向作用。对此,一种解释机制是根源于农村居民家庭内部分工基础上的家庭医疗资源配置决策,即在家庭医疗资源配置时,老年人往往排在青壮年和儿童之后,有病不看或尽量少看,即使看也花钱更少,甚至成为农村医疗资源的贡献者(阎竣和陈玉萍,2010)。这反映了农村老年人的健康状况容易被忽视,其处于更为脆弱的境地,部分地区也出现老年人为摆脱疾病痛苦而自杀率上升趋势。[①]

从年份虚拟变量看,年份变量的符号显著为正,也就是说,当其他变量不变时,与2011年相比较,2013年农村老年人的医疗保健支出明显增加,并且远超过非食品消费的40%,使他们发生灾难性医疗支出的概率显著增加。

6.4.2　新农合对农村老年慢性病患者医疗费用的影响作用

目前,中国慢性非传染性疾病[②](简称慢性病)患者已超过2.6亿人,慢性病导致的死亡已占总死亡人数的比例高达86.6%,导致的疾病负担已占总疾病负担的70%以上[③],成为农村老年人最主要的健康威胁。不仅如此,我国农村老年人在医疗服务利用方面呈现出高需要、低需求的矛盾状态。研究表明,农村常住人口中的青壮年挤占了农村老年人的医疗份额,使老年人的净受益率从户籍人口计的6%减少到4%(阎竣和陈玉萍,2010)。同时,由于农村地区公共卫生发展不足,缺乏慢性病管理,农村老年人及其家庭面临沉重的经济负担(WHO,2016),其中因经济困难放弃治疗的比例是城市患者的两倍多(Jian et al.,2010)。更为重要的是,沉重的经济负担导致农村老年人的生存质量不断恶化(张晔等,2016),甚至可能还使其自杀,以摆脱疾病痛苦(刘燕舞,2013;王武林,2013)。本节内容基于慢性病视角,利用"中国健康与养老追踪调查"(CHARLS)2011年和2013年两期数据,实证分析新农合对农村老年慢性病患者医疗服务利用与医疗费用支出的影响作用。

表6.7主要从门诊和住院费用两方面给出了农村老年慢性病患者医疗费用支出的模型回归结果。由表6.7可知,模型总体拟合结果较好。

---

①　实际上,在部分农村地区尤其是贫困地区,农村留守老年人常年承担家务、抚养子孙,他们无暇住院,也无人在他们住院时提供照料,不得不带病劳作,甚至担心给子女家庭带来沉重的经济负担,选择早早了结自己生命(阎骏和陈玉萍,2010)。刘燕舞(2013)利用1980—2009年全国农村调查数据发现,摆脱疾病痛苦而形成的利己型自杀与因生存困境等而导致的绝望型自杀已成为农村老年人自杀的主要类型。

②　慢性非传染性疾病由一系列慢性病构成,包括心血管疾病、癌症、慢性呼吸系统疾病、精神病以及糖尿病,其特点为潜伏期长、病程长,导致患者功能衰弱或丧失。

③　中华人民共和国国家卫生和计划生育委员会:《解读〈中国防治慢性病中长期规划(2017—2025年)〉》,http://www.nhfpc.gov.cn/zwgk/jdjd/201702/34a1fff908274ef8b776b5a3fa4d364b.shtml。

表 6.7　　　　　　农村老年慢性病患者医疗费用支出的回归估计结果

	门诊费用模型	住院费用模型
慢性病数量	0.001(0.003)	0.026(0.065)
轻度慢性病	0.007(0.023)	−0.165(0.291)
重度慢性病	−0.009(0.015)	−0.252(0.262)
参加新农合	−0.023(0.022)	−0.202(0.235)
参加补充医保	0.020(0.015)	0.119(0.388)
即时报销方式	−0.019***(0.008)	0.056(0.197)
实际报销比例	0.094***(0.031)	0.016(0.416)
交通距离	0.000 4(0.000 4)	0.009**(0.004)
男性	−0.043**(0.020)	0.400*(0.248)
年龄	−0.003(0.001)	0.003(0.024)
小学及以上	0.006(0.016)	−0.133(0.239)
有配偶	0.020**(0.010)	0.040(0.160)
家庭规模	−0.001(0.003)	0.000 3(0.046)
与子女同住	0.002(0.014)	−0.103(0.248)
人均收入	−0.035**(0.018)	0.040(0.415)
东部	0.019*(0.012)	0.464*(0.267)
西部	0.020(0.014)	−0.072(0.189)
2013 年	−0.005(0.016)	0.207(0.240)
常数项	0.672**(0.348)	−1.526(6.904)
残差	−0.469*(0.263)	1.964(5.766)
F 值	1.67**	2.50***
R^2	0.074	0.152
观测样本(个)	551	285

注:(1)括号中数值为回归标准误;(2)***、**、*分别表示在 1‰、5‰、10‰统计水平上显著。
资料来源:作者计算整理所得。

　　在门诊费用负担方面,是否参合、是否参加补充医疗保险这两个变量虽然对门诊费用支出具有影响作用,但是并不具有显著性。即时报销的补偿方式降低了农村老年慢性病患者的门诊费用,且在 1‰水平上具有统计显著性。边际效应计算结果表明,当其他条件不变时,与先垫付后报销的补偿方式相比,即时报销会明显使患者的年度门诊费用减少近 190 元。这是因为实现即时报销,患者仅支付自付医疗费用,有助于增加其获得门诊报销机会,从而降低门诊费用支出。

　　实际门诊报销比例对农村老年慢性病患者门诊费用支出在 1% 统计水平上具有显著的正向作用。边际效应计算结果表明,当其他条件不变时,实际门诊报销比例每增加 1%,患者的年度门诊费用将增加约 940 元。产生这一结果的原因主要是:一方面,新农合普通门诊报销比例越高,农村老年人对医疗服务价格变动的敏感性就会越低;另一方面,农村老年人对健康风险具有很强的规避意愿,加上由于他们大部分仅上过私塾甚至未接受过正式教育,自身文化程度较低,无法了解与慢性疾病相关的医疗信息,主要依赖医疗服务供给者获取与疾病相关的信息,容易受到医疗服务供给者的诱导,从而增加门诊费用支出。

　　从其他变量来看,交通距离会使农村老年慢性病患者的门诊费用支出增加。与男性相比较,女性慢性疾病患者的门诊费用明显增加,这是因为女性多易患妇科类慢性疾病,更愿意门诊就医,从而增加门诊费用。在地区变量上,与中部地区农村老年慢性病患者相比较,东部地区患者的门诊费用显著增加。慢性疾病罹患数量、轻度慢性疾病、重度慢性疾病以及其他社会经济与人口学特征变量不具有统计显著性。

　　在住院费用支出方面,慢性疾病数量会增加农村老年慢性病患者的住院费用支出,而是否罹患轻度慢性病、重度慢性病则相反。然而,这些结果并不具有统计显著性。从新农合制度角度来看,尽管是否参合降低了老年慢性病患者的住院费用,是否参加新农合补充医疗保险、即时报销方式以及实际住院费用报销比例会增加住院费用,但是,这些结论并不具有统计显著性。这说明新农合住院补偿政策对改善农村老年慢性病患者的住院费用支出作用并不明显。其原因可能在于,慢性病具有病期长、发病频等特性,需要经常性就医治疗,而新农合住院补偿政策主要是以"保大病和住院"为主,对慢性病费用支出的补偿力度较小。

　　交通距离对农村老年慢性病患者的住院费用具有正向作用,且在 5% 水平上具有统计显著性。这主要是因为农村地区公共卫生发展不足,缺乏慢性病管理,在三级医疗卫生诊疗体系不健全和医疗资源集中于城市或经济发达地区的情况下,患者容易越级治疗,往往不得不选择大型综合医院就诊,增加了就医成本,导致住院医疗费用增加。其余年龄、受教育程度等变量对农村老年慢性病患者的住院费用不产生显著性作用。

6.5 新农合对农村居民非医疗消费和贫困影响的实证研究

6.5.1 新农合对农村居民非医疗消费的影响作用

根据生命周期理论、预防性储蓄理论等经济学理论和大量经验研究结论,为应对疾病风险,更确切地说是健康风险及其引致的未来医疗保健支出的不确定性,农村居民会进行预防性储蓄,减少当期消费。[①] 作为社会医疗保险的主要内容,新农合通过降低农村居民的医疗支出,降低了与疾病相联系的财务风险,从而影响农村居民及其家庭的正常消费行为。因此,本节内容着重研究新农合对农村居民非医疗消费的影响。

在考察新农合如何影响农村居民非医疗消费时,本节内容主要从全部样本、就医样本和未就医样本三方面进行实证分析,回归估计结果见表 6.8。

表 6.8　　　　　　　　　农村居民非医疗消费影响因素的回归估计结果

	因变量:Ln(非医疗消费)		
	全部样本	就医样本	未就医样本
参加新农合	−0.048 5(0.050 4)	0.053 7(0.098 8)	−0.097 8*(0.058 2)
参加补充医保	0.006 8(0.071 9)	0.076 1(0.139 9)	0.004 9(0.082 6)
即时报销方式	−0.064 8**(0.030 8)	−0.058 8(0.056 9)	−0.047 8(0.036 5)
吸烟	−0.074 7**(0.035 9)	−0.091(0.067 7)	−0.046 1(0.042 0)
饮酒	−0.082 1***(0.032 3)	−0.100 2*(0.059 7)	−0.063 6*(0.038 2)
年龄	−0.164 0***(0.015 1)	−0.171 9***(0.027 0)	−0.163 5***(0.018 2)
年龄的平方	0.001 1***(0.000 1)	0.001 2***(0.000 2)	0.001 1***(0.000 1)
男性	0.041 5(0.037 1)	0.093 5(0.066 1)	0.014 0(0.044 5)
小学	0.243 0***(0.051 7)	0.186 8**(0.091 3)	0.254 8***(0.062 2)

[①] 实际上,自改革开放以来,尤其是实行医疗卫生体制改革,"赤脚医生"体系瓦解,三级转诊制度失灵,中国农村居民的医疗服务和医疗保障曾一度严重缺失,"因病致贫、因病返贫"的风险使农村居民的预防性储蓄动机增加,从而极大地抑制了农村家庭正常的经济开支和消费倾向(Ying and Du,2012;丁继红等,2013;蔡伟贤和朱峰,2015)。

续表

	因变量:Ln(非医疗消费)		
	全部样本	就医样本	未就医样本
小学以上	0.277 4*** (0.034 7)	0.271 0*** (0.066 0)	0.285 2*** (0.040 2)
有配偶	0.209 3*** (0.039 4)	0.185 7*** (0.068 3)	0.231 4*** (0.047 4)
家庭规模	0.127 7*** (0.009 5)	0.091 7*** (0.015 8)	0.138 0*** (0.011 1)
家庭年收入	0.028 1*** (0.010 5)	0.051 9*** (0.011 6)	0.024 0** (0.010 6)
农地面积	0.005 0*** (0.001 4)	0.002 9(0.000 5)	0.014 3*** (0.001 8)
东部地区	−0.022 8(0.035 6)	−0.104 3* (0.064 2)	0.028 9(0.041 8)
中部地区	−0.000 6(0.033 3)	−0.049 1(0.058 7)	0.026 8(0.040 1)
东北地区	0.011 0(0.069 8)	0.135 2(0.147 2)	0.016 7(0.078 5)
2013 年	−0.667 6*** (0.033 6)	−0.961 4*** (0.059 7)	−0.561 9*** (0.039 6)
常数项	13.246 4*** (0.461 1)	13.839 2*** (0.840 5)	13.070 6*** (0.549 9)
样本数	10 787	2 991	7 796
F 值	68.64***	31.36***	50.86***
R^2	0.113 7	0.165 9	0.109 1

注:(1)括号中数值为回归标准误;(2)*** 、** 、* 分别表示在 1%、5%、10%统计水平上显著。
资料来源:作者计算整理所得。

　　从全部样本看,新农合制度变量对农村居民非医疗消费的影响作用并不一致。是否参合、是否参加新农合补充医疗保险未通过统计显著性检验,即时报销方式在5%统计水平上显著降低了农村居民的非医疗消费支出。这说明新农合并未增加农村居民的非医疗消费倾向,其原因主要是尽管新农合基本实现全覆盖,保障水平和范围也不断扩大,但是,由于制度设计之初采取以县级统筹为主的方式,各地区医疗诊疗结果认定和医疗保障范围存在明显的差异,农村居民实际享受的报销比例低于政策报销比例,在短期内难以引导农村居民消费。生活方式会显著降低农村居民的非医疗消费,这是因为吸烟和饮酒容易引起呼吸道和心血管等慢性疾病,农村居民通过减少非医疗消费(或是增加预防性储蓄)来应对疾病风险和未来医疗支出。

　　家庭经济状况对非医疗消费在1%统计水平上呈现显著的正向作用,即随着家庭年总收入增加,农村居民非医疗消费也会明显增加。一般地,家庭规模越大,家庭的消费需求也就越高。回归结果表明,家庭规模会显著增加农村居民的非医疗消费。在农地面积上,家庭承包的农地面积越大,农村居民的非医疗消费明显增加。在年龄上,估计结果显示,随着年龄的增加,农村居民的非医疗消费显著下降。另外,受教育程度越高者以及有配偶者,他们的非医疗消费显著增加。

从就医人群看,尽管新农合参合率较高,保障力度逐渐改善,但是研究结果表明,该制度与农村居民非医疗消费并没有显著相关性。家庭收入水平对非医疗消费产生正向作用,且在 1% 水平上具有统计显著性。类似地,家庭规模与农村居民非医疗消费呈显著的正相关,即随着家庭规模增加,农村居民的家庭非医疗消费明显增加。在婚姻状况上,有配偶者比无配偶者的非医疗消费也显著增加。是否饮酒的符号在 10% 统计水平上显著为负,即在其他变量不发生变化的情况下,饮酒居民比不饮酒者的家庭非医疗消费明显减少。随着农村居民受教育程度的提高,其家庭非医疗消费也会显著增加。此外,在地区变量方面,与西部地区农村居民相比较,东部地区农村居民的非医疗消费会明显下降。

从未就医样本看,是否参加新农合对农村居民家庭的非医疗消费产生负向作用,并在 10% 统计水平上具有显著性,即在其他变量不发生变化的情况下,参合居民比未参合者的家庭非医疗消费明显减少。是否参加新农合补充医疗保险、新农合报销方式是否即时这两个变量与非医疗消费没有显著相关性。由于饮酒会导致心脑血管疾病,为应对疾病风险及其关联的未来医疗支出,饮酒者会显著减少非医疗消费。从年龄变量看,年龄对非医疗消费具有显著负向作用,也就是说,随着农村居民年龄增加,其非医疗消费会明显减少。产生这一结果的主要原因是,随着年龄增加,农村居民身体机能下降,遭遇伤病风险增加,特别是慢性疾病风险增加,为此,需要通过预防性储蓄来应对未来医疗支出的不确定性。在婚姻状况上,有配偶者的非医疗消费显著增加。类似地,家庭规模越大、受教育程度越高、家庭承包的农地面积越多的农村居民,其非医疗消费也会显著增加。

6.5.2 新农合对农村居民贫困状况的影响作用

实施反贫困政策已成为发展中国家重要的公共政策共识,一般而言,社会保障收入在收入分配和减贫方面具有重要作用(Sommers and Oellerich,2013;Kaestner and Lubotsky,2016;李永友和郑春荣,2016;王延中等,2016)。目前中国扶贫开发进入攻坚拔寨的新时期,在全国 7 000 多万贫困农民中,仍有 42% 的人口是因病致贫人口[①]，其中重大疾病或慢性疾病的冲击是重要原因。由于健康冲击会导致生产性支出与健康投资下降，加剧贫困的脆弱性，而医疗保险的个体面对健康冲击时收入或支出的波动相对较大（方迎风和邹薇，2013），如何使农村居民尤其是贫困人口摆脱"疾病—贫困"陷阱成为政策的重要着力点。经过近15年的发展，新农合已基本覆盖全体农村居民，且保障力度不断加大，那么，该制度究竟对农村居民贫困发生率和贫困脆弱性具有何种影响？

表6.9汇报了农村居民贫困发生率和贫困脆弱性的回归结果，其中，贫困脆弱性分别从50%和75%门槛值进行分析。

表6.9　　　　　　　　农村居民贫困状况影响因素的回归估计结果

	贫困发生率	一般贫困脆弱性	高贫困脆弱性
参加新农合	0.083 8*** (0.015 7)	−0.073 9*** (0.009 3)	−0.104 9*** (0.014 2)
参加补充医保	0.011 0(0.021 8)	−0.014 7(0.012 6)	−0.045 2*** (0.018 7)
即时报销方式	−0.007 3(0.010 1)	0.007 2(0.005 8)	0.021 0*** (0.008 6)
年龄	0.029 2*** (0.004 8)	−0.000 3(0.007 5)	0.049 9*** (0.006 0)
年龄的平方	−0.000 2*** (3.9E-05)	−0.000 1* (6.9E-05)	−0.000 5*** (5.1E-05)
男性	0.035 8*** (0.012 2)	−0.012 1* (0.007 2)	0.311*** (0.010 6)
自评健康较好	−0.059 2*** (0.009 9)	0.131 6*** (0.006 5)	0.151 7*** (0.008 5)
吸烟	0.007 9(0.011 8)	0.002 8(0.007 0)	0.023 5** (0.010 3)
饮酒	0.025 9*** (0.010 5)	0.012 1** (0.006 1)	0.019 9** (0.009 2)
小学	−0.064 6*** (0.016 1)	−0.107 3*** (0.003 7)	−0.351 9*** (0.007 6)
小学以上	−0.103 0*** (0.011 9)	−0.149 6*** (0.007 8)	−0.036 0*** (0.010 9)
有配偶	−0.048 7*** (0.012 9)	0.068 3*** (0.007 7)	0.043 3*** (0.010 3)
家庭规模	−0.015 4*** (0.002 8)	−0.036 3*** (0.001 8)	−0.059 4*** (0.002 6)
孩童占比	−0.185 8*** (0.039 6)	0.269 8*** (0.019 3)	0.631 0*** (0.030 2)
农地面积	−0.000 2(0.000 4)	0.000 2** (0.000 1)	0.000 8* (0.000 4)
东部地区	−0.047 6*** (0.011 1)	−0.010 5* (0.006 4)	−0.031 5*** (0.009 6)
中部地区	−0.019 7* (0.011 1)	−0.022 8*** (0.006 3)	−0.053 1*** (0.009 5)
东北地区	−0.037 2* (0.022 2)	0.077 8*** (0.015 4)	0.049 9** (0.020 7)

---

① 搜狐网：《多维度消除"因病致贫"》，2016年1月14日，http://mt.sohu.com/20160114/n434484593. shtml。

续表

	贫困发生率	一般贫困脆弱性	高贫困脆弱性
2013 年	0.168 3*** (0.010 2)	—	—
样本数	11 432	11 432	11 432
Wald 卡方值	905.84***	2 101.59***	1 881.70***
Pseudo R^2	0.062 5	0.430 1	0.245 3

注:(1)汇报结果为边际效应值,括号中数值为回归标准误;(2)***、**、*分别表示在 1%、5%、10%统计水平上显著。

资料来源:作者计算整理所得。

从贫困发生率层面看,作为本书最为关心的变量,新农合制度变量对农村居民贫困发生率的影响作用并不一致。是否参合会提高农村居民贫困发生率,且在 1%统计水平上显著。边际效应计算结果显示,在其他变量不变的条件下,与未参合居民相比较,参合居民贫困发生率会明显增加 8.38 个百分点。对此,一种较为合理的解释是,新农合制度的实施改变了农村居民以往的就医习惯,刺激了其医疗保健需求,使其家庭医疗支出增加,由于制度设计要求存在县级差异,并且大多数县级新农合补偿政策要求农村居民先自己垫付医疗支出,就医结束后前往当地新农合主管机构报销,实际报销比例远低于政策报销比例。是否参加新农合补充医疗保险、新农合报销方式是否即时等变量则未通过统计显著性检验。

从健康状况和生活方式看,自评健康状况对贫困发生率在 1%统计水平上产生显著的负向作用,即自评健康状况较好者的贫困发生率明显低于自评健康状况较差者。从一般意义上而言,不健康的生活方式会影响农村居民的健康状况,增加疾病风险,增加家庭支出,从而增加贫困发生率。估计结果显示,饮酒者的贫困发生率会显著高于不饮酒者。

在年龄上,随着年龄增加,农村居民的贫困发生率显著增加。在性别差异上,与女性相比较,男性的贫困发生率会增加,且在 1%统计水平上具有显著性。由于受教育程度越高的农村居民更容易掌握信息和知识,易于获取增收渠道,其贫困发生率显著降低。另外,有配偶者、家庭规模越大且抚养的小孩数量越多者,他们的贫困发生率也会明显减少。除此以外,农村居民的贫困发生率存在明显的地区差异。在其他变量不变的条件下,与西部地区农村居民相比较,东部、中部以及东北地区农村居民的贫困发生率显著降低。

从贫困脆弱性层面看,无论是一般贫困脆弱性模型还是高贫困脆弱性模型,是否参合对贫困脆弱性具有显著的负向作用,即在其他变量不变时,与未参合者相比较,参合居民的贫困脆弱性明显降低。换言之,参合居民未来陷入贫困的概率明显较低。是否参加新农合补充医疗保险会在1‰统计水平上显著降低高贫困脆弱性,即新农合补充医疗保险政策具有明显的减贫效果。然而,新农合报销方式是否即时会增加贫困脆弱性,尤其是会显著增加农村居民的高贫困脆弱性。其主要原因是:一方面,当前实施即时报销方式的地区较少,其政策效果尚未完全释放,参合居民获得的实际报销比例仍然较低;另一方面,随着新农合实现全国范围内覆盖,农村居民的医疗保健需求迅速增加,尤其是慢性疾病患者的医疗服务需求具有长期性特点,但现有制度对慢性病的保障能力有限。受这两方面原因综合影响,即时报销方式会增加农村居民未来陷入贫困的风险。

从健康状况和生活方式看,自评健康状况与贫困脆弱性在1‰统计水平上具有显著的正相关性,即在其他变量不变的情况下,自评健康状况较好者的贫困脆弱性明显高于自评健康状况较差者。估计结果显示,由于吸烟和饮酒容易诱发呼吸道疾病和心脑血管疾病,增加农村居民疾病风险,吸烟者和饮酒者的高贫困脆弱性会明显增加。

随着年龄增加,农村居民的高贫困脆弱性显著增加,这表明与年龄较小的农村居民相比较,年长者遭受脆弱性的概率更高。受教育程度对农村居民的贫困脆弱性具有显著的负向作用,这是因为受教育程度越高的农村居民更容易掌握信息和知识,易于获取增收渠道,降低了未来陷入贫困的风险。在性别上,与女性相比较,男性的一般贫困脆弱性会显著降低,但是高贫困脆弱性会明显增加。家庭结构对贫困脆弱性的影响作用存在差异。农村居民的家庭规模越大,贫困脆弱性明显降低;而小孩占比越多,贫困脆弱性越高。另外,有配偶者、承包的农地面积越多者,他们的贫困脆弱性会明显增加。除此以外,农村居民的贫困存在明显的地区差异。在其他变量不变的条件下,与西部地区农村居民相比较,东部、中部地区农村居民的贫困脆弱性显著降低,而东北地区农村居民的贫困脆弱性显著增加。

6.6 本章小结

自2009年"新医改"以来,新农合基本实现全国范围内覆盖的政策初衷,并且社会各界对其政策目标也十分明确。然而,该制度是否切实有效地降低农村居民负担,缓解因病致贫返贫,仍有待考量。根据 2015 年国务院扶贫办统计数据显示,全国 7 000 多万贫困人口中,因病致贫人口占比为 42％。尤为重要的是,目前,中国农村居民老龄化趋势加剧,农村人口面临的健康风险特别是慢性疾病风险明显增加,农村居民仍然面临着严峻的因病致贫返贫形势。此外,为应对未来疾病风险,农村居民及其家庭会减少当期包括食品在内的非医疗消费,降低生活质量。因此,本章利用 2011 年和 2013 年两轮"中国健康与养老追踪调查"(CHARLS)数据,考察了新农合的收入效应,具体包括自付医疗支出(包括门诊和住院)、灾难性医疗支出、慢性病患者医疗费用、非医疗消费、贫困发生率和贫困脆弱性等内容,有如下几点发现:

首先,在自付医疗支出层面,新农合门诊统筹补偿实施范围在全国范围内普遍展开和补偿支付方式的改革,使农村居民自付医疗费用支出明显下降。在住院支出上,是否参加新农合补充医疗保险和实际住院报销比例会显著增加农村住院患者的自付医疗费用。但值得注意的是,现阶段农村居民享受的实际住院报销比例仅为 30％左右,这说明未来亟须严格控制基本医疗保险药品目录和诊疗项目外医疗费用比重,提高新农合住院保障水平,缩小政策报销比例与实际报销比例之间的差距,减轻农村居民住院医疗费用负担。

其次,在灾难性支出层面,新农合制度覆盖了包括低收入人群和老年人等全部农村居民,并通过增加大病保险等补充性保险和扩大保险范围,加强与新农合的衔接,提高了农村居民的医疗可及性,降低了他们尤其是老年人的医疗服务价格敏感性,刺激了他们的健康和医疗服务需求,使其家庭医疗支出发生显著增加,增加了灾难性医疗支出发生率。同时,由于 2009 年"新医改"实施后,政府不断推进基本医疗保险支付方式改革和新农合信息化建设(比如"一卡通"),即时报销的新农合补偿方式虽然简化了报销程序,为参合农民提供高效便捷的服务,但是其政策效果尚未显现,因此,农村居民的灾难性医疗支出发生率并未明显降低。

再次,在慢性病医疗支出层面,本章重点分析了农村老年慢性病患者的医疗负担情况。研究发现,从医疗费用支出层面看,即时报销的补偿方式显著降低了农村老年慢性病患者的门诊费用,但是,实际门诊报销比例却使农村老年慢性病患者的门诊费用支出显著增加。此外,由于新农合政策设计之初主要是以"保大病和住院"为主,对慢性病的统筹补偿力度较小,新农合对农村老年慢性病患者的住院费用支出作用不明显。这说明现行新农合不能有效满足农村老年慢性病患者的需求,需要深化以新农合为代表的医疗保障制度,改革和完善公共卫生服务体系,着力提高其运行绩效,以确保其能够有针对性地应对慢性病的挑战。

又次,在非医疗消费层面,尽管新农合基本实现全覆盖,保障水平和范围也不断扩大,但是,由于制度设计之初采取以县级统筹为主的方式,各地区医疗诊疗结果认定和医疗保障范围存在明显的差异,农村居民实际享受的报销比例低于政策报销比例,新农合并未增加农村居民的非医疗消费倾向。

最后,在贫困层面上,与未参合居民相比较,参合居民贫困发生率会明显增加8.38个百分点。无论是一般贫困脆弱性模型还是高贫困脆弱性模型,是否参合对贫困脆弱性具有显著的负向作用,即在其他变量不变时,与未参合者相比较,参合居民的贫困脆弱性明显降低。换言之,参合居民未来陷入贫困的概率明显较低。值得注意的是,由于当前实施即时报销方式的地区较少,其政策效果尚未完全释放,参合居民获得的实际报销比例仍然较低;同时,慢性疾病已成为农村居民的最大健康威胁,但现有制度对慢性病的保障能力有限,新农合报销方式是否即时会增加贫困脆弱性,尤其是会显著增加农村居民的高贫困脆弱性。因此,应不断完善基本医疗保险药品目录,开展常见病、慢性病的健康指导和综合干预,推广以慢性病管理为主的适宜技术,改革报销补偿方式,强化异地就医结算,实现精准健康扶贫。

第7章

新农合对农村居民劳动供给
效应的实证研究

　　由于与健康水平密切相关的劳动力作为一种重要的生产投入要素,在产品生产和服务供给中发挥着不可替代的重要作用,因此,劳动供给问题一直是经济学研究的一个重要问题(陈华等,2016)。随着中国工业化和城镇化发展,农村居民已不再"以农为主"和"以农为生"。根据《2016 年全国农民工监测调查报告》显示,2016年全国农民工数量已增加至 2.87 亿人,从而使农业劳动出现流失甚至短缺。国际经验已经表明,由政府提供的公共医疗保险项目不仅会影响参与者的健康和收入状况,而且会使受益者显著改变劳动供给(Boyle and Lahey,2016)。正如本书第 2 章所言,新农合可以通过健康效应和收入效应等路径作用于农村居民劳动供给行为,影响生产发展,存在劳动供给效应。现行新农合要求参合农户要在其户籍所在地缴费,并在当地定点卫生医疗机构就医和报销,具有"非携带"特征(宁满秀和刘进,2014a;贾男和马俊龙,2015),且采取了歧视性的报销比例政策(易福金和顾煜乾,2015)。因此,这一制度安排是否会影响农村居民的农业劳动供给和非农劳动供给决策,以及如果存在影响,这种作用机制又是什么? 对于这些问题的回答,不仅关系到以新农合为代表的社会保障制度改革,还涉及今后较长时间内中国劳动力市场建设和农业生产发展尤其是粮食安全的保障。

7.1 实证模型、数据来源和主要变量说明

7.1.1 实证模型

一般而言,被解释变量劳动供给的衡量方式包括劳动参与和劳动供给时间,即构建劳动参与模型和劳动供给时间模型。鉴于本研究使用的数据为"中国健康与养老追踪调查"(CHARLS)数据,该数据经严格的抽样调查,调查过程得到良好控制,劳动供给数据质量较好,本书同时使用劳动参与模型和劳动供给时间模型。计量模型如下:

$$Y_{it} = \alpha_0 + \alpha_1 NCMS_{it} + \alpha_2 X_{it}^s + \alpha_3 X_{it}^h + \varepsilon_i \tag{7.1}$$

公式(7.1)中,Y 为因变量,表示劳动供给行为,包括劳动参与和劳动供给时间。其中,劳动参与分为农业劳动参与和非农劳动参与,劳动供给时间包括农业劳动时间和非农劳动时间。$NCMS_{it}$ 表示新农合制度变量;X_{it}^s 表示个人特征变量;X_{it}^h 表示家庭特征变量。

需要说明的是,在考察农民的非农劳动供给行为时,本书分为如下几部分:第一,农民参与非农劳动的选择决策,即"是否参与非农劳动";第二,发生非农劳动供给的农民选择非农劳动类型的决策行为,即"是选择受雇还是非农自雇"[①];第三,分别受雇人群和非农自雇人群的劳动时间。因此,本书将采用四部模型法对农民非农劳动供给行为进行分析,具体的四个模型如下:

模型一:非农劳动参与选择行为概率模型。该模型是关于在既定时间内样本发生非农劳动供给的概率模型,它区分了是否有非农劳动供给。在该模型中,样本在既定时间内发生非农劳动供给(包括受雇和非农自雇)的概率为 $Labor_{1i}$,其表达式为:

$$Labor_{1i} = X_i \beta_1 + \varepsilon_{1i} \tag{7.2}$$

公式(7.2)中,当 $Labor_{1i} > 0$ 时,非农劳动供给为正;否则为 0。$\varepsilon_{1i} \sim N(0,1)$。该部分以全部样本和参加新农合的样本为研究对象,考察农民非农劳动参与决策的影响因素。由于农民的非农劳动参与选择决策分为"选择非农就业"和"不选择

---

① 非农自雇还包括为家庭个体经营帮工行为。

非农就业",属于"0-1"变量,故采用二元 Probit 回归模型。

模型二:非农就业类型概率模型。即针对发生非农就业的样本,考察他们发生非农就业时是选择"受雇"还是"非农自雇",也是"0-1"变量,其表达式为:

$$Labor_{2i} = X_i\beta_2 + \varepsilon_{2i} \tag{7.3}$$

公式(7.3)中,$\varepsilon_{2i} \sim N(0,1)$。与模型一相同,因变量是二分变量,同样采用二元 Probit 回归模型。

模型三:受雇样本的劳动供给时间模型。模型表达式如下:

$$Day_i \mid_{Labor_{1i}>0\ Labor_{2i}=1} = X_i\beta_3 + \varepsilon_{3i} \tag{7.4}$$

公式(7.4)中,$\varepsilon_{3i} \sim N(0,\sigma_{\varepsilon_{3i}}^2)$。

模型四:非农自雇样本的劳动供给时间模型。模型表达式如下:

$$Day_i \mid_{Labor_{1i}>0\ Labor_{2i}=0} = X_i\beta_4 + \varepsilon_{4i} \tag{7.5}$$

公式(7.5)中,$\varepsilon_{4i} \sim N(0,\sigma_{\varepsilon_{4i}}^2)$。

由于模型三、模型四中因变量属于连续性变量,因而采用最小二乘法进行回归。在公式(7.2)~公式(7.5)中,$Labor_i$ 表示个体 i 的非农劳动参与选择决策,包括是否参与非农就业,以及参与非农就业时是否选择受雇;Day_i 表示发生非农就业的个体 i 的劳动供给时间;X_i 表示新农合制度变量、个体特征和家庭特征的社会人口学和经济特征变量;ε 为误差项。

7.1.2 数据来源和主要变量说明

本章同样采用 2011 年和 2013 年"中国健康与养老追踪调查"(CHARLS)数据,该调查对象主要是 45 岁以上人群及其配偶。调查组分别于 2011 年和 2013 年在全国 28 个省(区、市)开展调查,最终获得的调查样本分别为 17 708 份和 18 605 份。在去掉关键变量缺失后,本章所使用的全部样本为 11 432 份,其中 2011 年和 2013 年分别有 5 898 份和 5 534 份。本研究所涉及的主要变量如下:

(1)农业劳动供给行为。一是农业劳动参与。在 CHARLS 问卷中询问了主要受访者"过去一年,您有没有从事 10 天以上的农业生产经营活动",即若参加,则赋值为"1";否则为"0"。二是农业劳动时间。按照 CHARLS 问卷的解释,农业劳动供给包括农业打工和自家农业生产经营活动两方面。农业打工是指为其他农户从事农业生产劳动挣钱;农业打工和自家农业生产经营活动均指"在过去一年内的劳动时间至少 10 天"。在 CHARLS 问卷中,通过询问"过去一年中,您有几个月为自家从事农业生产活动"、"过去一年中,在您为自家从事农业生产活动的月份里,您一般每周干几天"、"过去一年中,您有几个月为其他农户从事农业生产活动"以及"过去一年内,在您为其他农户从事农业生产活动的月份里,您一般每周干几天"等让被调查者汇报劳动时间。通过将这些时间进行汇总相加,得到最终主要受访者的年度农业劳动天数和年度农业劳动小时。计算公式为:年劳动总小时＝每年工作月数×4×每周工作天数×每天工作小时。

(2)非农劳动供给行为。一是非农劳动参与。二是参与非农劳动的样本的非农就业类型,即受雇和非农自雇(包括为家庭经营活动帮工)。通过询问"除农业生产经营外,您目前有两份(及以上)的非农业工作吗"以及"在这几份工作中,主要工作(即工作时间最长的工作)是什么? 是挣工资工作,从事个体或者私营经济活动,还是不拿工资为家庭经营活动帮工"等来分析农民的非农劳动参与及就业类型选择行为。三是非农劳动时间,即当年度内总劳动时间。通过询问"在过去一年中,您工作几个月"、"您一般每周干几天"、"您一般每天工作多少小时"获得相关数据。需要说明的是,在CHARLS问卷中,受雇分为两种:一种是工资从工作单位获取;另一种则是从派遣单位获取,但该项调查并没有询问受访者劳务派遣的时间供给。因此,本书在考察劳动时间的影响因素时,仅考虑有工作单位的样本的劳动供给行为。

(3)新型农村合作医疗制度。首先,根据CHARLS两期调查数据显示,调查当年受访农民参加新农合的比例均超过九成。因此,在后文中通过区分农民"是否参合",考察参合农民与未参合农民之间非农劳动供给的差异性。其次,根据现行政策规定,新农合的给付结构范围与给付水平,以及各级医院的报销水平、起付线、封顶线和药品报销范围存在地区差异;同时,只有在报销范围内才能享受相应的报销比例,且一年累计报销的费用不能超过年度封顶线。这说明单纯地考虑农民"是否参合"会弱化新农合这一公共政策效果的量化与评价。因此,除了考虑"是否参合"之外,本研究还将结合CHARLS调查问卷内容,从新农合的补充医疗保险(如大病医疗等)、报销方式、住院政策补偿比例等维度考察新农合政策如何影响农民的劳动供给行为。

(4)其他变量。一是健康状况。通过自评健康状况来衡量。二是年度虚拟变量。本研究所使用的数据来自2011年和2013年两个年份,因此模型中加入年份虚拟变量,以控制时间差异的影响。三是省(区、市)虚拟变量。一方面反映各省(区、市)新农合参合率及相关补偿政策的差异性(如住院补偿结构),另一方面体现各省(区、市)的区位特征和文化制度背景等。四是其他变量。如年龄、受教育程度、性别、婚姻状况、家庭规模①、家庭年收入、拥有土地(主要是耕地或林地)等变量。

7.2　新农合对农村居民农业劳动供给影响的实证研究

7.2.1　样本基本描述性统计结果分析

在考察新农合对农村居民农业劳动供给的影响作用之前,本节将简明扼要地阐述样本的基本描述性统计结果,由表 7.1 给出。由表 7.1 可知,从观测样本总体农业劳动参与率来看,62.59% 的受访者(7 155 人)从事农业生产的时间至少为 10 天,分别有 61.99%(7 087 人)和 5.32%(608 人)的受访者参与了自家农业劳动和为其他农户打工。具体就实际农业劳动时间层面而言,参与自家农业劳动的样本的年度劳动总时间约为 1 222 个小时,而为其他农户打工者约为 569 个小时。

表 7.1　主要变量的描述性统计

	全部样本	自家农业生产样本	农业打工样本
参加农业劳动(1=是)	0.625 9(0.483 9)	—	—
参加自家农业生产(1=是)	0.619 9(0.485 4)	1.000 0(0.000 0)	—
年农业劳动总小时	—	1 222.130 0(988.170 3)	—
为其他农户打工(1=是)	0.053 2(0.224 4)	—	1.000 0(0.000)
年农业打工劳动总小时	—	—	569.303 5(696.749 4)
是否参合(1=是)	0.909 6(0.286 8)	0.928 3(0.258 0)	0.922 7(0.267 3)
参加补充保险(1=是)	0.044 1(0.205 3)	0.047 7(0.213 1)	0.055 9(0.229 9)
即时报销方式(1=是)	0.292 0(0.454 7)	0.288 6(0.453 1)	0.302 6(0.459 8)

① 不包括主要受访者及其配偶。

续表

	全部样本	自家农业生产样本	农业打工样本
省级参合率	0.670 1(0.153 5)	0.678 4(0.151 3)	0.662 1(0.146 0)
乡级住院报销比例	0.783 3(0.068 5)	0.783 0(0.067 5)	0.792 6(0.070 4)
县级住院报销比例	0.651 4(0.073 6)	0.650 5(0.074 0)	0.656 3(0.083 3)
县外住院报销比例	0.524 5(0.071 6)	0.525 7(0.072 6)	0.510 4(0.075 9)
年住院补偿封顶线(万元)	7.017 3(2.200 9)	6.928 0(2.129 8)	6.765 6(2.075 7)
年龄(岁)	59.486 3(10.000 6)	57.634 7(8.485 4)	54.514 8(6.995 2)
男性(1＝是)	0.490 4(0.499 9)	0.517 4(0.499 7)	0.570 7(0.495 4)
婚姻状况(1＝已婚)	0.825 0(0.380 0)	0.870 0(0.336 3)	0.888 2(0.315 4)
小学以下(1＝是)	0.643 5(0.479 0)	0.624 0(0.484 4)	0.560 9(0.496 7)
小学(1＝是)	0.111 9(0.315 2)	0.116 6(0.320 9)	0.110 2(0.313 4)
初中及以上(1＝是)	0.244 7(0.429 9)	0.259 5(0.438 4)	0.328 9(0.470 2)
自评健康(1＝好)	0.700 8(0.457 9)	0.750 7(0.432 7)	0.814 1(0.389 3)
慢性疾病罹患数量(个)	1.354 0(1.373 9)	1.258 6(1.308 7)	1.042 8(1.181 2)
家庭规模(人)	3.336 1(1.673 0)	3.308 4(1.674 8)	3.296 7(1.738 0)
家庭年总收入(万元)	1.835 6(4.883 7)	1.737 6(5.257 3)	2.396 3(4.870 8)
拥有土地面积(亩)	17.841 7(200.986 2)	21.103 7(242.754 5)	12.102 6(44.713 3)
东部地区(1＝是)	0.301 0(0.458 7)	0.274 0(0.446 1)	0.291 1(0.454 7)
中部地区(1＝是)	0.291 9(0.454 5)	0.297 9(0.457 4)	0.261 5(0.439 8)
西部地区(1＝是)	0.362 5(0.480 7)	0.382 0(0.485 9)	0.343 8(0.475 4)
东北地区(1＝是)	0.044 6(0.206 4)	0.046 1(0.209 8)	0.103 6(0.305 0)
2013 年(1＝是)	0.484 1(0.499 8)	0.493 9(0.500 0)	0.536 2(0.499 1)
观测样本数	11 432	7 087	608

注:乡级、县级、县外等住院报销比例和年度住院补偿封顶线均是指当地政策报销比例和封顶线。

资料来源:作者计算整理所得。

在新农合制度方面,从是否参合看,全部样本、自家农业生产样本以及农业打工样本中分别有90.96％、92.83％以及92.27％的受访者参加了新农合。从新农合即时报销方式看,全部样本中有29.2％的农村居民享受了新农合即时报销方式,进一步比较自家农业生产样本和农业打工样本的新农合即时报销方式享受情况却发现,农业打工样本为 30.26%,比自家农业生产样本高 1.4%。从新农合补充医疗保险参保情况看,无论是全部样本还是自家农业生产样本,抑或是农业打工样本,新农合补充医疗保险参保率均处于较低水平,仅为 4%~5%。从省级参合率看,所有观测样本的参合率平均值约为 67%。从新农合住院补偿结构看,全部样本中,乡级、县级、县外住院政策报销比例分别为 78.33%、65.14% 和 52.45%,年度累计住院补偿封顶线大约为 7 万元;自家农业生产样本的三级住院补偿报销比例分别是 78.30%、65.05% 和 52.57%,住院补偿封顶线为 6.928 万元;农业打工样本的住院政策报销比例和封顶线则分别是 79.26%、65.63%、51.04% 以及 6.765 6 万元。

在年龄方面,全部观测样本、自家农业生产样本的平均年龄分别为 59 岁和 57 岁,农业打工人群的年龄最低,不到 55 岁,整体上反映了中国农业劳动力呈现老龄化特征。从文化水平来看,36%~44% 的受访者受过小学及以上教育,这反映了中国现阶段农业劳动力的文化素质低,缺乏竞争实力,难以满足现代农业的需求。关于健康状况方面,尽管大多数受访者认为自身健康状况较好,但是人均至少患有一种以上慢性疾病,这凸显了未来遏制慢性病及其预防干预的重要性。在农地面积上,全部样本平均耕种面积略超过 17 亩,若按照世界银行于 2003 年提出的 2 公顷(即 30 亩)小农户定义,毋庸置疑,这体现了现阶段中国农业仍然是以小农经济为主,并且这一经营格局存在固化趋势(罗必良,2017)。此外,农业打工人群经营的农地面积平均仅为 12 亩,比自家农业生产人群的农地面积少了约 9 亩。从家庭年总收入来看,农户家庭收入在 1.7 万~2.4 万元,其中农业打工样本家庭经济状况最好,而从事自家农业生产者最低,这说明如何持续稳定地促进农民增收依然是亟待解决的主要内容和乡村振兴战略的应有之义。另外,表 7.1 还报告了性别、家庭规模、地区等变量的基本情况。

7.2.2 农业劳动参与模型估计结果分析

表 7.2 给出了农业劳动参与决策模型回归结果。回归结果显示,作为本书重点关注的问题之一,新农合制度变量对总体农业劳动参与率、自家农业劳动参与率以及为其他农户打工选择决策作用不一,具体来看:

表 7.2 农业劳动参与模型估计结果(1)

	总体农业劳动参与	自家农业劳动参与	农业打工参与
参加新农合	0.125 0***(0.014 9)	0.124 0***(0.015 0)	0.006 8(0.007 7)
参加补充保险	0.022 0(0.021 4)	0.028 0(0.021 6)	0.009 6(0.009 5)
即时报销方式	−0.018 3*(0.009 8)	−0.020 7**(0.009 8)	0.003 0(0.004 6)
年龄	−0.010 2***(0.000 4)	−0.009 9***(0.000 5)	−0.003 0***(0.000 3)
男性	0.074 6***(0.009 1)	0.070 0***(0.009 1)	0.020 9***(0.004 5)
已婚	0.125 5***(0.012 0)	0.126 1***(0.012 1)	0.004 2(0.006 6)
小学	−0.027 5*(0.015 3)	−0.027 8*(0.015 4)	−0.016 9*(0.006 3)
初中及以上	−0.065 7***(0.011 5)	−0.062 6***(0.011 5)	−0.005 7(0.005 3)
自评健康较好	0.104 4***(0.009 7)	0.106 5***(0.009 7)	0.018 5***(0.005 4)
慢性病罹患数量	−0.013 4***(0.003 3)	−0.012 0***(0.003 3)	−0.004 4***(0.001 8)
家庭规模	−0.004 0(0.002 7)	−0.004 7*(0.002 7)	−0.000 7(0.001 4)
家庭年总收入	−0.006 1***(0.001 4)	−0.004 7***(0.001 5)	0.000 8**(0.000 4)
拥有土地面积	2.41E−05(2.86E−05)	2.59E−05(2.96E−05)	−4.64E−05*(2.34E−05)
东部地区(1=是)	−0.099 6***(0.010 8)	−0.100 1***(0.010 9)	−0.002 4(0.005 1)
中部地区(1=是)	−0.029 6***(0.010 8)	−0.028 6***(0.010 8)	−0.004 0(0.005 1)
东北地区(1=是)	−0.038 9*(0.021 3)	−0.045 5**(0.021 5)	0.064 9***(0.014 2)
2013 年(1=是)	−0.019 1**(0.010 0)	−0.021 7**(0.010 1)	0.010 7**(0.004 8)
Pseudo R^2	0.080 4	0.076 6	0.060 9
Wald 卡方值	1 142.02***	1 103.05***	343.75***
观测样本	11 432	11 432	11 432

注:(1)回归结果为边际效应值,表中括号里的数值为稳健回归标准误;(2)***、**和*分别表示变量在1%、5%和10%统计水平上显著。

资料来源:作者计算整理所得。

首先,是否参合会在1%统计水平上显著增加总体农业劳动参与和自家农业劳动参与。边际效应计算结果显示,在其他变量不变的条件下,与未参合农村居民相比较,参合者的总体农业劳动参与概率和自家农业劳动参与概率分别明显增加约12.5%和12.4%。是否参合虽然也使农业打工人群的劳动参与概率增加,但不存在统计显著性。这说明随着新农合在全国范围内基本覆盖,农村居民的健康福利状况明显改善,有助于激励参合居民的农业劳动参与意愿。但值得注意的是,从另一角度来说,新农合可能使农村居民"滞留于"农地(张锦华等,2016)。

其次,新农合即时报销方式会显著降低农村居民的总体农业劳动参与概率和自家农业劳动参与概率。对此,一种解释机制是,与自身先垫付后报销的补偿方式相比较,即时报销方式为参合农民提供高效便捷的服务,降低了农村居民家庭经济负担,但在当前农业生产"增产不增收"的现实窘境下,农村居民更愿意寻求非农就业,从而明显降低农业劳动参与意愿。

在个人特征方面,年龄、慢性病罹患数量[①]会显著降低农村居民的农业劳动参与概率。在其他变量不变的条件下,自评健康状况较好者会比自评健康状况较差者明显增加农业劳动参与概率。这些结论说明,随着年龄增加,农村居民的身体机能和劳动能力下降,其劳动参与意愿也会明显降低。尤为重要的是,慢性病不仅会给农村居民造成医疗负担,而且将明显降低其生产力,影响农业生产和粮食安全。在性别上,在其他变量不变的情况下,与女性相比较,男性会显著增加农业劳动参与意愿(包括总体农业劳动参与、自家农业劳动参与和农业打工参与)。在婚姻变量上,是否有配偶的符号为正,尤其是在总体农业劳动参与和自家农业劳动参与模型中,这说明有配偶者由于面临家庭生活压力较大,其需要而且也更倾向于增加农业劳动参与。一般而言,受教育水平越高,农村居民掌握知识和信息的能力往往越强,更愿意倾向于选择收入水平更高的工作。回归估计结果显示,与小学以下文化程度相比较,小学及以上文化程度的农村居民的农业劳动参与概率明显降低。

在家庭特征上,家庭规模会显著降低农村居民的自家农业劳动参与概率,这主要是因为当前农业生产面临"增产不增收"窘境,家庭规模越大,农村居民的日常生活支出负担越重,会更多地转向非农部门。家庭经济状况会显著降低总体农业劳动参与概率和自家农业劳动参与概率,但会显著增加农业打工意愿。这主要是因为随着中国工业化和城镇化的发展,大量农村劳动力向非农部门转移,农业劳动出现流失,劳动力成本上升,农业雇工收入增加。家庭拥有的土地面积会显著降低农业打工参与意愿。

此外,农村居民的农业劳动参与存在地区差异。回归估计结果显示,在其他变量不变的条件下,与西部地区相比较,东部、中部以及东北地区的总体农业劳动参与和自家农业劳动参与均显著下降。另外,与 2011 年相比较,2013 年农村居民的总体农业劳动参与意愿和自家农业劳动参与意愿也明显下降,但农业打工参与意愿明显增加。

为检验研究的稳定性,本节采取了变换变量[②]方法进行考察。表 7.3 给出了相

---

① 句中是强调这两个变量在回归结果中显示的系数符号,特此说明,全书中多有类似内容做相同理解。

② 经验研究检验稳健性的常用方法包括三种:一是调整样本结构;二是综合运用多种计量方法;三是变换变量。

应的回归结果,可以发现,在总体农业劳动参与模型和自家农业劳动参与模型中,主要解释变量和其他控制变量的系数符号以及显著性均未发生太大变化。

表 7.3 农业劳动参与模型估计结果(2)

	总体农业劳动参与	自家农业劳动参与	农业打工参与
省级参合率	0.189 8*** (0.036 7)	0.194 5*** (0.036 9)	0.043 3** (0.019 0)
乡级住院报销比例	0.519 7*** (0.095 6)	0.528 8*** (0.096 1)	0.013 8(0.049 5)
县级住院报销比例	−0.753 7*** (0.096 9)	−0.783 3*** (0.097 4)	0.179 3*** (0.047 5)
县外住院报销比例	0.459 6*** (0.086 1)	0.466 5*** (0.086 6)	−0.137 0*** (0.043 2)
住院补偿封顶线	−0.005 8*** (0.003 3)	−0.006 5** (0.003 3)	0.000 5(0.001 6)
年龄	−0.010 6*** (0.000 4)	−0.010 3*** (0.000 5)	−0.002 9*** (0.000 3)
男性	0.071 4*** (0.009 1)	0.067 0*** (0.009 1)	0.020 2*** (0.004 5)
已婚	0.129 1*** (0.012 0)	0.129 7*** (0.012 1)	0.003 9(0.006 6)
小学	−0.028 1* (0.015 2)	−0.028 6* (0.015 3)	−0.015 0** (0.006 4)
初中及以上	−0.072 0*** (0.011 5)	−0.069 0*** (0.011 5)	−0.004 2(0.005 3)
自评健康较好	0.100 9*** (0.009 7)	0.102 9*** (0.009 7)	0.019 3*** (0.005 4)
慢性病罹患数量	−0.013 7*** (0.003 3)	−0.012 3*** (0.003 3)	−0.003 9** (0.001 8)
家庭规模	−0.004 4* (0.002 7)	−0.005 1* (0.002 8)	−0.001 2(0.001 4)
家庭年总收入	−0.005 8*** (0.001 4)	−0.006 1*** (0.001 5)	0.000 7* (0.000 4)
拥有土地面积	4.44E−05(3.98E−05)	4.76E−05(4.13E−05)	−2.82E−05(2.11E−05)
东部地区	−0.075 5*** (0.017 7)	−0.073 9*** (0.017 8)	0.004 7(0.008 7)
中部地区	−0.004 6(0.013 9)	−0.001 7(0.014 0)	−0.011 4* (0.006 3)
东北地区	0.000 5(0.025 4)	−0.007 4(0.025 8)	0.102 3*** (0.022 8)
2013 年	−0.025 6** (0.010 3)	−0.027 9*** (0.010 3)	0.008 4* (0.004 9)
Pseudo R^2	0.082 0	0.078 6	0.069 2
Wald 卡方值	1 146.80***	1 110.68***	374.95***
观测样本	11 432	11 432	11 432

注:(1)回归结果为边际效应值,表中括号里的数值为稳健回归标准误;(2)***、** 和* 分别表示变量在 1%、5% 和 10% 统计水平上显著。

资料来源:作者计算整理所得。

7.2.3 农业劳动实际供给量模型估计结果分析

本章关心的另一个关键问题是:新农合制度如何影响农村居民的农业劳动实

际供给,且这种影响作用有多大?而为了更为全面地对此进行考察,本节从年度自家农业劳动供给总小时和农业打工总小时两个维度,考察了新农合对农村居民从事农业生产的实际劳动时间的影响作用。

首先,从新农合制度变量看,尽管是否参加新农合补充医疗保险不显著影响自家农业生产劳动时间,但是是否参合、即时报销方式对自家农业劳动总小时具有显著的正向作用。回归结果显示,在其他变量不变的条件下,与未参合人群相比较,参合者从事自家农业生产的劳动时间明显增加约 97 个小时;与先垫付后报销的补偿方式相比较,即时报销方式会使农村居民自家农业生产劳动时间明显增加近 55 个小时。其次,从个人特征看,男性、有配偶者的自家农业劳动时间会显著增加。在教育程度上,回归结果表明,随着教育程度的增加,农村居民会显著减少自家农业劳动时间。在健康状况上,由于农业生产增收潜力有限,自评健康较好者更愿意从事非农工作,以获取更高的收入,他们会减少自家农业劳动时间。同时,一般来说,慢性病具有周期长、难治愈等特点,威胁农村居民的健康,严重影响劳动供给能力,因此,慢性病罹患数量会显著降低农村居民的自家农业劳动时间。

此外,回归估计结果还显示,家庭规模越大,自家农业劳动时间会显著减少。但是,家庭拥有的土地面积的符号显著为正,即拥有的土地面积越多,农村居民从事自家农业劳动小时越多。农村居民的自家农业劳动时间存在显著的地区差异,即与西部地区相比较,东部、中部以及东北地区农村居民从事自家农业劳动时间均显著下降。

最后,在农业打工时间方面,是否参合、参加补充医疗保险、即时报销方式等新农合制度代理变量并未显著影响农村居民的农业打工时间。

表 7.4   **农业劳动实际供给量模型估计结果**

	自家农业劳动总小时	农业打工总小时
参加新农合	97.038 2**(46.441 8)	14.708 9(101.658 7)
参加补充医疗	−78.295 3(54.215 9)	−119.231 1(119.534 5)
即时报销方式	54.715 8**(25.822 4)	−1.974 5(65.557 8)
年龄	−2.026 7(1.438 4)	2.033 4(4.509 9)
男性	47.439 4**(24.915 3)	−79.248 3(62.629 0)
已婚	125.331 3***(36.883 6)	8.103 1(89.683 2)
小学	−90.010 2**(40.130 8)	−93.380 0(65.277 9)
初中及以上	−198.676 6***(29.845 0)	—

续表

	自家农业劳动总小时	农业打工总小时
自评健康较好	−73.893 0*** (28.451 0)	−36.508 3(74.978 1)
慢性病罹患数量	−33.616 7*** (9.338 3)	−12.106 7(22.731 0)
家庭规模	−11.876 0* (7.405 8)	22.054 4(21.982 3)
家庭年总收入	−1.654 5(3.101 5)	12.764 8(13.044 6)
拥有土地面积	0.213 3*** (0.051 1)	−0.867 3*** (0.340 7)
东部地区	−294.685 1*** (29.981 1)	−62.310 7(84.033 5)
中部地区	−379.368 9*** (28.269 9)	−193.192 9*** (74.219 2)
东北地区	−367.068 3*** (54.359 8)	−237.517 1*** (86.177 6)
2013 年	−78.459 8*** (27.354 2)	−41.801 8(73.352 6)
常数项	1 550.140 0*** (108.628 1)	600.424 2** (266.515 8)
R^2	0.045 7	0.037 8
F 值	20.29***	1.11
观测样本	7 087	608

注:(1)表中括号里的数值为稳健回归标准误;(2)***、** 和* 分别表示变量在 1%、5% 和 10%统计水平上显著。

资料来源:作者计算整理所得。

7.3　新农合对农村妇女农业劳动供给影响的实证研究[①]

在过去很长一段时间内,妇女曾被称为看不见的农业生产者(艾利思和胡景北,2008),因为从农户家庭角度看,女性的劳动大部分是不计酬的,家庭收入基本上记在男性家长的名下,很少反映女性的劳动实际贡献率,掩盖了妇女的劳动供给。然而,随着我国工业化和城镇化的快速推进,青壮年男性普遍离农,农村劳动力缺乏,对我国农业生产和粮食安全产生负面影响。现今,妇女和老人成为农业生产的主要劳动力,其中妇女的作用更为重要,为保证农业生产所需的劳动,与男性相比,妇女需要投入更多的劳动时间,这样就使得妇女更多地接触到恶劣的工作环境,长期面临农药、化肥等危害,造成健康损失(包括经济和工作时间损失)(Mu and

---

① 本节主要内容已发表于《中国人口科学》2015 年第 3 期,第 99—107 页。

Van de Walle,2011),从而不利于农业生产和粮食安全。而目的为提高医疗可及性、改善农村居民健康状况、减轻农民医疗负担的新型农村合作医疗制度(简称新农合),是否会影响农村妇女的劳动供给? 如果存在,这种影响作用如何? 对此,本节内容重点从自家农业生产时间和农业打工时间两方面考察了新农合对农村妇女劳动供给的影响作用。

7.3.1 样本基本描述性统计结果分析

表7.5列出了主要变量的均值情况。由表7.5可知,在全部4 332份样本中,有1 407个受访者在受访前一年里农业打工的时间至少为10天,2011年和2013年各有95份和1 312份;在受访前一年内从事自家农业生产经营活动至少10天的样本量,2011年有1 357份,2013年有1 790份,共计3 147份。

表7.5　　　　　　　　　　　　　　样本基本描述统计结果

变量	全部样本	2011 年		2013 年	
		自家农业生产	农业打工	自家农业生产	农业打工
劳动时间 (天)	—	170.324 0 (115.647 1)	71.452 6 (91.045 2)	179.575 4 (117.935 5)	57.908 5 (26.271 0)
乡级医院住院报销比例(%)	78.414 1 (6.824 4)	77.840 8 (6.672 6)	78.368 4 (7.087 7)	78.656 4 (6.786 4)	78.894 8 (7.005 9)
县级医院住院报销比例(%)	65.451 3 (7.322 8)	65.353 7 (7.119 4)	65.421 1 (8.922 3)	65.368 7 (7.602 7)	65.781 3 (7.352 6)
县外医院住院报销比例(%)	53.012 5 (7.125 3)	53.117 2 (6.905 6)	51.526 3 (7.222 7)	53.128 5 (7.415 7)	52.610 5 (7.145 3)
年度住院补偿封顶线(万元)	7.174 7 (2.241 9)	6.913 4 (2.179 6)	6.963 2 (2.088 8)	7.126 3 (2.175 2)	7.515 6 (2.347 6)
年龄(岁)	57.905 8 (10.636 2)	54.453 9 (7.963 3)	51.094 7 (5.281 6)	56.432 4 (8.991 2)	62.989 3 (12.840 6)
小学及以上 (1=是)	0.306 8 (0.461 2)	0.400 9 (0.490 3)	0.452 6 (0.500 4)	0.293 3 (0.455 4)	0.236 3 (0.424 9)
有配偶 (1=是)	0.795 0 (0.403 7)	0.711 9 (0.453 1)	0.768 4 (0.424 1)	0.903 4 (0.295 6)	0.745 4 (0.435 8)
自评健康状况 (1=好)	0.685 6 (0.464 3)	0.756 8 (0.429 2)	0.831 6 (0.376 2)	0.700 6 (0.458 1)	0.598 3 (0.490 4)
家庭人数 (人)	4.086 1 (2.024 7)	4.746 5 (1.665 8)	4.410 5 (1.332 8)	3.802 8 (2.096 3)	3.775 9 (2.098 3)

续表

变量	全部样本	2011 年		2013 年	
		自家农业生产	农业打工	自家农业生产	农业打工
家庭总收入（万元）	0.801 9 (2.265 8)	0.782 2 (4.049 1)	0.785 3 (1.998 3)	0.812 0 (2.250 0)	0.920 0 (2.300)
集体分配的农地面积(亩)	—	14.588 1 (90.111 3)	—	8.239 5 (28.918 4)	—
2013 年 (1=是)	0.685 6 (0.464 3)	—	—	—	—
观测值(个)	4 332	1 357	95	1 790	1 312

注:括号中为标准误差值。

资料来源:作者研究计算整理所得。

从自家农业生产劳动时间来看,2013 年受访妇女的全年劳动天数约为 180 天,比 2011 年增加 10 天,但是,受访妇女的农业打工时间由 71 天(2011 年)减少为 58 天(2013 年)。比较自家农业生产和农业打工的劳动时间可以发现,受访者的自家农业生产时间为农业打工时间的 2～3 倍。这表明在一定程度上,农村妇女成为家庭农业生产的重要劳动力。

从新农合住院补偿结构上看,乡级、县级以及县外医院住院报销比例分别约为 78%、65% 和 53%,且各样本群之间差距微小,反映我国新农合制度已经实现全面覆盖目标,并且报销水平逐年提高,从而增加了参合农民的受益水平。从年龄上看,从事自家农业生产活动的受访者平均年龄分别为 2011 年 54 岁和 2013 年 56 岁;农业打工者平均年龄分别为 2011 年 51 岁和 2013 年 63 岁。不考虑时间变化因素,从事自家农业生产的妇女平均年龄基本不变,但是农业打工妇女的平均年龄则增幅较大,这可能是因为随着年龄增加,妇女的劳动技能下降,难以承担繁重的家庭农业生产活动,但尚有余力可从事短期、简单的农业帮工活动。从家庭总收入上看,各样本群收入水平较低,基本在 7 800～9 200 元,体现了受访地区农村妇女所在家庭的经济收入较低,反映了农民增收的现实迫切性。从文化水平来看,从事自家农业生产样本中分别有 2011 年 40% 和 2013 年 29% 的妇女受过小学及以上教育,两者相差 11 个百分点;类似的差异还表现在农业打工群体上。这一方面表现出我国现阶段农村妇女的文化素质低,缺乏竞争实力,难以满足现代农业的需求;另一方面也反映了我国农村劳动力向城镇转移,降低了农村劳动力的整体文化水平。在是否有配偶和家庭人数上,不同样本的差别并不明显。关于自评健康状况方面,无论是全部样本还是其他样本,有 60% 及以上的受访者认为自己的健康状况较好,这表明大多数农村妇女趋向过于乐观地评价自身的健康状况。另外,表 7.5 还报告了集体分配给受访妇女家庭的农地面积等变量的均值情况。

7.3.2　新农合对农村妇女农业劳动供给的影响作用

新农合对农村妇女劳动供给的回归结果由表 7.6 给出,表中两列分别表示新农合对农村妇女从事自家农业生产时间和农业打工时间的影响作用。

表 7.6　　　　　　　　　农村妇女劳动供给与新农合关系的回归结果

	自家农业生产时间：log（天）	农业打工时间：log（天）
乡级医院住院报销比例	0.012 4***（0.003 7）	0.012 5***（0.003 0）
县级医院住院报销比例	0.010 3***（0.003 6）	0.008 7***（0.002 9）
县外医院住院报销比例	0.016 0***（0.003 2）	0.009 1***（0.002 4）
年度住院补偿封顶线	0.038 8***（0.008 6）	0.007 5***（0.006 2）
年龄	−0.000 6（0.002 2）	0.001 5（0.001 4）
小学及以上	−0.239 1***（0.040 0）	−0.025 6（0.034 5）
有配偶	0.044 2（0.050 0）	0.014 2（0.038 0）
自评健康状况	−0.035 0（0.040 4）	0.006 2（0.028 8）
家庭人数	−0.014 2*（0.009 3）	−0.001 9（0.006 9）
家庭总收入	0.009 6*（0.006 7）	0.029 4（0.026 3）
集体分配的农地面积	0.000 7***（0.000 2）	—
2013 年	0.006 3（0.038 9）	0.355 6***（0.056 3）
常数项	4.064 4***（0.321 1）	4.332 8***（0.252 7）
观测值	3 147	1 407
Wald test	105.48***	75.32***

注:(1)*、**、*** 分别表示显著性水平为 10%、5%、1%;(2)括号中数据为标准误差值。
资料来源:作者根据研究计算整理所得。

7.3.2.1　新农合对农村妇女自家农业生产时间的实证结果分析

集体分配的农地面积反映家庭对农业生产的依赖程度,回归结果表明,农地面积越大,妇女的农业劳动时间越多,在其他变量不变时,农地面积每增加 1 亩,其劳动天数将增加 0.07%。家庭总收入对农村妇女的家庭农业生产时间在 10% 统计水平上具有显著的正向作用。这说明在当前我国农户家庭收入水平较低的情况下,女性的田间劳动量会随着家庭收入增加而增加,还体现出一个农户越贫困,这个农户中女性参加田间劳动的时间越长。边际效应计算结果表明,当其他条件不变时,家庭收入每增加1万元,妇女的家庭农业生产时间将增加约1%。相对于未受过小学及以上教育的妇女而言,具有小学及以上文化水平者的家庭农业生产时间会大大减少,并在1%统计水平上具有显著性。一种可能的解释是因为受过正规教育的妇女的文化水平较高,劳动技能相对较强,对收入的要求较高,在当前农业收入较低的条件下,她们会更多地寻求非农就业。此外,家庭人数对妇女的家庭农业生产劳动供给的影响作用为负,且在10%统计水平上具有显著性。产生这一结果的主要原因在于:当家庭人数较多时,一方面青壮年劳动力充足,对妇女的农业劳动供给要求较低,女性从事家庭内部目的生产(如食物加工)与非农业的挣钱工作(如出售手工制品)等劳动增加;另一方面由于老人和儿童数量较多,妇女需要更多地承担家庭照料活动,从而使其从事自家农业生产的劳动时间减少。除此以外,年龄、配偶状况、自评健康状况等社会人口学变量对妇女家庭农业劳动供给的影响不具有统计显著性。

本书最关心的问题是新农合保障方式如何影响农村妇女的劳动供给决策。理论上,新农合住院给付结构包括保障范围、起付线、报销比例和封顶线等变量,其中起付线、报销比例均分为乡级、县级以及县外三个等级。由于起付线与报销比例之间存在共线性[①],而保障范围因涉及面较广且各地并不统一,难以获取有效的数据资料,故只选择报销比例与封顶线变量。

实证结果显示,在农村妇女的自家农业生产劳动供给决策方面,新农合住院报销比例和年度住院补偿封顶线对农村妇女的家庭农业生产时间具有正向作用,且均在1%统计水平上显著。这表明报销水平越高,参合妇女从该制度中所获取的收益(包括改善健康和减轻医疗费用负担)越多,从而越倾向于增加家庭农业劳动时间,使农业生产尤其是粮食安全获得保障。边际效应计算结果显示,在其他变量保持不变的情况下,乡级、县级以及县外医院住院报销比例分别提高1个百分点,参合妇女从事家庭农业生产的时间将分别提高1.24%、1.03%和1.6%,其中乡级和县外报销比例的影响作用比县级要大;年度住院补偿封顶线每增加1万元,参合妇女的家庭农业生产时间将会增加约4%,比住院报销比例高约3%。一种解释是因

　　① 一般地,实证模型自变量之间产生多重共线性的原因有三方面:(1)经济变量相关的共同趋势;(2)滞后变量的引入;(3)样本资料的限制。由于新农合住院补偿起付线与报销比例之间存在相关的共同趋势,故两者之间存在多重共线性。

为作为理性的"经济人",假若参合妇女因伤病选择住院,其会尽可能从新农合制度中获取更多的"实惠",从而会对分级医院的报销起付线、报销比例与年度总报销额进行综合考虑。相对于县外医院而言,尽管县内医院的报销比例更高,但是,县内医院医疗服务水平较低;与乡级医院相比,县级医院的报销起付线较高,使前往医院就医的妇女因达不到报销起付线而无法报销医疗费用,降低获益水平。与此同时,年度住院补偿封顶线是对乡、县、县外三级医院住院治疗年度报销总额的一个约束条件,综合三方面的因素考虑,农村妇女从新农合制度中所获取的预期收益越多,其家庭农业生产时间就会越多。

7.3.2.2 新农合对农村妇女农业打工时间的实证结果分析

由于我国农户普遍走向兼业化,农村妇女进行农业打工不仅能增加家庭收入,而且能解决一些农户(尤其是"男工女耕"的农户)的农业生产劳动力不足问题。因此,本书进一步考察了新农合对农村妇女农业打工决策及劳动供给的影响作用,实证结果由表 7.6 给出。由表 7.6 可知,新农合住院给付结构(包括乡级、县级、县外医院住院报销比例和年度封顶线)也会显著增加农村妇女的农业打工天数,从而一方面拓宽了农户增收渠道,增加了打工妇女家庭的经济收入,另一方面缓解了部分农业家庭的劳动力不足,有助于农业生产活动的顺利进行,保障粮食安全。同时,实证结果还显示,乡级医院住院报销比例对农村妇女农业打工时间的影响作用比县级、县外医院住院报销比例和年度住院补偿封顶线更大。产生这一结论的主要原因是,农村妇女的农业打工行为是家庭以外的雇佣劳动,更多的是临时性或间歇性地为邻里或离家不远的同镇(乡)其他农户进行农业帮工而挣取部分收入,当其罹患伤病时,基本是前往乡级医院就医,因此,相比县级、县外医院住院报销比例以及年度住院补偿封顶线,乡级医院住院报销比例越高,参合妇女从新农合制度中所获得的收益越高,从而对其农业打工时间的正向影响越大。除此以外,大部分其他变量并不具有统计显著性。

7.4 新农合对老年人农业劳动供给影响的实证研究

现阶段中国农村新型农业经营主体发展较为缓慢,中国农业仍以小农户经营为主,而由于农业比较收益较低,对年轻人的吸引力较小,随着大量青壮年劳动力涌入城镇非农就业部门寻找就业机会以及人口老龄化程度的不断加深,在"以代际分工为基础的半工半耕"家计模式下,老年人务农成为中国农村普遍存在的现象,"老人农业"的存在具有长期性,是一种常态化现象(黄季焜和靳少泽,2015;王文龙,2016;贺雪峰,2019)。四川省社会科学院课题组对四川省传统农区富顺县、安岳县和中江县的调查结果显示,农业劳动力平均年龄为 54.2 岁,其中 60 岁以上人口占比达到 30.6%(董欢和郭晓鸣,2015)。农业部百乡万户调查赴山西调查组在走访了永济市、襄垣县 12 个乡镇 276 户农户后发现,老人已经成为种地的主力军,年龄在 50 岁以上的务农老人占比达到了 75.5%。[①] 虽然现在不能得知全国层面上农民年龄的具体数字,但从整体上看,农业劳动力老龄化呈不断加深趋势(张志新等,2021),"老人农业"已经成为中国农村地区普遍存在的农业生产形态(孙明扬,2020)。"老人农业"的形成是农民家庭有效配置劳动力资源的结果,相对于年轻人,老年人务农的机会成本较低,同时其具有相对较强的劳动能力,在与土地等生产资料结合的基础上成为农业劳动力的主力军。

值得注意的是,由于健康水平随年龄增长趋于下降,老年人容易受到疾病的影响而降低劳动能力。因此,老年人的健康状况及其对老年人劳动供给的影响是应当考虑的重要问题。且随着生活方式的改变,老年人的疾病模式转向慢性疾病,如高血压、糖尿病以及心血管疾病等。《中国健康与养老报告(2019)》结果显示,60 岁以上人群自报患有至少一种医生诊疗的慢性病的老人占比为 78.9%。其中,患有高血压病、糖尿病以及心脏病的老年人占比分别为 39.1%、11.1% 和 20.2%。而农村居民慢性病的患病情况更加严重。从城乡心血管疾病死亡率的对比来看,自 2009 年起,农村死亡率就高于城市且这一比例有扩大趋势(葛延风等,2020)。此外,由于较差的健康管理和不良的生活方式(如吸烟、喝酒等),农村居民比城市居民面临更大的健康风险。然而,健康作为重要的人力资本,其水平的下降通常会导致老年人劳动参与率的降低,并且减少劳动时间。这将会阻碍老年人力资本的充分利用,从而成为制约中国农业农村振兴的一大因素。因此,如何提升农村居民,特别是农村老年人的健康水平至关重要。2017 年,党的十九大提出了乡村振兴战略,要求坚持农业农村优先发展和城乡融合发展,并且制定了阶段性战略目标,即到 2035 年基本实现农业农村现代化。当前,中国正处于乡村振兴战略的有效持续深化时期,农村的各项改革也进入纵深时期。接下来,

---

① 资料来源:《"老人农业"也能有所作为》,http://www.xinhuanet.com/politics/2015-08/24/c_128157372.htm。

如何全面推进乡村振兴是未来面临的重要议题。为此,需要立足于小农户将长期存在的问题,以 2 亿多农户、6 亿多农民的根本利益为出发点,寻找政策制定衔接点,为乡村振兴战略的进一步深化实施打下坚实基础。

基于上述背景,如何提升老年人的健康水平从而增强其劳动参与能力,对于全面推进乡村振兴战略具有重要意义。作为农村居民健康保障的基本制度保障——中国农村居民基本医疗保险制度,对于维护农村居民健康水平、促进居民健康人力资本提升具有重要作用。针对其对居民健康的改善作用,学术界也进行了大量的实证研究,并证实其对居民健康水平的提升具有重要作用,健康绩效显著(程令国和张晔,2012;许庆和刘进,2015;张锦华等,2016)。因此,建立健全中国农村居民基本医疗保险制度是实现乡村振兴战略深入推进的有效政策着力点。

7.4.1 数据说明与描述性统计

7.4.1.1 数据及主要变量说明

本书采用了"中国健康与养老追踪调查"(CHARLS)2011 年、2013 年、2015 年以及 2018 年 4 期全国调查数据,并选取了年龄在 60 岁及以上的农业户口样本。经过对异常值和缺失值的处理,最终得到的样本总量为 24 247 个,其中 2011 年、2013 年、2015 年以及 2018 年各年的样本总量分别为 4 842 个、5 500 个、5 814 个以及 8 091 个。本书涉及的主要变量如下:

(1)被解释变量:农业劳动参与和农业劳动供给量。一是农业劳动参与为二元变量,表示农村老年人是否参与农业劳动。如果农村老年人在过去一年内从事 10 天以上的农业生产经营活动,则表示参与了农业劳动;反之,则没有参与农业劳动。本书以变量 Agriparticipation 来表示,若参与则赋值为"1",否则为"0"。二是农业劳动供给量主要由老年人过去一年的农业劳动时间来衡量,为了尽量保证变量衡量的精度,本书主要使用年农业劳动小时数来衡量农业劳动的供给量。一方面,CHARLS 问卷中的工作类型主要分为农业打工、自家农业生产活动、受雇、非农自雇和为家庭经营活动帮工。其中,2011 年和 2013 年分别统计了每种工作类型的时间,而 2015 年和 2018 年则将农业打工视为受雇工作并统计时间。为了保持数据的前后一致,本书主要统计了自家农业生产活动时间并将其作为农业劳动时间。另一方面,CHARLS 问卷中针对劳动时间分别设置了关于年劳动月数、周工作天数以及日工作小时数的问题,根据以上问题可以计算年农业劳动时间总和。其中,年农业劳动小时数＝年劳动月数×4×周工作天数×日工作小时数。本书以变量 Agrilaborhours 表示参与农业劳动老年人的年农业劳动小时数。此外，考虑到农村老年人除了参与农业劳动外，仍有可能参与非农劳动，农业劳动时间与非农劳动时间的比例可以在一定程度上反映老年人的农业劳动参与程度，因此，本书将老年人的农业劳动时间占总劳动时间①的比例（Agrihourratio）作为衡量老年人农业劳动参与程度的指标，并在进行模型稳健性检验时使用。

（2）关键解释变量：是否参与中国农村居民基本医疗保险和中国农村居民基本医疗保险补偿水平。其中，由于门诊补偿政策与住院补偿政策差别较大，因此，在验证医疗保险补偿水平对劳动供给影响时区分了门诊补偿水平和住院补偿水平。是否参与中国农村居民基本医疗保险是指是否参与新型农村合作医疗制度或者是否参与城乡居民医疗保险（城镇居民医疗保险与新型农村合作医疗制度合并后的保险）。其中，用 RBMI 表示是否参与中国农村居民基本医疗保险。若参与，则 RBMI＝"1"；否则，RBMI＝"0"。用 Inratio 表示住院补偿水平，Outratio 表示门诊补偿水平。

（3）主要控制变量。结合以往文献，本书主要选择了表示个人特征的变量，包括性别 Gender、年龄 Age、教育水平 Edulevel、是否与配偶同居 Withspouse、自评健康状况。表7.7 中以自评健康状况一般作为参照列出了自评健康状况好和差的情况，同时考虑到自评健康状况具有一定的主观性，本书纳入"是否患有慢性病（Chronicdisease）"这一变量对老年人的健康状况进行客观衡量，同时保证了对老年人健康状况的多维度衡量。此外，还有是否参与养老保险 Pension。本书选择的表示家庭特征的变量，包括家庭人口规模 Familysize、家庭非农收入比重 Nonagriratio 以及人均经营耕地面积 Landoperatedpc；地区变量，按照国家统计局对中国进行的地区划分，本书将样本划为东部、中部、西部以及东北四个地区。最后，由于不同等级医院的补偿水平通常有一定的差异，因此，本书在分析补偿水平对劳动供给影响时同时控制了就诊医院的等级，以更好地反映医疗保险的保障水平。具体地，本书用 Outprihospital 表示患者在最近一次看门诊的就诊医院等级。若 Outprihospital＝"1"，表示

---

① 这里的总劳动时间包括农业劳动时间和非农劳动时间，其中非农劳动时间又包括受雇、非农自雇以及为家庭经营活动帮工的时间。

就诊医院为基层医院[①];否则,为县级及以上医院。同时,用 Inprihospital 表示患者在最近一次住院治疗的医院等级。若 Inprihospital＝"1",表示就诊医院为基层医院;否则,为县级及以上医院。

(4)中介变量。在进行健康中介效应检验时,考虑到健康与是否参保以及健康与劳动之间可能存在的内生性问题,本书选择日常生活能力受限指标这一客观变量作为中介变量,以克服可能存在的内生性问题。其中,本书主要计算了日常生活能力受限得分 ADLs 和工具性日常生活能力受限得分 IADLs,并求和得到总的日常生活能力受限得分 TotalADLs 作为最后的检验指标。在进行财富效应检验时,从降低医疗费用成本途径来看,所使用的中介变量为医疗保险报销费用,并做对数处理。其中,在检验是否参保对老年人劳动供给行为影响时,使用过去一年门诊报销费用和住院报销费用加总并取对数作为中介变量,即变量 Lntotalrf;在检验住院补偿水平提升对老年人劳动供给行为影响时,使用过去一年住院报销费用并取对数作为中介变量,即变量 Lninpatienttrf。从提升个人收入水平途径来看,所使用的中介变量为家庭人均收入并做对数处理,即变量 Lnhhrevenuepc。

表 7.7　　　　　　　　　　主要变量基本描述(均值及标准差)

变量	变量解释	全部样本	未参保样本	参保样本
Gender	男性(1＝是)	0.483 (0.500)	0.513 (0.500)	0.481 (0.500)
Age	年龄(岁)	68.380 (6.884)	70.020 (7.675)	68.270 (6.814)
Edulevel	小学及以下(1＝是)	0.870 (0.337)	0.858 (0.349)	0.870 (0.336)
Withspouse	与配偶同居(1＝是)	0.756 (0.430)	0.687 (0.464)	0.760 (0.427)
Healthgood	自评健康状况好(1＝是)	0.196 (0.397)	0.236 (0.425)	0.193 (0.395)
Healthpoor	自评健康状况差(1＝是)	0.361 (0.480)	0.319 (0.466)	0.364 (0.481)

---

① CHARLS问卷中关于医疗机构的类型主要包括综合医院(即全科医院,不包括中医院)、专科医院(不包括中医院)、中医院、社区卫生服务中心、乡镇卫生院、卫生服务站、村镇所/私人诊所以及其他类型的医疗机构。其中,2018 年的问卷调查数据中还包括养老机构。本书在对医院类型分类时,主要将社区卫生服务中心、乡镇卫生院、卫生服务站以及村镇所/私人诊所设置为基层医院,将综合医院、专科医院以及中医院设置为非基层医院,主要是因为这三类医院一般是县级及以上类型的医疗机构;同时将养老机构划分至其他类型中。

续表

变量	变量解释	全部样本	未参保样本	参保样本
Chronicdisease	患有慢性病（1＝是）	0.823	0.805	0.824
		(0.382)	(0.397)	(0.381)
TotalADLs	日常生活能力受限度	3.682	4.120	3.653
		(5.707)	(6.388)	(5.658)
RBMI	参保（1＝是）	0.938	—	—
		(0.242)	—	—
Othermi	参与其他保险（1＝是）	0.046	0.380	0.024
		(0.210)	(0.486)	(0.154)
Inratio	住院补偿水平	0.302	0.000	0.439
		(0.325)	(0.000)	(0.306)
Outratio	门诊补偿水平	0.105	0.000	0.144
		(0.238)	(0.000)	(0.268)
Lntotalrf	总医疗报销费用取对数	4.2840	3.0928	4.3265
		(4.1478)	(4.3071)	(4.1358)
Lninpatientrf	住院医疗报销费用取对数	6.3309	5.1008	6.3665
		(3.3633)	(4.6342)	(3.3135)
Inprihospital	住院治疗类型为基层医院（1＝是）	0.259	0.144	0.265
		(0.438)	(0.352)	(0.441)
Outprihospital	门诊治疗类型为基层医院（1＝是）	0.688	0.599	0.693
		(0.463)	(0.491)	(0.461)
Agriparticipation	参与农业劳动（1＝是）	0.532	0.397	0.541
		(0.499)	(0.490)	(0.498)
Agrilabordays	年农业劳动天数（天）	89.040	65.250	90.620
		(120.800)	(111.600)	(121.200)
Agrilaborhours	年农业劳动小时数（小时）	561.700	395.600	572.800
		(873.000)	(797.200)	(876.700)
Agrihourratio	年农业劳动小时数占比	0.828	0.753	0.832
		(0.350)	(0.413)	(0.346)
Pension	参与养老保险（1＝是）	0.754	0.586	0.765
		(0.431)	(0.493)	(0.424)
Familysize	家庭规模（人）	2.839	2.828	2.839
		(1.537)	(1.565)	(1.535)
Lnhhrevenuepc	家庭人均收入取对数	7.9809	7.9694	7.9816
		(1.8935)	(2.2867)	(1.8645)
Nonagriratio	家庭非农收入比重	0.602	0.686	0.597
		(0.389)	(0.390)	(0.388)
Landoperatedpc	人均经营耕地面积（亩）	1.749	1.480	1.767
		(5.270)	(4.672)	(5.306)

续表

变量	变量解释	全部样本	未参保样本	参保样本
East	东部地区(1＝是)	0.317	0.370	0.313
		(0.465)	(0.483)	(0.464)
Middle	中部地区(1＝是)	0.296	0.248	0.299
		(0.456)	(0.432)	(0.458)
West	西部地区(1＝是)	0.338	0.330	0.339
		(0.473)	(0.471)	(0.473)
Northeast	东北地区(1＝是)	0.049	0.052	0.049
		(0.215)	(0.223)	(0.215)
观测样本		24 247	1 510	22 737

7.4.1.2 基本描述性统计结果分析

表7.7主要汇报了全部样本以及参保和未参保样本主要变量的均值及标准差。

首先,从全部样本来看,中国农村老年人中有53.2%的人在过去一年参与了10天以上的农业生产经营活动,且在过去一年中年平均农业劳动天数约为89.04天,年平均农业劳动小时数约为561.7个小时,即过去一年中有将近1/4的时间参与了农业劳动,这表明老年人参与农业劳动的积极性较高。而对比非农劳动参与率,仅有约13.53%的老年人参与了非农劳动,这说明农村老年人主要参与农业生产经营活动,特别是主要从事自家农业生产活动。这从老年人的农业劳动时间占总劳动时间的比例中也可以看出,全部样本平均农业劳动时间占比约为82.8%,且相比未参保老年人,这一比例在参保老年人中更高。

其次,比较参保人群和未参保人群的劳动供给决策可以发现,无论是农业劳动参与指标还是农业劳动供给量指标,参保人群的指标数值均高于未参保人群。其中,从是否参与农业劳动来看,参保人群的农业劳动参与率为54.1%,未参保人群为39.7%,参保人群比未参保人群高14.4%;从年农业劳动天数来看,参保人群的平均农业劳动天数约为90.62天,未参保人群约为65.25天,两者相差约25天;而在年平均农业劳动小时数上,两者相差将近178个小时。总的来说,参与农村基本医疗保险在一定程度上可能会对农村老年人的劳动供给产生正向促进作用。

最后,从参保率来看,大约有93.8%的老年人参与了中国农村居民基本医疗保险,仅有4.6%的人参与了其他医疗保险,这说明农村老年人参与医疗保险主要为基本医疗保险,这在一定程度上为研究农村基本医疗保险的政策效应提供了良好的环境。从农村基本医疗保险的补偿水平来看,对于参保人群来说,住院补偿水平达到 43.9%,门诊补偿水平较低,为 14.4%。从就诊医院的类型来看,住院治疗在基层医院的比例为 25.9%,门诊治疗在基层医院的比例为 68.8%。一方面,这可能是因为需要看门诊的疾病一般为小病,在基层医院就可以救治,而需要住院治疗的疾病一般为大病,需要到大型医院治疗;另一方面,这也可能与门诊统筹基金主要用于支付在基层医疗机构发生的门诊医疗费用的政策相关。此外,样本中男性的比例大约为 48.3%,略微低于女性的占比;样本平均年龄为 68.38 岁;约 36.1% 的老年人自认为健康状况较差,约 82.3% 的老年人患有慢性病,数据说明农村地区老年人的健康状况不容乐观。从养老保险参与情况可以看出,约 75.4% 的老年人参与了农村养老保险;家庭非农收入比重大约占 60%,农业收入占将近 40%,这说明农业收入在中国农村家庭收入中仍然占有较大比重;人均实际经营耕地面积为 1.749 亩,说明现阶段中国农业仍以小农户为主。从地区变量可以看出,东部地区样本量占 31.7%,中部地区样本量占 29.6%,西部地区样本量占 33.8%,而东北地区样本量相对较少,占 5% 左右。

7.4.2　模型设定

由于劳动参与率为二元选择变量,因此,本书在估计医疗保险对农村老年人农业劳动参与率的影响时构建了面板 Logit 模型;同时考虑到农业劳动时间存在大量零值数据,即劳动时间在 0 处存在左归并,对于此类数据现有文献常采用的模型为 Tobit 模型,Tobit 模型是在 Heckman 样本选择模型基础上拓展而来的,在一定程度上解决了样本选择偏误的问题(周华林和李雪松,2012)。因此,参考现有文献的做法(袁晓燕和石磊,2017;陈光燕和司伟,2020),本书在针对中国农村居民基本医疗保险对劳动时间的影响进行估计时构建面板 Tobit 模型。以下是本书构建的实证模型:

第一步,针对是否参与农业劳动构建面板 Logit 模型。假设在第 t 年,对于个体 i,存在一个不可观测的潜变量 y_{it}^*,y_{it}^* 可以用来刻画个体 i 在 t 时期的劳动参与特征,该特征由方程(7.6)决定:

$$y_{it}^* = \alpha + x_{it}'\beta + u_i + \varepsilon_{it}, \quad i=1,2,\cdots,N; t=1,2,\cdots,T \qquad (7.6)$$

其中,N 表示个体的数量,T 表示时间长度;$x_{it}(x_{it}')$ 是解释变量,主要包括关键解释变量是否参保或者补偿水平,还包括反映个体特征和家庭特征的控制变量;

u_i 反映不可观测的个体效应,用于刻画个体异质性。如果 $u_i = 0$,说明个体不存在异质性,模型(7.6)为混合效应模型;如果 u_i 为固定参数,则模型(7.6)为固定效应模型;如果 u_i 是随机变量,则模型(7.6)为随机效应模型。考虑到反映个体特征的变量中有不随时间变化的变量,如性别等变量,因此,本书选择随机效应模型进行估计。

此外,y_{it} 代表是否参与农业劳动的二元变量,定义如下:

$$y_{it} = \begin{cases} 1, & \text{个体 } i \text{ 在 } t \text{ 时期参与农业劳动} \\ 0, & \text{个体 } i \text{ 在 } t \text{ 时期没有参与农业劳动} \end{cases} \tag{7.7}$$

y_{it} 与 y_{it}^* 的关系如下:

$$y_{it} = \begin{cases} 1, & y_{it}^* > 0 \\ 0, & y_{it}^* \leqslant 0 \end{cases} \tag{7.8}$$

给定 x_{it}、β、u_i,则有:

$$P(y_{it} = 1 | x_{it}, \beta, u_i) = F(x_{it}'\beta + u_i) \tag{7.9}$$

其中,$F(\cdot)$ 为 ε_{it} 的累计分布函数,ε_{it} 服从逻辑分布,故为面板 Logit 模型。

第二步,针对农业劳动时间,本书将采用面板 Tobit 模型进行估计。对于未参与农业劳动的个体,其农业劳动时间由于无法观测而被归并为边角解,即农业劳动时间为零,而参与农业劳动的个体的农业劳动时间为正数。这就造成农业劳动时间的观测数据中出现大量零值,其分布也变成了由一个离散点和一个连续分布组成的混合分布。因此,本书将构建可以估计归并数据的面板 Tobit 模型来对农业劳动时间进行估计。同样,存在一个不可观测的潜变量 z_{it}^*,z_{it}^* 可以用来刻画个体 i 在 t 时期的劳动参与时间特征,z_{it}^* 的决定如公式(7.10)所示,但是在这里,ε_{it} 符合 $N(0, \sigma^2)$ 的正态分布。在实际中观测到的时间数据与潜变量之间存在着如下关系:

$$z_{it} = \max(z_{it}^*, 0) \tag{7.10}$$

其中,z_{it} 为实际观测到的农业劳动参与时间。在这里,我们同样考虑使用随机效应的 Tobit 模型对农业劳动时间进行估计。

7.4.3　新农合对老年人农业劳动供给影响的实证研究

7.4.3.1　新农合参保行为对老年人农业劳动供给的影响

表 7.8 展示了中国农村老年人是否参加新农合对其农业劳动参与以及农业劳

动小时数影响的边际效应值。总的来说，模型较为稳健。

表 7.8　　　　　　　　　　新农合参保行为对老年人农业劳动供给的影响

	Agriparticipation 边际效应	Agrilaborhours 边际效应
RBMI	0.050 4***	62.760***
	(0.018)	(20.920)
Othermi	−0.074***	−102.500***
	(0.021)	(24.430)
Gender	0.119***	152.500***
	(0.009 70)	(11.80)
Age	−0.022***	−28.01***
	(0.000 651)	(0.865)
Edulevel	0.063 8***	108.0***
	(0.013 5)	(15.96)
Withspouse	0.123***	160.2***
	(0.010 3)	(12.79)
Healthpoor	−0.143***	−123.5***
	(0.008 13)	(9.792)
Chronicdisease	−0.018 4*	−45.65***
	(0.010 8)	(12.15)
Pension	0.016 2*	−67.48***
	(0.008 39)	(9.551)
Familysize	0.005 90**	17.72***
	(0.002 55)	(2.956)
Nonagriratio	−0.379***	−452.6***
	(0.008 80)	(12.26)
Landoperatedpc	0.005 06***	4.022***
	(0.000 945)	(0.740)
East	0.084 7***	134.6***
	(0.023 7)	(29.00)
Middle	0.175***	231.9***
	(0.023 7)	(28.99)
West	0.201***	325.2***
	(0.023 4)	(28.69)
Log likelihood	−11 957.605	−108 086.98
Prob＞chi2	0.000 0	0.000 0
Observations	22 739	22 735

注：(1)*** 表示在 1% 统计水平上显著，** 表示在 5% 统计水平上显著，* 表示在 10% 统计水平上显著；(2)括号里为标准误。

首先,从参保变量的结果来看,参与新农合确实会使农村老年人参与农业劳动的概率增加,且增加值约为 5.04%。而且相较于未参保老年人,参保老年人的农业劳动时间增加大约 62.76 个小时。以上结果均在 1% 的统计水平上显著,这说明中国农村居民基本医疗保险对农村老年人的农业劳动供给有显著提升作用。从是否参与其他医疗保险的结果来看,参与其他医疗保险将会显著降低农村老年人参与农业劳动的概率并降低农业劳动时间。具体地,将会在 1% 的显著性水平上使参与农业劳动的概率降低 7.4%,并使农业劳动时间减少 102.5 个小时。这可能是由于一般情况下,其他形式的医疗保险补偿水平较高,从而产生的财富效应较为显著,在老年人偏好闲暇的情况下减少农业劳动供给行为。CHARLS 问卷在确认农村居民是否参加农村居民基本医疗保险时同时询问其是否参加其他形式的医疗保险,包括公费医疗、商业保险等,通常情况下,这些形式的医疗保险补偿水平高于农村居民基本医疗保险的补偿力度。

其次,分性别来看,男性老年人参与农业劳动供给的概率明显高于女性,高约 11.9%,其年农业劳动时间也比女性高约 152.5 个小时,这说明男女老人在农业劳动供给方面差异显著。从年龄的影响来看,随着年龄增长,老年人农业劳动参与的概率将会下降,表现为年龄每增加 1 岁,参与农业劳动的概率将明显下降 2.20%,农业劳动时间将明显下降 28.01 个小时。从健康变量的影响来看,自评健康差的人,其参与农业劳动的概率下降了 14.3%,农业劳动时间减少了 123.5 个小时,且均在 1% 的统计水平上显著;同时患有慢性病的老年人农业劳动参与概率降低了 1.84%,农业劳动时间减少了 45.65 个小时。这在一定程度上说明健康状况对农业劳动供给影响显著,不过是否患有慢性病对是否参与农业劳动的影响在 10% 的统计水平上显著,这说明慢性病冲击对农业劳动参与决策有影响,但影响程度较小。从地区变量来看,相较于对照组东北地区的老年人,其他地区的老年人农业劳动参与概率和农业劳动时间均较高。其中,东北地区与西部地区老年人的农业劳动参与概率和农业劳动时间相差最大。

最后,从其他变量的回归结果来看,教育水平在小学及以下的老年人的农业劳动参与概率比教育水平在小学以上的老年人高 6.38%,农业劳动时间多 108.0 个小时。与配偶同居的老年人的农业劳动参与概率较高,农业劳动时间较多。对于参加养老保险的老年人来说,其参与农业劳动的概率增加 1.62%,但是其农业劳动时间下降 67.48 个小时,说明拥有养老保障的农村老年人的劳动强度将会下降,这一结果在 1% 的统计水平上显著。在反映家庭特征的变量中,家庭人口规模每增加

1 个人,老年人的农业劳动参与概率将会增加 0.590％,农业劳动时间增加 17.72 个小时,增加幅度较小。家庭非农收入比重则对老年人的劳动供给行为影响较大,非农收入比重每增加 10％,其农业劳动参与概率将会减少 37.9％,农业劳动时间将会减少大约 452.6 个小时,并在 1％的统计水平上显著。家庭非农收入占比衡量了家庭非农化程度,家庭非农化程度越高,意味着农业活动占比越少,老年人的农业劳动参与概率和农业劳动时间自然会下降。从人均实际经营的耕地面积来看,人均实际经营的耕地面积每增加 1 亩,老年人的农业劳动参与概率将会增加 0.506％,而农业劳动时间仅增加 4.022 个小时,这说明耕地面积对老年人的农业劳动供给行为影响程度较为微弱。

7.4.3.2　新农合保障水平对老年人农业劳动供给的影响

表 7.9 和表 7.10 分别汇报了新农合住院补偿水平和门诊补偿水平对老年人劳动供给的影响作用。

表 7.9　　　　　　　　新农合住院补偿水平对老年人农业劳动供给的影响

	Agriparticipation 边际效应	Agrilaborhours 边际效应
Inratio	0.058 0*	49.00
	(0.030 7)	(34.47)
Inprihospital	0.102***	113.2***
	(0.021 9)	(24.16)
Gender	0.119***	137.5***
	(0.021 0)	(23.62)
Age	−0.019 0***	−22.83***
	(0.006)	(1.842)
Edulevel	0.075 3**	115.1***
	(0.030 0)	(33.84)
Withspouse	0.095 7***	119.7***
	(0.024 8)	(28.51)
Healthpoor	−0.155***	−148.9***
	(0.019 4)	(21.90)
Chronicdisease	−0.035 0	−53.15
	(0.038 4)	(41.38)
Pension	0.042 8*	−7.790
	(0.023 8)	(26.71)
Familysize	−0.002 4	5.683
	(0.006 3)	(7.056)

续表

	Agriparticipation 边际效应	Agrilaborhours 边际效应
Nonagriratio	−0. 367***	−453. 3***
	(0. 022 8)	(30. 02)
Landoperatedpc	0. 002 9	3. 782*
	(0. 001 8)	(2. 008)
East	0. 155***	235. 4***
	(0. 054 5)	(63. 39)
Middle	0. 221***	281. 2***
	(0. 053 7)	(62. 29)
West	0. 271***	394. 2***
	(0. 052 8)	(61. 36)
Log likelihood	−1 889. 904 1	−13 341. 804
Prob＞chi2	0. 000 0	0. 000 0
Observations	3 348	3 348

注:(1)*** 表示在 1%统计水平上显著,** 表示在 5%统计水平上显著,* 表示在 10%统计水平上显著;(2)括号里为标准误。

表 7. 10　　　　　　　　新农合门诊补偿水平对老年人农业劳动供给的影响

	Agriparticipation 边际效应	Agrilaborhours 边际效应
Outratio	−0. 018 2	−55. 85
	(0. 034 8)	(41. 86)
Outprihospital	0. 121***	143. 3***
	(0. 019 4)	(24. 01)
Gender	0. 143***	154. 3***
	(0. 020 4)	(24. 77)
Age	−0. 021 9***	−28. 34***
	(0. 001 6)	(2. 020)
Edulevel	0. 052 6*	106. 0***
	(0. 030 7)	(36. 89)
Withspouse	0. 099 5***	148. 2***
	(0. 023 6)	(29. 71)
Healthpoor	−0. 118***	−135. 8***
	(0. 018 7)	(22. 57)
Chronicdisease	−0. 031 4	−56. 92
	(0. 032 4)	(37. 92)
Pension	0. 023 5	−52. 82**
	(0. 020 7)	(24. 72)

续表

	Agriparticipation 边际效应	Agrilaborhours 边际效应
Familysize	0.003 04	15.10**
	(0.005 8)	(6.974)
Nonagriratio	-0.401^{***}	-494.4^{***}
	(0.020 7)	(30.35)
Landoperatedpc	0.003 05	11.44***
	(0.002 6)	(3.087)
East	0.166***	209.7***
	(0.062 3)	(78.86)
Middle	0.249***	289.2***
	(0.062 0)	(78.33)
West	0.301***	402.4***
	(0.061 3)	(77.56)
Log likelihood	$-13\ 341.804$	$-19\ 561.344$
Prob > chi2	0.000 0	0.000 0
Observations	4 142	4 139

注：(1)***表示在1%统计水平上显著，**表示在5%统计水平上显著，*表示在10%统计水平上显著；(2)括号里为标准误。

从表7.9可知，回归估计结果显示，随着住院补偿水平的提高，老年人的农业劳动参与率有所提升，且这一结果在10%的统计水平上显著。与此同时，随着住院补偿水平的提升，老年人的农业劳动小时数有所增加，但是增加幅度较小，且这一结果不显著。这说明医疗保险住院保障水平的提升对农村老年人的劳动供给行为有积极改善作用，但是这一作用不是很明显。考虑到需要进行住院治疗的疾病多为较严重的或较紧急的疾病，医疗保险对于患有这类疾病人群的健康改善程度可能较小，同时较缓慢，因此导致其最终对老年人劳动供给的影响较小。另外，衡量医院等级的变量的系数在1%的统计水平上显著为正，这表明相比在县级及以上医疗机构进行住院治疗，在基层医疗机构进行住院治疗的老年人的劳动参与率较高，劳动参与时间较多。这可能与在基层医院就诊的便利性有关，由于在基层医院治疗可以更快地获得医疗服务，进而老年人的健康状况在一定程度上可以得到快速恢复，从而改善其劳动供给行为。

从门诊补偿水平对老年人劳动供给的影响来看，门诊补偿水平对老年人农业劳动参与率和农业劳动时间的影响均不显著。这可能是因为中国农村居民基本医疗保险基金主要用于住院补偿，门诊医疗费用主要由居民个人负担，相对于住院补偿水平，门诊补偿水平较低，进而其对于劳动供给的作用也就不那么显著。但是，从门诊治疗的医院类型来看,相比在县级及以上医疗机构就诊,在基层医疗机构就诊可以使得老年人的劳动参与率和劳动时间显著提升。需要到门诊治疗的疾病一般为小病,基层医疗服务的可及性和便利程度使得老年人的小病可以得到及时治疗,从而遏制住其进一步发展成为大病的趋势。这使得老年人的健康得到一定的保障,从而改善其劳动供给行为。

7.4.4 新农合对老年人农业劳动影响的作用机制检验

前文探讨了新农合政策对农村老年人农业劳动供给决策的影响,并进一步探究了医疗保险的保障程度对劳动供给的影响。整体上,除了可能由于门诊补偿水平较低而无法明显观察出门诊补偿水平对劳动供给的影响外,是否参与医疗保险与住院补偿水平均表现为积极改善农村老年人的农业劳动供给行为。那么,中国农村居民基本医疗保险是如何影响老年人的农业劳动供给行为的呢? 结合前文的分析,医疗保险可能是通过健康效应和收入效应两条途径对老年人的农业劳动供给行为产生影响。因此,本小节将对上述两条途径进行检验,以进一步理解医疗保险对老年人农业劳动的作用机制。

7.4.4.1 检验方法

为了探究医疗保险对劳动供给行为的作用机制,本书拟采用现有研究中广泛使用的中介效应检验法来验证作用机制是否存在。图 7.1 显示了一个简单中介模型。其中,系数 c 表示解释变量对被解释变量的总效应,系数 a 为解释变量对中介变量的作用大小,系数 b 为控制了解释变量后中介变量对被解释变量的影响,c' 则表示在控制了中介变量的影响后解释变量对被解释变量的直接效应。$\varepsilon_1 \sim \varepsilon_3$ 为残差项。其中,a 和 b 的乘积代表了中介效应,同时也是解释变量对被解释变量产生的间接效应。那么,各个效应之间的关系如下:

$$c = c' + ab \tag{7.11}$$

文献中使用较多的检验中介效应的程序为逐步检验法,但是,近年来随着相关研究的深入,逐步检验法的合理性和有效性逐渐受到质疑。温忠麟和叶宝娟(2014)在总结和分析相应的方法和争论的基础上,提出了新的、较为严谨的中介效应检验程序。本书将采取此检验程序,相关步骤如下:

(1)检验系数 c 是否显著。如果显著,则说明存在中介效应;否则,按遮掩效应解释。但无论 c 是否显著都进行下一步检验。

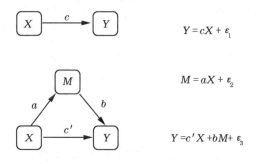

图 7.1　中介变量示意图

（2）依次检验系数 a 和 b 是否显著。如果两个系数都显著，则间接效应显著，直接进行第四步检验；如果两个系数中有任意一个系数不显著，则进行第三步。

（3）用 Bootstrap 法直接检验 $H_0 : ab = 0$。如果显著，则间接效应显著，进行第四步；否则，中介效应不显著，停止分析。

（4）检验系数 c' 是否显著。如果不显著，则说明直接效应不显著，只存在中介效应；如果显著，则说明存在直接效应，进行第五步。

（5）比较 ab 和 c' 的符号。如果是同号，则属于部分中介效应，需要报告中介效应占总效应的比例 ab/c；如果是异号，则属于遮掩效应，需要报告间接效应与直接效应的比例的绝对值 $|ab/c'|$。

7.4.4.2　检验结果

本书依照以上程序分别检验健康变量和收入变量的中介作用，并且分别检验是否参加新农合和新农合保障水平对老年人的劳动供给作用机制。

（1）新农合参保行为对老年人劳动供给影响的作用机制分析

首先，检验中国农村居民基本医疗保险对老年人劳动供给影响的健康途径。检验结果如表 7.11 所示，根据以上检验步骤可知，在医疗保险影响劳动参与决策时，存在健康中介效应且中介效应显著，同时由于 ab 和 c' 为同号，说明是部分中介效应，且中介效应占总效应的比例为 $(-0.483) \times (-0.022\,9)/[(-0.483) \times (-0.022\,9) + 0.038\,9] = 0.221\,4$。这说明在医疗保险对是否参与劳动影响的过程中，健康状况起到了较大的作用。此外，在医疗保险影响劳动时间时，同样存在健康中介效应且中介效应显著，同时由于 ab 和 c' 为同号，说明是部分中介效应，且中介效应占总效应的比例为 $(-0.483) \times (-25.66)/[(-0.483) \times (-25.66) + 50.23] = 0.197\,9$。同样，医疗保险在改善劳动时间的过程中，健康变量起到了较大的作用。

表 7.11   新农合参保行为对老年人农业劳动供给影响的健康效应检验

	TotalADLs 边际效应	Agriparticipation 边际效应	Agriparticipation 边际效应	Agrilaborhours 边际效应	Agrilaborhours 边际效应
RBMI	−0.483***	0.051 7***	0.038 9**	61.96***	50.23**
	(0.129)	(0.017 5)	(0.016 6)	(20.37)	(20.33)
TotalADLs	—	—	−0.022 9***	—	−25.66***
			(0.000 817)		(1.081)
控制变量	控制	控制	控制	控制	控制
Log likelihood	−56 184.07	−12 865.169	−12 457.386	−115 538.97	−115 225.2
Prob > chi2	0.000 0	0.000 0	0.000 0	0.000 0	0.000 0

注:(1)*** 表示在 1% 统计水平上显著,** 表示在 5% 统计水平上显著,* 表示在 10% 统计水平上显著;(2)括号里为标准误。

其次,检验中国农村居民基本医疗保险对老年人劳动供给影响的财富效应,分别从参加医疗保险对降低医疗成本和提升收入水平两条途径进行检验。如表 7.12 和表 7.13 所示,参与医疗保险确实通过影响医疗费用支出进而影响老年人的劳动供给行为。具体地,参与医疗保险可以显著提升医疗费用报销金额,且随着医疗费用报销金额的提升,老年人的劳动参与率和劳动参与小时数有显著下降。根据检验程序可知,ab 和 c' 符号相反,应按遮掩效应论,即中介变量在一定程度上掩饰了参与医疗保险对劳动供给行为的正向影响,控制中介变量后会显著扩大参与医疗保险对劳动供给行为的正向影响。也就是说,参与医疗保险通过提升医疗费用报销金额、降低医疗费用负担所产生的财富效应对老年人的劳动供给行为产生了负向作用,与理论分析较为一致。

表 7.12   新农合参保行为对老年人劳动供给
影响的财富效应检验:医疗费用报销途径

	Lntotalrf 边际效应	Agriparticipation 边际效应	Agriparticipation 边际效应	Agrilaborhours 边际效应	Agrilaborhours 边际效应
RBMI	2.048***	0.055 6***	0.133***	65.84***	163.976***
	(0.358)	(0.017 1)	(0.043 8)	(20.36)	(52.96)
Lntotalrf	—	—	−0.008 45***	—	−12.286***
	—	—	(0.001 72)		(2.001 2)
控制变量	控制	控制	控制	控制	控制
Log likelihood	−14 420.913	−12 711.718	−3 724.720 9	−115 451.26	−29 708.819
Prob>chi^2	0.000 0	0.000 0	0.000 0	0.000 0	0.000 0

注:(1)*** 表示在 1% 统计水平上显著,** 表示在 5% 统计水平上显著,* 表示在 10% 统计水平上显著;(2)括号里为标准误。

表 7.13 　　　　　　　　　**新农合参保行为对老年人劳动供给**
影响的财富效应检验：收入水平提高途径

	Lnhhrevenuepc 边际效应	Agriparticipation 边际效应	Agriparticipation 边际效应	Agrilaborhours 边际效应	Agrilaborhours 边际效应
RBMI	0.077 4	0.055 6***	0.045 8***	65.84***	62.216 4***
	(0.052 4)	(0.017 1)	(0.016 0)	(20.36)	(20.212)
Lnhhrevenuepc	—	—	0.064 2***	—	74.423 6***
	—	—	(0.007 92)	—	(2.817 8)
控制变量	控制	控制	控制	控制	控制
Log likelihood	—	−12 711.718	−12 152.43	−115 451.26	−115 006.63
Prob>chi2	0.000 0	0.000 0	0.000 0	0.000 0	0.000 0

注：(1)*** 表示在1%统计水平上显著，** 表示在5%统计水平上显著，* 表示在10%统计水平上显著；(2)括号里为标准误。

最后，检验参与医疗保险是否通过提升收入水平进而影响到老年人的劳动供给行为，结果如表 7.14 和表 7.15 所示。可以看出，系数 c，即是否参与医疗保险对农业劳动参与率影响显著，按照中介效应的检验步骤，接下来应该按照中介效应论来分析；系数 a，即是否参与医疗保险对家庭人均收入水平的影响为正，但是在统计水平上并不显著；系数 b，即在控制了参保变量后收入变量对劳动参与率和劳动小时数的影响是显著的，从而本书使用 Bootstrap 法进一步检验了直接效应和间接效应是否存在。结果发现，直接效应存在，间接效应却不存在。这说明参与医疗保险通过提升个人收入水平进而对农业劳动供给产生影响的财富效应途径不明显。

表 7.14 　　　　**Bootstrap 法检验收入水平提高影响劳动参与率途径结果**

	Observed Coef.	[95% Conf. Interval]		
Ind_eff	0.004 908	−0.002 242 6	0.013 034	(P)
		−0.002 668 9	0.012 909 7	(BC)
Dir_eff	0.046 330	0.021 709 6	0.071 119 2	(P)
		0.017 174 5	0.068 537 4	(BC)

注：(P)percentile confidence interval；(BC)bias-corrected confidence interval。

表 7.15 　　　　**Bootstrap 法检验收入水平提高影响劳动小时数途径结果**

	Observed Coef.	[95% Conf. Interval]		
Ind_eff	5.191 145	−2.237 362	13.402 52	(P)
		−2.594 324	13.034 91	(BC)

续表

	Observed Coef.	[95% Conf. Interval]		
Dir_eff	63. 016 177	17. 236 71	113. 231 4	(P)
		13. 943 85	112. 539 3	(BC)

注：(P)percentile confidence interval；(BC)bias-corrected confidence interval。

（2）新农合医疗保险保障水平对老年人劳动供给影响的作用机制分析

从前文的实证结果来看，住院补偿水平对老年人的劳动参与决策有显著的影响，但是对其农业劳动小时数影响并不显著，同时门诊补偿水平对老年人劳动供给行为的影响不明显。因此，本部分仅针对住院补偿水平对老年人农业劳动参与决策影响的作用机制进行分析。

首先，表 7.16 展示了住院补偿水平对老年人劳动供给行为的健康效应检验结果，表 7.17 汇报了 Bootstrap 法检验健康间接效应结果。在检验住院补偿水平对老年人劳动参与率的健康效应时发现：系数 c，即住院补偿水平对农业劳动参与率影响显著，按照中介效应的检验步骤，接下来应该按照中介效应论来分析；系数 a，即住院补偿水平对身体受限指数的影响并不显著；系数 b，即在控制了住院补偿水平后健康变量对劳动参与率的影响是显著的，从而本书使用 Bootstrap 法进一步检验了直接效应和间接效应是否存在。结果发现，直接效应存在，间接效应却不存在。这说明住院补偿水平对农业劳动参与影响的健康效应途径不明显。

表 7.16　　　新农合住院补偿水平对老年人劳动供给行为影响的健康效应检验

	TotalADLs 边际效应	Agriparticipation 边际效应	Agriparticipation 边际效应
Inratio	−0. 394	0. 067 1**	0. 061 0**
	(0. 328)	(0. 030 7)	(0. 028 1)
TotalADLs	—	—	−0. 023 0***
	—	—	(0. 001 61)
控制变量	控制	控制	控制
Log likelihood	−9 685. 214	−1 989. 382 9	−1 856. 573 1
Prob>chi²	0. 000 0	0. 000 0	0. 000 0
Observations	3 458	3 458	3 458

注：(1)*** 表示在 1% 统计水平上显著，** 表示在 5% 统计水平上显著，* 表示在 10% 统计水平上显著；(2)括号里为标准误。

表 7.17　　　　　　　　　　　Bootstrap 法检验健康间接效应结果

	Observed Coef.	[95% Conf. Interval]		
Ind_eff	0.011 327 79	−0.001 128 1	0.024 234 2	(P)
		−0.003 183 8	0.023 271	(BC)
Dir_eff	0.056 562 4	0.014 295 9	0.110 276 6	(P)
		0.005 410 4	0.102 494	(BC)

注：(P)percentile confidence interval；(BC)bias-corrected confidence interval。

其次，检验住院补偿水平对老年人劳动供给行为是否存在财富效应。同样地，分别从住院补偿水平对降低医疗成本和提升收入水平两条途径进行检验。如表7.18 和表 7.19 所示，住院补偿水平的提升确实通过影响医疗费用支出进而影响老年人的劳动参与行为。具体地，住院补偿水平的提升可以显著提升医疗费用报销金额，且随着医疗费用报销金额的提升，老年人的劳动参与率有显著下降。根据检验程序可知，ab 和 c' 符号相反，应按遮掩效应论，即中介变量在一定程度上掩饰了住院补偿水平提升对劳动参与行为的正向影响，控制中介变量后会显著扩大住院补偿水平提升对劳动参与行为的正向影响。也就是说，住院补偿水平增加通过提升医疗费用报销金额、降低医疗费用负担所产生的财富效应对老年人的劳动参与行为产生了负向作用，与理论分析较为一致。

表 7.18　　　　　　新农合住院补偿水平对老年人劳动供给
影响的财富效应检验：医疗费用报销途径

	Lninpatientrf 边际效应	Agriparticipation 边际效应	Agriparticipation 边际效应
Inratio	7.427 8***	0.067 1**	0.159 1***
	(0.160 2)	(0.030 7)	(0.041 1)
Lninpatientrf	—	—	−0.012 9***
	—	—	(0.003 9)
控制变量	控制	控制	控制
Log likelihood	−7 379.744 3	−1 989.382 9	−1 879.317 1
Prob>chi2	0.000 0	0.000 0	0.000 0
Observations	3 266	3 266	3 266

注：(1)*** 表示在 1%统计水平上显著，** 表示在 5%统计水平上显著，* 表示在 10%统计水平上显著；(2)括号里为标准误。

表 7. 19　　　　　　　新农合住院补偿水平对老年人劳动供给
　　　　　　　　　　　影响的财富效应检验:收入水平提高途径

	Lnhhrevenuepc 边际效应	Agriparticipation 边际效应	Agriparticipation 边际效应
lnratio	0. 042 23	0. 067 1**	0. 059 3**
	(0. 101 3)	(0. 030 7)	(0. 028 9)
Lnhhrevenuepc	—	—	0. 073 5***
	—	—	(0. 005 5)
控制变量	控制	控制	控制
Log likelihood	—	−1 989. 382 9	−1 887. 530 6
Prob > chi2	0. 000 0	0. 000 0	0. 000 0

注:(1)*** 表示在 1%统计水平上显著,** 表示在 5%统计水平上显著,* 表示在 10%统计水平下显著;(2)括号里为标准误。

　　最后,检验住院补偿水平提升是否通过提升收入水平进而影响到老年人的劳动供给行为,结果如表 7. 20 所示。可以看出,系数 c,即住院补偿水平对农业劳动参与率影响显著,按照中介效应的检验步骤,接下来应该按照中介效应论来分析;系数 a,即住院补偿水平对家庭人均收入水平的影响为正,但是在统计水平上并不显著;系数 b,即在控制了住院补偿水平变量后收入变量对劳动参与率的影响是显著的,从而本书使用 Bootstrap 法进一步检验了直接效应和间接效应是否存在。结果发现,直接效应存在,间接效应却不存在。这说明住院补偿水平通过提升个人收入水平进而对农业劳动供给产生影响的财富效应途径不明显。

表 7. 20　　　　　　　Bootstrap 法检验收入水平提高途径结果

	Observed Coef.	[95% Conf. Interval]		
Ind_eff	0. 002 749 62	−0. 009 116 4	0. 015 135 9	(P)
		−0. 009 349 7	0. 014 824 3	(BC)
Dir_eff	0. 065 140 58	0. 015 949 1	0. 112 156 1	(P)
		0. 011 221 3	0. 109 819	(BC)

注:(P)percentile confidence interval;(BC)bias-corrected confidence interval。

7. 4. 5　稳健性检验

　　为了验证模型的稳定性,本书将分别使用农业劳动天数、农业劳动时间占总劳动时间的比例作为关键被解释变量,并分别估计是否参与医疗保险以及医疗保险的保障程度对其的影响。

表7.21展示了相关结果。可以发现,是否参加中国农村居民基本医疗保险对老年人参与农业劳动的天数有显著正向影响。具体地,参加医疗保险使得老年人的农业劳动天数平均增加约9.78天;住院补偿比例每增加10%,老年人参与农业劳动的天数增加约10.87天;而门诊补偿水平对老年人农业劳动天数影响不显著,这与前文中关于门诊补偿水平对农村老年人农业劳动小时数的影响较为一致。总之,关键解释变量对老年人农业劳动天数的影响与其对农业劳动小时数的影响较为一致,可初步判定基准模型结果较为稳健。

表7.21　　　新农合参保行为及其保障水平对老年人农业劳动天数的影响

	Agrilabordays 边际效应	Agrilabordays 边际效应	Agrilabordays 边际效应
RBMI	9.780***	—	—
	(3.137)		
Inratio	—	10.87**	—
		(5.368)	
Outratio	—	—	−6.039
			(6.212)
控制变量	控制	控制	控制
Log likelihood	−85 099.846	−10 645.089	−15 450.297
Prob>chi2	0.000 0	0.000 0	0.000 0
Observations	22 739	3 348	4 142

注:(1)*** 表示在1%统计水平上显著,** 表示在5%统计水平上显著,* 表示在10%统计水平上显著;(2)括号里为标准误。

除了使用农业劳动天数作为关键被解释变量外,本小节尝试使用农业劳动时间占总劳动时间的比例作为被解释变量验证医疗保险的作用。考虑到农业劳动时间占总劳动时间的比例反映了农村老年人对劳动时间的配置结果,进而反映出老年人农业劳动供给行为,因此,通过检验医疗保险与农业劳动时间占比的关系可以检验基础模型结果的稳健性。表7.22展示了医疗保险对农业劳动时间占总劳动时间的比例的影响结果。与预期较为一致,结果显示,参加居民基本医疗保险可以显著增加农业劳动时间占比。具体地,相比未参保老年人,参保老年人的农业劳动时间占比增加了大约2.96%。同时,随着住院补偿水平的提升,农业劳动时间占比有所增加,这一结果在10%的统计水平上显著。这与前面对住院补偿水平的作用分析较为一致。另外,门诊补偿水平对农业劳动时间占比的影响仍不显著,这与前文的分析一致。最后,本书再次印证了中国农村居民基本医疗保险对老年人劳动供给有积极的促进作用。尤其是随着住院补偿水平的增加,其对劳动供给行为的促进作用也在增强。因此,可以认为本书相关结论具有稳健性。

表 7.22　　　　新农合参保行为及其保障水平对老年人农业劳动时间占比的影响

	Agrihourratio 边际效应	Agrihourratio 边际效应	Agrihourratio 边际效应
RBMI	0.029 6** (0.013 1)	—	—
Inratio	—	0.368* (0.205)	—
Outratio	—	—	0.319 (0.208)
控制变量	控制	控制	控制
Log likelihood	−5 405.299 5	−787.263 28	−1 146.888 2
Prob > chi2	0.000 0	0.000 0	0.000 0
Observations	14 308	1 605	2 423

注:(1)*** 表示在 1% 统计水平上显著,** 表示在 5% 统计水平上显著,* 表示在 10% 统计水平上显著;(2)括号里为标准误。

7.4.6　异质性分析

考虑到不同类人群之间存在差异,比如不同性别、不同年龄段以及不同地区的老年人,其农业劳动供给行为对于医疗保险的反应也可能存在差异。

7.4.6.1　性别异质性分析

由表 7.23 可以看出,是否参与中国农村居民基本医疗保险对不同性别的老年人农业劳动供给行为的影响确实存在差异。相对于未参保老年人,男性参保老年人参与农业劳动的概率增加 4.38%,且这一影响在 10% 的统计水平上显著。而这一影响在女性老年人中更明显且程度更大,女性参保老年人参与农业劳动的概率增加了 6.24%,且这一结果在 5% 的统计水平上显著。至于参保对劳动时间的影响,参保使得男性老年人的农业劳动时间增加略多,为 76.53 个小时,而女性老年人增加了 53.82 个小时,且两者均在 5% 的统计水平上显著。以上结果说明,在做出是否参与农业劳动决策方面,女性老年人比男性老年人更加敏感,这可能是因为对于 60 岁以上老年人来说,男性为主要农业劳动参与者,无论是否参保,其参与农业劳动的可能性较大,从而造成男性老年人的农业劳动供给决策对是否参保的敏感性较小。然而,对于女性老年人来说,其不是主要的农业劳动参与者,因此其农业劳动参与决策对于是否参保会更加敏感。另外,在是否参保对农业劳动时间的影响中,男性参保者的农业劳动时间增加幅度略大,这可能是因为医疗保险对于男性老年人的健康改善作用略大,从而使得其农业劳动时间增加幅度略大。

表 7.23　　　　　　　新农合参保行为对老年人农业劳动供给影响:性别异质性

	Agriparticipation (Gender＝1) 边际效应	Agrilaborhours (Gender＝1) 边际效应	Agriparticipation (Gender＝0) 边际效应	Agrilaborhours (Gender＝0) 边际效应
RBMI	0.043 8*	76.53**	0.062 4**	53.82**
	(0.024 0)	(31.68)	(0.024 4)	(26.14)
控制变量	控制	控制	控制	控制
Log likelihood	−6 021.946 2	−61 523.317	−6 669.068 6	−53 903.982
Prob＞chi2	0.000 0	0.000 0	0.000 0	0.000 0
Observations	11 716	11 716	12 531	12 531

注:(1)*** 表示在1%统计水平上显著,** 表示在5%统计水平上显著,* 表示在10%统计水平上显著;(2)括号里为标准误。

另外,本书探讨了住院补偿水平对不同性别老年人农业劳动供给的影响。由表 7.24 可知,住院补偿水平的提升对男性老年人农业劳动供给决策的影响不显著,但是其对女性老年人的影响却非常显著。具体地,随着住院补偿水平每增加10%,女性老年人的农业劳动参与概率和劳动参与小时数分别增加 10.9% 和 88.30 个小时,且该结果分别在 1% 和 5% 的统计水平上显著。由此可知,女性老年人农业劳动供给决策对住院补偿水平的变化较为敏感。

表 7.24　　　　　　　新农合住院补偿水平对老年人农业劳动供给影响:性别异质性

	Agriparticipation (Gender＝1) 边际效应	Agrilaborhours (Gender＝1) 边际效应	Agriparticipation (Gender＝0) 边际效应	Agrilaborhours (Gender＝0) 边际效应
lnratio	0.004 13	3.717	0.109***	88.30**
	(0.045 1)	(53.67)	(0.040 6)	(44.12)
控制变量	控制	控制	控制	控制
Log likelihood	−946.149 29	−7 226.956 5	−928.834 13	−6 100.644 4
Prob＞chi2	0.000 0	0.000 0	0.000 0	0.000 0

续表

	Agriparticipation （Gender=1） 边际效应	Agrilaborhours （Gender=1） 边际效应	Agriparticipation （Gender=0） 边际效应	Agrilaborhours （Gender=0） 边际效应
Observations	1 637	1 637	1 711	1 711

注：(1)*** 表示在 1% 统计水平上显著，** 表示在 5% 统计水平上显著，* 表示在 10% 统计水平上显著；(2)括号里为标准误。

7.4.6.2 年龄异质性分析

根据前文对于低龄和中高龄老年人的划分，将样本划分为年龄处于 60～70 岁的低龄老年人样本和年龄处于 70 岁以上的中高龄老年人样本，分别探究医疗保险对其农业劳动参与和农业劳动时间的不同影响。

由表 7.25 可知，是否参保对 70 岁以下老年人的农业劳动供给决策影响较为显著，且在 1% 的统计水平上显著。对于低龄老年人来说，参加医疗保险可以使其参加农业劳动的概率增加 8.72%，农业劳动时间增加 101 个小时。而是否参保对于 70 岁及以上老年人的农业劳动供给决策虽然起到了正向促进作用，但是在统计上并不显著。究其原因，本书认为，一方面，可能是因为相比低龄老年人，中高龄老年人的身体状况更差，从而医疗保险对其健康改善的作用不明显，进而也不能显著提高其参与农业劳动的概率并增加其农业劳动时间。根据整个样本的数据可知，70 岁及以上的中高龄老年人自评健康为差的比例达 40.57%，比 70 岁以下老年人高出约 7 个百分点；同时中高龄老年人的日常生活受限指数为 5.37，比低龄老年人高约 2.66，比指数平均值高约 1.69。这在一定程度上说明中高龄老年人的健康状况较差。另一方面，从数据中可以看出，低龄老年人参与农业劳动的小时数平均约为 681 个小时，而中高龄老年人参与农业劳动的小时数平均约为 354 个小时，由此可见，相比低龄老年人，中高龄老年人的农业劳动参与时间减少了将近一半。由于中高龄老年人的农业劳动供给量原本就比较少，因此，是否参保对其提升作用并不明显，这也可能是参保变量对其影响不显著的原因之一。

表 7.25   **新农合参保行为对老年人农业劳动供给影响：年龄异质性**

	Agriparticipation （Age<70） 边际效应	Agrilaborhours （Age<70） 边际效应	Agriparticipation （Age≥70） 边际效应	Agrilaborhours （Age≥70） 边际效应
RBMI	0.087 2***	101.0***	0.031 3	39.13
	(0.023 3)	(30.76)	(0.024 9)	(25.81)

续表

	Agriparticipation (Age<70) 边际效应	Agrilaborhours (Age<70) 边际效应	Agriparticipation (Age≥70) 边际效应	Agrilaborhours (Age≥70) 边际效应
控制变量	控制	控制	控制	控制
Log likelihood	−8 328.754 4	−85 142.07	−4 717.058 2	−30 727.68
Prob>chi2	0.000 0	0.000 0	0.000 0	0.000 0
Observations	15 391	15 391	8 856	8 856

注:(1)*** 表示在 1% 统计水平上显著,** 表示在 5% 统计水平上显著,* 表示在 10% 统计水平上显著;(2)括号里为标准误。

另外,本书探讨了住院补偿水平对不同年龄段老年人农业劳动供给的影响。由表 7.26 可知,住院补偿水平的提升对低龄老年人农业劳动参与决策的影响显著。具体地,住院补偿比例每增加 10%,低龄老年人的农业劳动参与概率增加 8.15%。但是,其对于低龄老年人的农业劳动小时数影响却不显著。此外,对于中高龄老年人来说,住院补偿水平的变化对其劳动供给决策的影响并不明显。该影响与之前分析是否参加医疗保险对中高龄老年人劳动供给影响的结果类似,因此,在这里本书认为,中高龄老年人原本的农业劳动供给量较少,医疗保险保障水平的提升对其劳动供给行为产生的影响并不显著。

表 7.26　　　　　新农合住院补偿水平对老年人农业劳动供给影响:年龄异质性

	Agriparticipation (Age<70) 边际效应	Agrilaborhours (Age<70) 边际效应	Agriparticipation (Age≥70) 边际效应	Agrilaborhours (Age≥70) 边际效应
Inratio	0.081 5* (0.048 2)	48.77 (53.24)	0.052 8 (0.042 0)	32.69 (41.76)
控制变量	控制	控制	控制	控制
Log likelihood	−1 150.619 1	−9 078.481 2	−784.683 54	−4 289.59
Prob>chi2	0.000 0	0.000 0	0.000 0	0.000 0
Observations	1 898	1 898	1 450	1 450

注:(1)*** 表示在 1% 统计水平上显著,** 表示在 5% 统计水平上显著,* 表示在 10% 统计水平上显著;(2)括号里为标准误。

7.4.6.3　地区异质性分析

表 7.27 和表 7.28 分别分地区列出了中国农村居民基本医疗保险对老年人农业劳动参与率和农业劳动时间的影响。

表 7.27　　　　　　　新农合参保行为对老年人农业劳动参与率影响:地区异质性

	Agriparticipation (East=1) 边际效应	Agriparticipation (Middle=1) 边际效应	Agriparticipation (West=1) 边际效应	Agriparticipation (Northeast=1) 边际效应
RBMI	0.072 1**	0.037 1	0.032 9	0.171**
	(0.030 5)	(0.032 5)	(0.028 2)	(0.068 8)
控制变量	控制	控制	控制	控制
Log likelihood	−3 988.574 7	−3 732.948 6	−4 266.146 5	−612.249 82
Prob>chi2	0.000 0	0.000 0	0.000 0	0.000 0
Observations	7 684	7 177	8 204	1 182

注:(1)*** 表示在 1%统计水平上显著,** 表示在 5%统计水平上显著,* 表示在 10%统计水平上显著;(2)括号里为标准误。

表 7.28　　　　　　　新农合参保行为对老年人农业劳动时间影响:地区异质性

	Agrilaborhours (East=1) 边际效应	Agrilaborhours (Middle=1) 边际效应	Agrilaborhours (West=1) 边际效应	Agrilaborhours (Northeast=1) 边际效应
RBMI	56.60*	1.132	102.4***	178.7**
	(31.00)	(38.94)	(39.28)	(74.28)
控制变量	控制	控制	控制	控制
Log likelihood	−32 063.05	−35 207.87	−43 172.362	−4 885.926
Prob>chi2	0.000 0	0.000 0	0.000 0	0.000 0
Observations	7 684	7 177	8 204	1 182

注:(1)*** 表示在 1%统计水平上显著,** 表示在 5%统计水平上显著,* 表示在 10%统计水平上显著;(2)括号里为标准误。

从表 7.27 可以看出,医疗保险对东部和东北地区老年人农业劳动参与决策的影响均在 5%的统计水平上显著,而对于中部和西部地区的老年人来说,其劳动供给决策受到医保变量的影响并不显著。具体地,在东部地区,参保老年人的农业劳动参与概率将增加 7.21%;在东北地区,参保老年人的农业劳动参与概率则增加 17.1%。医疗保险对东北地区老年人的农业劳动参与影响相当大。以上说明东北地区老年人的农业劳动供给决策对是否参与医疗保险有较高的敏感性。从表 7.28 可以看出,是否参保对东部、西部以及东北地区老年人农业劳动时间的影响显著,但是,对中部地区老年人农业劳动时间的影响却不显著。具体地,对于东部地区的老年人来说,参加医疗保险使其农业劳动时间增加约 56.60 个小时,这一结果在 10% 的统计水平上显著;对于西部地区的老年人来说,参加医疗保险使其农业劳动时间增加约 102.4 个小时,这在 1% 的统计水平上显著;而对于东北地区的老年人来说,参加医疗保险使其农业劳动时间增加约 178.7 个小时,这在 5% 的统计水平上显著。从医疗保险对农业劳动时间的影响来看,仍然是东北地区增加幅度较大,说明东北地区老年人对是否参与医疗保险最为敏感。而西部地区老年人的农业劳动时间增加值仅次于东北地区,东部地区则增加得较少,说明东部地区老年人的农业劳动时间对是否参保反应较不敏感。无论是从是否参与农业劳动还是从参与农业劳动时间来看,中部地区老年人的反应最不明显,概率增加值较小,农业劳动时间仅增加 1.132 个小时。这说明中部地区老年人的劳动供给决策受医保变量的影响最不显著。

另外,本书探讨了住院补偿水平对不同地区老年人农业劳动供给的影响。结果展示在表 7.29 和表 7.30,由于东北地区的样本较少导致最终模型不显著,因此,在这里仅分析东部、中部、西部三个地区的情况。由表 7.29 可知,住院补偿水平的提升对西部地区老年人的农业劳动参与决策影响显著。具体地,住院补偿比例每增加 10%,西部地区老年人的农业劳动参与概率增加约 13%。中西部地区地方财政实力有限,医疗保险基金主要来自中央财政补贴,虽然中央政府长期以来均加大对中西部地区医疗保险基金补助力度,但是,整体上中西部地区的医疗保险基金筹资额低于东部沿海发达地区。因此,中西部地区农村居民享受到的医疗保险保障水平较低。考虑到这一点,随着住院补偿水平的提升,中西部地区老年人农业劳动供给反应较为敏感。尤其是西部地区老年人,其受到医疗保险保障水平提升的影响最为显著。从表 7.30 住院补偿水平对不同地区老年人农业劳动时间的影响来看,仍然是西部地区老年人反应较为明显。具体地,住院补偿水平每增加 10%,其年均农业劳动小时数增加 114.4 个小时,增长幅度较大。

表 7.29　　　新农合住院补偿水平对老年人农业劳动参与率影响:地区异质性

	Agriparticipation (East=1) 边际效应	Agriparticipation (Middle=1) 边际效应	Agriparticipation (West=1) 边际效应
Inratio	−0.041 1 (0.068 2)	0.019 4 (0.050 3)	0.130*** (0.048 3)
控制变量	控制	控制	控制

续表

	Agriparticipation (East＝1) 边际效应	Agriparticipation (Middle＝1) 边际效应	Agriparticipation (West＝1) 边际效应
Log likelihood	−465.299 68	−584.478 42	−738.753
Prob＞chi2	0.000 2	0.000 0	0.000 0
Observations	852	1 034	1 311

注：(1)*** 表示在 1％统计水平上显著，** 表示在 5％统计水平上显著，* 表示在 10％统计水平上显著；(2)括号里为标准误。

表 7.30　　　　新农合住院补偿水平对老年人农业劳动时间影响：地区异质性

	Agrilaborhours (East＝1) 边际效应	Agrilaborhours (Middle＝1) 边际效应	Agrilaborhours (West＝1) 边际效应
Inratio	−36.35 (61.48)	26.98 (53.67)	114.4* (65.28)
控制变量	控制	控制	控制
Log likelihood	−2 793.590 9	−4 077.744	−5 982.556 7
Prob＞chi2	0.000 0	0.000 0	0.000 0
Observations	852	1 034	1 311

注：(1)*** 表示在 1％统计水平上显著，** 表示在 5％统计水平上显著，* 表示在 10％统计水平上显著；(2)括号里为标准误。

7.5　新农合对农村居民非农劳动供给影响的实证研究

随着中国工业化和城镇化发展，土地在农民增收中的作用逐渐模糊（骆永民和樊丽明，2015），工资性收入占农户收入比重不断攀升，农民增收的外部动力不断增强。如何提高农民的非农劳动供给进而增加非农收入，已成为农民增收的重点内容。毋庸置疑，作为一种人类重要的"可行能力"（阿玛蒂亚·森，2012），健康具有提高劳动生产率、增加个人收入以及扩大经济参与等工具性价值（王曲和刘民权，2005）。

理论上，作为社会保障制度的重要组成部分，公共医疗保险可以促进劳动者的身心健康、提高劳动生产率,进而促进生产的发展。从经验研究来看,尽管大量文献探讨了公共医疗保险与劳动力市场之间的关系,但是,仍有以下几个问题有待深入分析:第一,在考察如何促使农民增收的过程中,对新农合如何影响农民非农劳动供给这一渠道缺乏重点关注。第二,从所使用的数据来看,既往文献主要关注2003—2009 年的相关调查数据,2009 年"新医改"之后的相关研究尚属空白。实际上,随着新农合制度的发展,政府财政投入不断加大,相关补偿标准逐渐提高,以及农村居民对该制度了解程度加深,农村居民劳动供给行为是否发生变化以及变化趋势等问题有待加以补充和完善。第三,既有文献仅仅区分是否参加新农合对农村劳动力流动的影响,将参合者视为面临同质的制度结构,而未考察这一制度在报销方式、补充性保险等方面的异质性对劳动力市场的影响。那么,新农合是否会影响农民的非农劳动供给,以及如果存在影响,这种作用机制又是什么? 这正是本节试图加以探讨的。

7.5.1　样本基本描述性统计结果分析

表 7.31 给出了主要解释变量的描述性统计。由表 7.31 可知,在全部 8 273 份样本中,有超过 17% 的受访者在受访前一年里发生了非农就业;90% 以上的受访者参加了新农合,说明新农合制度已基本实现全面覆盖目标。同时,参合农民中各有667 人和 502 人选择了受雇和非农自雇,年平均劳动时间分别为 1 710 个小时和1 925 个小时左右。

表 7.31　　　　　　　　　　　主要变量的描述性统计(均值)

	全部样本	受雇(参合样本)	非农自雇(参合样本)
是否非农劳动	0.171 8(0.377 2)	—	—
年工作小时	—	1 713.395 0 (1 042.732 0)	1 925.546 0 (1 513.688 0)
是否参合(1=是)	0.906 2(0.291 6)	—	—
参加补充保险(1=是)	—	0.036 0(0.186 4)	0.041 8(0.200 4)
即时报销方式(1=是)	—	0.328 3(0.470 0)	0.316 7(0.465 7)
年龄(岁)	60.638 6(10.393 8)	54.280 4(6.948 4)	55.755 0(8.433 9)
性别(1=男性)	0.508 6(0.499 9)	0.673 2(0.469 4)	0.649 4(0.477 6)
婚姻(1=已婚)	0.732 4(0.442 7)	0.782 6(0.412 8)	0.832 7(0.373 6)

续表

	全部样本	受雇（参合样本）	非农自雇（参合样本）
小学及以上（1＝是）	0.486 4(0.499 8)	0.671 7(0.470)	0.681 3(0.466 4)
自评健康（1＝好）	0.699 6(0.458 4)	0.848 6(0.358 7)	0.826 7(0.378 9)
家庭规模	3.297 6(1.819 4)	3.220 4(1.657 9)	3.340 6(1.186 3)
人均年纯收入（万元）	0.527 8(0.653 5)	0.574 5(0.505 0)	0.637 1(2.015 6)
拥有土地（1＝是）	0.797 9(0.401 6)	0.817 1(0.386 9)	0.798 8(0.401 3)
福建	0.039 9(0.195 7)	0.064 5(0.245 8)	0.075 7(0.264 8)
甘肃	0.029 5(0.169 2)	0.019 5(0.138 3)	0.015 9(0.125 4)
广东	0.036 4(0.187 3)	0.061 5(0.240 4)	0.041 8(0.200 4)
广西	0.038 9(0.193 4)	0.028 5(0.166 5)	0.043 8(0.204 9)
贵州	0.014 4(0.119 1)	0.005 7(0.086 3)	0.006 0(0.077 2)
河北	0.057 7(0.233 1)	0.067 5(0.251 0)	0.060 0(0.237 3)
河南	0.075 4(0.264 1)	0.055 5(0.229 1)	0.095 6(0.294 4)
黑龙江	0.009 1(0.094 8)	0.003 0(0.054 7)	0.006 0(0.077 1)
湖北	0.038 9(0.193 4)	0.045 0(0.207 4)	0.033 9(0.181 1)
湖南	0.043 2(0.203 2)	0.035 4(0.182 6)	0.037 8(0.191 0)
吉林	0.013 8(0.116 6)	0.007 5(0.086 3)	0.010 0(0.099 4)
江苏	0.029 4(0.168 9)	0.046 5(0.210 7)	0.019 9(0.139 9)
江西	0.037 2(0.189 3)	0.052 5(0.223 1)	0.047 8(0.213 6)
辽宁	0.034 7(0.183 0)	0.042 0(0.200 7)	0.035 9(0.186 1)
内蒙古	0.034 1(0.180 5)	0.010 5(0.102 0)	0.015 9(0.125 3)
青海	0.014 7(0.120 5)	0.007 5(0.086 3)	0.015 9(0.125 3)
山东	0.088 1(0.283 5)	0.137 9(0.345 1)	0.061 8(0.240 9)
山西	0.039 8(0.195 4)	0.033 0(0.178 7)	0.041 8(0.200 4)
陕西	0.033 6(0.180 2)	0.043 5(0.204 1)	0.039 8(0.195 8)
四川	0.099 8(0.299 8)	0.052 5(0.223 1)	0.067 7(0.251 5)
新疆	0.003 5(0.059 1)	0.001 5(0.038 7)	0.004 0(0.063 1)
云南	0.065 9(0.248 1)	0.016 5(0.127 5)	0.053 8(0.225 8)
浙江	0.046 4(0.210 4)	0.103 4(0.304 8)	0.093 6(0.291 6)
重庆	0.020 4(0.141 5)	0.013 5(0.115 5)	0.008 0(0.089 0)

续表

	全部样本	受雇(参合样本)	非农自雇(参合样本)
2013 年(1=是)	0.753 3(0.431 1)	0.716 6(0.451 0)	0.751 0(0.432 9)
观测样本数	8 273	667	502

注:括号内数据为标准差。

资料来源:作者计算整理所得。

从参合样本情况看,参合人群参加新农合补充保险的比例很低,不到 5%,这说明今后要加大新农合补充保险特别是大病保险的推广和扶持力度;在报销方式上,无论是受雇人群还是非农自雇人群,仍有 70%左右的参合农民看病时需要自付,然后才能获得报销。

此外,表 7.31 还报告了其他相关变量的均值情况。比如,从年龄上看,受雇人群的平均年龄约为 54 岁,而非农自雇者则在 55 岁左右。这在一定程度上反映了当前我国农村劳动力转移的趋势,即"离农"人口中平均年龄逐渐上升。从人均年纯收入上看,各样本群收入水平较低,基本在 5 200~6 400 元,反映了农民增收的现实迫切性。从教育程度来看,"离农"人口中超过 60%的人接受过小学及以上教育。关于自评健康状况方面,无论是受雇样本还是非农自雇样本,超过 80%的受访者认为自身健康状况较好。在婚姻状况、家庭规模、是否拥有土地等变量上,不同样本的差别并不明显。

7.5.2　农村居民非农劳动供给行为的影响因素分析

表 7.32 和表 7.33 分别汇报了农村居民非农劳动供给行为模型和非农劳动供给时间模型的回归结果。

表 7.32　　　　　　　　　　**非农劳动供给行为模型回归结果**

	非农劳动参与概率模型		受雇选择概率模型	
	全部样本(1)	参合样本(2)	全部非农样本(3)	参合样本(4)
参加新农合	−0.015 9*	—	−0.100 2***	—
参加补充保险	—	−0.032 6*	—	−0.009 6
即时报销	—	0.008 9*	—	0.018 6
年龄	−0.010 6***	−0.010 3***	−0.008 4***	−0.008 3***

续表

	非农劳动参与概率模型		受雇选择概率模型	
	全部样本(1)	参合样本(2)	全部非农样本(3)	参合样本(4)
男性	0.113 3***	0.118 2***	0.071 3**	0.061 5*
有配偶	−0.010 8	−0.016 2***	−0.107 2***	−0.107 4***
小学及以上	0.041 0***	0.036 9***	−0.042 9	−0.057 9*
自评健康	0.060 7***	0.059 2***	−0.019 3	−0.017 4
家庭规模	−0.004 9**	−0.003 6*	0.007 5	0.005 9
人均年纯收入	0.000 2	0.000 2	−0.018 9	−0.018 5
拥有土地	−0.038 1***	−0.037 0***	0.076 3***	0.047 0
福建	0.066 8***	0.073 3***	0.042 5	0.064 0
甘肃	−0.069 2***	−0.073 2***	0.122 1	0.155 8
广东	0.083 2***	0.819***	0.191 9**	0.221 4***
广西	0.003 8	0.006 8	0.094 5	0.090 0
贵州	−0.040 1	−0.062 5*	0.097 0	0.224 8
河北	0.018 4	0.016 9	0.156 7**	0.180 8**
河南	−0.009 4	−0.007 1	0.019 8	0.039 9
黑龙江	−0.097 1***	−0.099 8***	0.069 4	0.020 5
湖北	−0.000 1	−0.000 3	0.139 9*	0.174 3**
湖南	−0.039 8*	−0.038 5	0.099 8	0.117 7
吉林	−0.063 3**	−0.069 3**	−0.016 7	0.004 4
江苏	0.079 1***	0.053 9*	0.264 6***	0.295 3***
江西	0.055 1**	0.061 3**	0.126 4	0.131 9
辽宁	−0.006 4	0.005 1	0.161 5**	0.163 6*
内蒙古	−0.118 4***	−0.121 4***	−0.040 7	0.062 4
青海	−0.026 1	−0.027 5	0.016 7	0.262
山东	−0.006 8	0.001 5	0.250 9***	0.265 2***
山西	−0.017 9	−0.027 2	0.040 3	0.062 1
陕西	−0.018 5	−0.006 0	0.088 6	0.101 1
四川	−0.048 2**	−0.052 0**	0.037 4	0.070 5
新疆	−0.084 8	−0.073 2	−0.176 1	−0.141 4

续表

	非农劳动参与概率模型		受雇选择概率模型	
	全部样本(1)	参合样本(2)	全部非农样本(3)	参合样本(4)
云南	−0.085 7***	−0.091 3***	−0.136 3	−0.202 8**
浙江	0.190 6***	0.195 6***	0.157 1**	0.169 8**
重庆	−0.049 1*	−0.050 3*	0.275 4***	0.271 6**
2013 年	0.002 0	−0.003 9	−0.048 0**	−0.048 4
Pseudo R^2	0.165 3***	0.164 8***	0.052 4***	0.050 2***
观测样本	8 273	7 497	1 441	1 287

注:(1)表中报告的数值为边际效应;(2)***、** 和 * 分别表示变量在 1%、5% 和 10% 统计水平上显著。

资料来源:作者根据研究计算整理所得。

表 7.33 非农劳动供给时间模型回归结果

	受雇者的劳动时间:Ln(小时)		非农自雇者的劳动时间:Ln(小时)	
参加新农合	−0.100 6 (0.095 9)	—	0.080 3 (0.185 7)	—
参加补充保险	—	0.004 0 (0.183 0)	—	0.245 0 (0.276 5)
即时报销	—	0.050 1 (0.075 6)	—	0.018 3 (0.123 2)
年龄	−0.011 1** (0.004 7)	−0.011 6** (0.005 1)	−0.028 7*** (0.006 6)	−0.029 *** (0.007 0)
男性	0.105 4* (0.070 1)	0.135 1* (0.075 5)	0.100 4 (0.111 4)	0.083 6 (0.117 3)
有配偶	0.003 0 (0.078 5)	0.000 5 (0.084 2)	−0.018 6 (0.140 7)	−0.022 8 (0.149 9)
小学及以上	0.038 3 (0.071 7)	0.026 5 (0.076 6)	−0.105 7 (0.117 2)	−0.099 1 (0.125 5)
自评健康	0.209 2*** (0.088 1)	0.218 5** (0.094 0)	0.043 6 (0.136 2)	0.058 6 (0.143 8)
家庭规模	−0.043 5** (0.020 0)	−0.048 3** (0.022 0)	0.017 5 (0.030 8)	0.022 6 (0.032 4)
人均年纯收入	0.037 6 (0.067 5)	0.021 2 (0.074 6)	0.005 6 (0.025 8)	0.003 1 (0.026 1)
拥有土地	−0.130* (0.082 9)	−0.160 8* (0.090 4)	−0.183 7* (0.128 3)	−0.184 1 (0.138 6)

续表

	受雇者的劳动时间：Ln（小时）		非农自雇者的劳动时间：Ln（小时）	
福建	−0.282 3 (0.189 2)	−0.326 4 (0.201 9)	−0.213 8 (0.262 9)	−0.315 6 (0.275 0)
甘肃	−0.470 7* (0.252 3)	−0.509 5* (0.281 2)	−0.228 6 (0.425 1)	−0.374 2 (0.451 8)
广东	−0.022 4 (0.187 6)	0.009 9 (0.204 3)	0.322 0 (0.302 3)	0.373 7 (0.325 7)
广西	−0.514 3** (0.226 5)	−0.497 1** (0.251 0)	0.305 4 (0.321 3)	0.258 7 (0.327 5)
贵州	−0.949 9*** (0.366 0)	−1.103 5*** (0.406 2)	−1.234 3** (0.548 3)	−1.097 5* (0.693 8)
河北	−0.361 0** (0.183 1)	−0.390 0** (0.200 2)	−0.153 8 (0.276 3)	−0.099 0 (0.290 7)
河南	−0.447 0** (0.194 7)	−0.480 7** (0.207 8)	−0.490 5** (0.253 1)	−0.468 6* (0.261 0)
黑龙江	−0.137 1 (0.501 3)	−0.069 3 (0.622 7)	−0.786 9 (0.689 9)	−0.815 2 (0.696 2)
湖北	−0.500 4*** (0.198 7)	−0.511 6*** (0.218 1)	−0.142 3 (0.315 2)	−0.334 3 (0.343 1)
湖南	−0.365 7* (0.223 5)	−0.405 6* (0.237 0)	−0.046 5 (0.318 2)	−0.115 0 (0.328 6)
吉林	−0.616 7* (0.343 7)	−0.619 2* (0.407 6)	−0.674 6 (0.511 8)	−0.777 2 (0.559 3)
江苏	−0.322 9 (0.192 6)	−0.420 4* (0.219 5)	0.131 3 (0.356 8)	−0.091 0 (0.421 9)
江西	−0.174 0 (0.195 9)	−0.196 6 (0.210 5)	−0.492 5* (0.303 2)	−0.518 5* (0.308 5)
辽宁	−0.797 7*** (0.208 7)	−0.838 1*** (0.223 1)	−0.034 7 (0.330 9)	−0.069 2 (0.337 6)
内蒙古	−0.319 6 (0.327 8)	−0.295 9 (0.356 5)	−0.816 8** (0.386 7)	−1.078 5** (0.454 2)
青海	−1.211 5*** (0.370 0)	−0.704 9* (0.409 5)	−0.366 8 (0.447 7)	−0.398 9 (0.452 7)
山东	−0.349 4** (0.166 4)	−0.378 8** (0.179 2)	−0.444 4 (0.283 8)	−0.048 52* (0.291 0)
山西	−0.406 0** (0.211 8)	−0.356 7 (0.236 4)	−0.329 6 (0.298 7)	−0.178 7 (0.319 6)
陕西	−0.284 3 (0.207 8)	−0.323 5 (0.219 7)	−0.620 7** (0.320 2)	−0.658 6** (0.326 4)

续表

	受雇者的劳动时间：Ln（小时）		非农自雇者的劳动时间：Ln（小时）	
四川	−0.348 5*	−0.399 0*	−0.373 1	−0.441 8
	（0.191 8）	（0.211 6）	（0.263 8）	（0.281 4）
新疆	−0.004 8	−0.049 5	−1.222 1	−1.240 5
	（0.840 3）	（0.856 2）	（0.827 7）	（0.835 1）
云南	−0.456 8*	−0.392 7	−0.362 5	−0.501 6
	（0.247 8）	（0.302 3）	（0.290 6）	（0.315 9）
浙江	−0.151 1	−0.150 6	−0.199 0	−0.204 9
	（0.178 1）	（0.191 9）	（0.251 1）	（0.261 7）
重庆	−0.799 5***	−1.020 8***	−1.269 8**	−1.302 6**
	（0.288 1）	（0.321 4）	（0.602 9）	（0.610 4）
2013 年	0.078 6	0.096 7	−0.093 2	−0.108 1
	（0.074 6）	（0.082 2）	（0.122 4）	（0.130 4）
常数项	8.120 8***	8.092 3***	9.038 3***	9.128 9***
	（0.341 0）	（0.358 4）	（0.511 5）	（0.518 8）
R^2	0.087 4	0.092 5	0.111 1	0.113 2
观测样本	758	667	549	502

注：***、**和*分别表示变量在1％、5％和10％统计水平上显著。

资料来源：作者根据研究计算整理所得。

7.5.2.1　非农劳动参与概率模型回归结果分析

回归结果显示，非农劳动参与概率模型通过了联合性检验，回归总体是显著的。

先来看本书最为关心的新农合制度变量因素。在全部样本中，是否参合会使农民参与非农劳动的概率降低，并且在10％统计水平上具有显著性。边际效应计算结果表明，在其他变量不变时，与没有参加新农合的农民相比较，参合农民的非农劳动参与意愿降低了1.6个百分点。产生这一结果的原因是，现阶段新农合政策要求参加农户要在其户籍所在地缴费，并在当地定点卫生医疗机构就医和报销，实际上对这一政策的参加与赔付施加了地域限制，从而影响农户的非农劳动参与决策；同时，尽管现阶段新农合异地就医和报销试点工作已然展开，但是仍存在重重困难，异地就医的参合农民不仅面临复杂烦琐的申请报销手续和程序，还要承担由此导致工作时间减少带来的经济损失和高额的交易费用。这一点在参合样本模型的回归结果中得到了验证：是否参加新农合补充保险、报销方式是否即时均在10％统计水平上具有显著性，这也证明了参合农民的受益水平影响了其非农劳动参与意愿。

在个人和家庭特征方面,在全部样本和参合样本两个模型中,年龄较大者、女性的非农劳动参与意愿显著较低,这是因为这部分人群劳动能力较弱,或者家庭牵绊较大。从受教育程度方面看,与仅受过小学以下教育的农民相比较,接受过小学及以上教育的农民将显著增加其非农劳动参与率,这是因为后者接受的教育更好,掌握的知识和技能更多,思想观念更开放。边际效用结果显示,在其他变量不变的情况下,接受过小学及以上教育的农民,其非农劳动参与率将分别提高 4.1% 和 3.7%。人均年纯收入对农民的非农劳动供给意愿具有正向作用,这体现了农民越来越重视非农收入,需要拓宽其非农就业渠道,使其收入来源多元化。

7.5.2.2 非农劳动类型选择概率模型回归结果分析

在模型(3)中,是否参合、年龄、性别、婚姻状况、是否拥有土地等变量通过统计显著性检验,是影响愿意参与非农劳动者的非农劳动类型选择行为的主要因素。下面着重分析新农合制度对农民非农劳动类型选择行为的影响。可以看出,是否参合会显著降低参与非农劳动的农民选择受雇的概率。对这一结果的一种解释是:新农合政策实行的是一种部分负担制度,规定参合农户在不同层级医院就诊的费用进行分级补偿报销,县内医院的报销比例要显著高于县外医院的报销比例,而县外医院的起付线要高于县内医院。更重要的是,新农合制度实施过程中存在不同地区之间的隔离与不衔接现状,参合农民异地就诊产生的医疗费用在参合所在地合管办申请报销的手续与程序复杂烦琐,以及由此导致工作时间减少带来的经济损失和高额的交易费用。正如前文所述,新农合政策的参加和赔付存在地域限制,具有突出的"非携带"特征,从而使参合农民"锁定"在户籍所在地。

另外,在考察参合样本的选择受雇概率时,是否参加补充保险以及报销方式不具有统计显著性,这有待进一步研究。

7.5.2.3 受雇样本的劳动供给时间模型回归结果分析

模型回归结果显示,男性、自身健康状况好者的劳动时间将会显著增加;而年龄较大、家庭人数多以及拥有土地的受雇者将会明显减少其劳动时间。在教育水平方面,与小学以下受教育水平的受雇人群相比较,接受过小学及以上教育的受雇者的劳动时间将会增加,这体现了受教育程度越高的人群掌握的知识和技能越多,在劳动力市场上更容易获得就业机会,而且也愿意增加劳动时间,从而获得更多的经济收入。然而,由表 7.33 可知,作为本书关心的问题之一,新农合制度变量(包括是否参合、参加补充医疗保险以及报销方式等)对受雇农民劳动时间的影响作用并不具有统计显著性。

7.5.2.4　非农自雇样本的劳动供给时间模型回归结果分析

模型回归结果表明,新农合制度变量(包括是否参合、参加补充医疗保险以及报销方式等)对非农自雇农民劳动时间的影响作用不具有统计显著性。年龄、是否拥有土地等因素显著影响非农自雇者的劳动时间。实证结果显示,年龄对非农自雇者的劳动时间在1%统计水平上具有显著的负向作用;相比没有土地的农民,有土地的非农自雇者的劳动时间明显减少。

7.6　本章小结

通过利用"中国健康与养老追踪调查"数据,本书考察了新农合对农村居民劳动供给行为的影响作用。主要结论和政策启示如下:

从新农合对农村居民农业劳动供给的影响作用看,首先,在农业劳动参与层面,新农合制度变量对总体农业劳动参与率、自家农业劳动参与率以及为其他农户打工选择决策的作用不一。其中,是否参合会在1%统计水平上显著增加总体农业劳动参与概率和自家农业劳动参与概率。但是,新农合即时报销方式会显著降低农村居民的总体农业劳动参与概率和自家农业劳动参与概率。其次,在农业劳动实际供给量层面,是否参合、即时报销方式仅对自家农业劳动总小时具有显著的正向作用,不会显著影响农村居民的农业打工时间。从这一角度而言,作为一项公共医疗保险项目,新农合具有"工作锁定"作用,使农村居民"滞留于"农地。

从新农合对农村妇女农业劳动供给的影响作用看,首先,在家庭农业生产劳动供给方面,乡级、县级和县外医院三级住院报销比例以及年度住院补偿封顶线对农村妇女的劳动时间具有明显的正向影响,尤其是在其他条件不变时,年度住院补偿额度越高,农村妇女的家庭农业生产劳动时间将会增加越多。其次,在农业打工时间层面,新农合住院补偿结构显著增加了农村妇女的劳动时间,其中乡级医院住院报销比例的影响作用更大。总的来说,新农合的报销水平越高,农村妇女的劳动供给越多。这说明作为针对农村居民的一项公共政策,新农合有利于促使农村妇女增加农业生产性劳动,从而使农业生产顺利进行,并在一定程度上有利于保障粮食安全。同时,这一结果还表明,在实施针对农民的惠农政策和其他农业经济政策时,如果忽视女性,就会降低农业政策对农业生产发展和农民增收的作用,因此,农业政策需要有意识地考虑女性。

从新农合对农村老年人农业劳动供给的影响作用看,新农合参保及住院补偿水平主要是通过健康效应和财富效应两条途径发挥作用,积极促进了老年人的劳动供给行为。其中,健康效应途径主要是指中国农村居民基本医疗保险通过提高居民的健康水平进而提高其劳动参与率和劳动参与时间,而财富效应途径主要是指中国农村居民基本医疗保险通过减少医疗费用负担、提高居民的收入水平进而影响其劳动供给行为。实证研究显示,在劳动参与行为方面,中国农村居民基本医疗保险最终表现为提高了农村老年人的农业劳动参与率,并增加了其年农业劳动天数和农业劳动小时数。这在一定程度上说明医疗保险改善老年人的劳动供给行为效果显著,并且健康效应的中介作用显著。其中,中介效应占总效应的比重约为19.79%。换言之,中国农村居民基本医疗保险主要是通过提升老年人的健康水平进而提升其劳动参与行为。在劳动供给方面,结果显示,住院补偿水平的提升显著改善了老年人的农业劳动参与率、农业劳动小时数、农业劳动天数以及农业劳动时间占总劳动时间的比重,但是,门诊补偿水平对老年人农业劳动的影响并不显著。此外,考虑到不同群体之间存在较大的差异,本书进一步根据老年人的性别、年龄以及所处地区的不同,分样本探究了中国农村居民基本医疗保险对农村老年人劳动供给的影响。研究证实,从参保行为和住院补偿水平对不同特征老年人农业劳动供给的影响来看,结果有较大的差异。

在非农劳动参与选择方面,首先,是否参合会显著降低农民的非农劳动供给意愿。其次,是否参加补充医疗保险、报销方式是影响农民非农劳动参与行为的重要因素。从参合农民的非农劳动类型选择行为上看,是否参合、报销方式等新农合制度变量对发生非农劳动的农民选择非农劳动类型有显著影响,但影响的方向并不一致,这在很大程度上与现行新农合住院补偿政策的分级分段制度和异地就医报销手续复杂烦琐有关。

在进一步考察参与非农就业农民的非农劳动时间后发现,新农合制度变量(是否参合、是否参加补充保险以及报销方式)的影响作用并不显著,需要进一步加以追踪和研究。由于受数据可得性的限制,本研究仅从短期层面探讨了新农合对农民非农劳动供给行为的影响作用,而忽视了长期性的影响。理论上,利用跨时期的追踪数据能更全面地反映新农合对农民非农劳动供给行为的影响作用,对此,需要我们进一步加以追踪和研究。另外,由于近年来中国新农合制度逐步实施了住院补偿、普通门诊补偿、特殊门诊补偿、重特大疾病补偿等政策,本研究将在今后的研究中分析和讨论这些新农合政策安排是否影响农民的非农劳动参与意愿及实际行为,以期更好地审视新农合与农民非农劳动供给及其收入增加的关系。

最后,需要说明的是,目前,一方面,中国青壮年普遍离农,51 岁以上农业劳动力占农业劳动力的比重已超过 32%[①];另一方面,在当前农民离开农村寻求外出务工的现实背景下,中国农民工中年轻人员的比重逐年下降,不仅农民工平均年龄由2010 年的 35.5 岁上升到 2014 年的 38.3 岁,而且 50 岁以上的农民工也由 12.9%上升到 17.1%[②]。可见,农村老年人已成为我国劳动力市场上的重要部分。不仅如此,长期以来,由于受历史传统以及缺乏社会养老保障机制的影响,中国农村老年人更多地依赖自我养老的方式,往往是在健康允许的条件下一直工作,直至干不动为止,通过继续劳动为自己的老年生活提供支持,存在“无休止劳动”现象(Benjamin et al.,2003)。因此,随着新农合的实施,农村居民尤其是老年人在农业生产活动领域的退出决策是否会发生变化,这将是本研究后续所关注的问题之一。

---

① 国务院第二次全国农业普查领导小组办公室、中华人民共和国国家统计局:《中国第二次全国农业普查资料综合提要》,中国统计出版社 2008 年版。

② 国家统计局:《2014 年全国农民工监测调查报告》。

第 8 章

全书研究结论与政策含义

8.1 主要研究结论

自 2003 年新农合试点工作开始实施,至 2017 年已近 15 年,其间经历了"试点"—"推广"—"全覆盖"—"深化改革"—"整合并轨,全民健康保险"的过程,这项制度突破了原有的农村社区筹资模式,确立了政府主导、保障公平以及惠利于民等医改理念,转型为国家福利,走向全民健康保险。国家统计数据表明,截至 2015 年底,全国参合人口数达 6.7 亿人,参合率为 98.8%,人均筹资 490.3 元,并且个人卫生支出占比降至 29.97%,补偿受益人数已达 19.42 亿人次。

不仅如此,随着工业化和城镇化发展,近年来,农村劳动力老龄化程度加深,以及慢性病成为居民的最大健康威胁,中国政府不断深化医疗卫生体制改革,并出台一系列政策文件,如整合城乡居民基本医疗保险制度、完善医疗救助制度及其与城乡居民大病保险衔接,以及针对农村贫困人口的大病专项救治工作方案,推进"共建共享、全民健康"建设,实施"健康扶贫"和"健康中国"建设,逐渐走向全民健康保险。

在健康需求理论、福利经济学理论以及劳动供给理论等经济学理论的基础上,结合新农合的政策目标,本书认为,理论上而言,新农合的政策效应主要体现为健康效应和收入效应,而且这两种效应还会对农村居民劳动供给产生影响。因此,本书根据具有全国代表性的"中国健康与养老追踪调查"（CHARLS）两期数据（2011年和 2013 年），采用两部门模型、四部门模型、工具变量等计量回归模型，实证分析了新农合的福利效应，主要包括健康效应和收入效应，以及在两者共同作用下所产生的劳动供给效应，得到如下主要研究结论：

8.1.1　新农合的健康效应

在实证检验新农合的健康效应时，本书重点关注了新农合如何影响农村居民的就医可及性与其健康行为两方面的内容。

8.1.1.1　新农合对就医可及性的影响作用

本书主要从医疗服务利用和就医机构层级考察了新农合对就医可及性的影响作用，研究结果表明：

其一，从医疗服务利用方面看，新农合尽管未显著改善农村居民的门诊就医可及性（包括门诊就医选择和门诊次数两个维度），但是在很大程度上改变了农村居民的住院可及性，显著增加了参合人群的住院概率和住院次数。这主要是因为：一方面，在调查时间段内，现行新农合政策是以"保大病"为主，部分地区适当地兼顾门诊就医；另一方面，门诊补偿政策仅在极少数地区（比如福建）试点实施，其政策效果尚未显现。值得注意的是，新农合报销方式会显著降低农村居民的住院医疗服务利用。

其二，在新农合对农村居民门诊和住院就医机构层级选择方面，新农合制度引导农村居民合理就医行为的作用有限，并未有效地控制其越级就医行为，降低不合理医疗资源利用。

其三，由于不同健康状况人群的健康需求和医疗服务利用存在差异，且慢性非传染性疾病（即慢性病）已成为中国居民的头号健康威胁，本书尝试从慢性病角度考察新农合对农村居民就医可及性的影响作用，研究表明，与未参合人群相比，参合慢性病人群的住院概率显著增加。

8.1.1.2　新农合对农村居民健康状况的影响作用

长期以来，中国农村居民的不良健康状况以及由此产生的致贫返贫问题，已成为其增进健康福利、共享发展成果的重要障碍。作为一项医疗保险，新农合的政策目标在于保障农村居民的基本卫生权利，提高农村居民医疗卫生服务利用的可及性，改善农村居民健康状况。从人类发展所要拓展的"可行能力"和全民健康理念框架看,医疗服务只是促进全体居民健康的中间产物。换言之,新农合的最终目的或者长期目的应是从根本上改善农村居民的健康福利。

本书通过考察新农合对农村居民健康状况和健康生活方式的影响作用,实证检验了新农合如何影响农村居民的健康行为。利用 2011 年和 2013 年两期"中国健康与养老追踪调查"数据,本书有如下研究发现:

其一,农村居民的慢性病罹患及防控形势不容乐观,人均至少患有 1 种慢性病。随着新农合的实施以及保障水平的提升,这项政策有助于提高农村居民对自身健康状况的了解,为其预防治疗慢性病提供机会。但是,由于慢性病具有长期性、难以治愈等特点,需要调整新农合政策补偿范围和保障力度,亟须推进以慢性病防控为重点的分级诊疗制度建设,以确保新农合能够有针对性地应对慢性病的挑战。

其二,从农村居民健康状况层面看,新农合的健康改善作用会因健康状况衡量方式不同而存在差异。具体而言,新农合显著改善了农村居民的心理健康,并在一定程度上至少未使农村居民的日常生活自理能力发生恶化,体现了新农合对农村居民的健康促进作用。然而,由于随着参合年限的增加,农村居民获得正规医疗服务利用的可能性增加,可能使得农民检查出一些以前自己不知道的病症,反而降低了自评健康程度,并使其知晓自己罹患的慢性病数量增加。

其三,对农村居民生活方式的考察,是通过饮酒和吸烟两方面进行分析的。研究发现,尽管参合者比未参合者吸烟率明显增加,但是,新农合并未明显改变农村居民的饮酒行为。这说明今后一段时间内,新农合政策着力点应以普及健康生活为重点内容,加大健康预防和保障宣传,转变农村居民不健康的生活方式,从而实现全方位、全周期维护和保障人民健康,大幅提高农村居民健康水平,显著改善其健康不平等状况,进而降低其健康医疗负担。

8.1.2 新农合的收入效应

自 2009 年"新医改"实施之后,新农合已在全国范围内基本实现全覆盖,且保障力度不断加大,但是,该制度是否切实有效地降低农村居民负担、缓解因病致贫返贫窘境,现有研究成果存在较大争议。根据 2015 年国务院扶贫办统计数据显示,当年全国 7 000 多万贫困人口中,因病致贫人口占比为 42%。此外,中国农村居民老龄化趋势加剧,农村人口面临的健康风险特别是慢性疾病风险明显增加,农村居民仍然面临着严峻的因病致贫返贫形势。

利用 2011 年和 2013 年两轮"中国健康与养老追踪调查"(CHARLS)数据,并从自付医疗支出、灾难性医疗支出、慢性病患者医疗费用、非医疗消费、贫困发生率和贫困脆弱性等多维度,实证检验了新农合的收入效应,研究结果表明:

其一,在自付医疗支出上,新农合门诊统筹补偿实施范围在全国范围内普遍展开和补偿支付方式的改革,使农村居民自付医疗费用支出明显下降。在住院支出上,是否参加新农合补充医疗保险和实际住院报销比例会显著增加农村住院患者的自付医疗费用。值得注意的是,现阶段农村居民享受的实际住院报销比例仅为30%左右,远远低于政策报销比例。

其二,在灾难性医疗支出层面,新农合降低了农村居民尤其是老年人的医疗服务价格敏感性,刺激了他们的健康和医疗服务需求,使其家庭医疗支出显著增加,增加了灾难性医疗支出发生率。新农合报销方式(或者说支付方式)虽然简化了报销程序,为参合农民提供高效便捷的服务,但是其政策效果尚未显现,并未明显降低农村居民灾难性医疗支出。

其三,研究还发现,由于新农合政策设计之初主要是以"保大病和住院"为主,对慢性病的统筹补偿力度较小,新农合对农村老年慢性病患者的住院费用支出作用不明显。

其四,从非医疗消费层面看,由于制度设计之初采取以县级统筹为主的方式,各地区医疗诊疗结果认定和医疗保障范围存在明显的差异,农村居民实际享受的报销比例低于政策报销比例,新农合并未增加农村居民的非医疗消费倾向。

其五,在贫困层面上,与未参合居民相比较,参合居民的贫困发生率会明显增加 8.38%,但是,参合居民的贫困脆弱性明显降低。换言之,参合居民未来陷入贫困的概率明显较低。是否即时报销方式会增加贫困脆弱性,尤其是会增加农村居民的高贫困脆弱性。

8.1.3　新农合的劳动供给效应

本书认为,理论上而言,新农合可以通过健康效应和收入效应等路径作用于农村居民劳动供给行为,影响生产发展。利用"中国健康与养老追踪调查"2011 年和2013 年两期调查数据,本书考察了新农合对农村居民劳动供给行为的影响作用,研究发现:

其一，在农业劳动供给层面，是否参合会显著增加总体农业劳动参与和自家农业劳动参与，但是，新农合即时报销方式却截然相反。进一步从实际供给量看，是否参合、即时报销方式显著增加农村居民自家农业劳动总小时。这说明作为一项公共医疗保险项目，新农合具有"工作锁定"作用，使农村居民"滞留于"农地。对此，一种解释机制是，新农合要求参加农户要在其户籍所在地缴费，并在当地定点卫生医疗机构就医和报销，具有"非携带"特征（宁满秀和刘进，2014a；贾男和马俊龙，2015），且采取了歧视性的报销比例政策（易福金和顾焜乾，2015）。

其二，随着工业化和城镇化发展，妇女和老年人成为农业生产的主要劳动力，其中妇女的作用更为重要。然而，由于农村妇女更多地接触到恶劣的工作环境，长期面临农药、化肥等危害，造成健康损失（包括经济和工作时间损失）（Mu and Van de Walle，2011），从而不利于农业生产和粮食安全。本书还考察了新农合对农村妇女劳动供给的影响作用。研究结果表明，新农合的报销水平越高，农村妇女的劳动供给越多。

其三，由于现阶段工资性收入占农户收入比重不断攀升（刘进等，2017），农民增收的外部动力不断增强，如何提高农民的非农劳动供给进而增加非农收入，已成为农民增收的重点内容。然而，新农合具有"工作锁定"作用，使农村居民"滞留于"农地。因此，本书还考察了新农合对农村居民非农劳动供给的影响作用。研究结果表明，是否参合会显著降低农民的非农劳动供给意愿。由于现行新农合住院补偿政策的分级分段制度和异地就医报销手续复杂烦琐，新农合也会显著影响农村居民非农劳动类型选择（即是受雇还是非农自雇）。在进一步考察参与非农就业农民的非农劳动时间后发现，新农合制度变量（是否参合、是否参加补充保险以及报销方式）的影响作用并不显著，需要进一步加以追踪和研究。

其四，从新农合对农村老年人农业劳动供给的影响作用看，新农合参保及住院补偿水平主要是通过健康效应和财富效应两条途径发挥作用，积极促进了老年人的劳动供给行为。其中，健康效应途径主要是指中国农村居民基本医疗保险通过提高居民的健康水平进而提高其劳动参与率和劳动参与时间，而财富效应途径主要是指中国农村居民基本医疗保险通过减少医疗费用负担、提高居民的收入水平进而影响其劳动供给行为。

8.2　政策含义

上述研究结论蕴含了重要的政策含义,而这种政策含义将为进一步完善新农合、整合城乡居民基本医疗保险制度,使城乡居民公平享有基本医疗保险权益、促进社会公平正义、增进人民福祉、助力乡村振兴提供参考。

8.2.1　提高门诊补偿力度,提升基层医疗机构水平

研究结论显示,新农合仅显著改变了农村居民的住院可及性,并未有效地改善门诊就医可及性。未来政策实施重点不仅要"保大病",避免农村居民因遭受灾难性医疗支出而降低其健康福利水平,被剥夺健康生存能力,而且还应关注地方性常见病种、慢性病等造成的门诊医疗服务可及性问题。此外,由于现行新农合制度尤其是住院补偿政策设计并未将村/社区卫生站纳入其中,使农村居民的受益程度有限,今后新农合保障范围和相关医疗资源应倾向于基层医疗机构,尤其是村/社区卫生站,健全三级网络转诊体系,鼓励高层级医疗机构及其医务人员对口帮扶基层医疗机构,提升基层医疗机构的医疗服务质量,有效地引导农村居民合理就医,真正实现农村居民"小病不出乡,大病不出县"。

8.2.2　强化慢性疾病防控,普及健康生活

目前,随着新农合实现全国范围内覆盖以及保障水平的提升,农村居民获得正规医疗服务利用的可能性增加,可能使得农民检查出一些以前自己不知道的病症,反而降低了自评健康程度,并使其知晓自己罹患的慢性病数量增加。尤其是目前农村居民平均患有至少1种慢性疾病,需要调整新农合政策补偿范围和保障力度,亟须推进以慢性病防控为重点的分级诊疗制度建设,以确保新农合能够有针对性地应对慢性病的挑战。

健康生活方式是影响居民健康的重要因素,其中,饮酒和吸烟会加大居民罹患心脑血管疾病等慢性病的风险,从而加大农村居民及其家庭医疗负担。研究结果表明,新农合明显增加了参合居民的吸烟行为,也在一定程度上影响农村居民的饮

酒行为。因此,今后一段时间内,新农合政策着力点应以普及健康生活为重点内容,加大健康预防和保障宣传,转变农村居民不健康的生活方式,从而实现全方位、全周期维护和保障人民健康,大幅提高农村居民健康水平,显著改善其健康不平等状况,进而降低其健康医疗负担。

8.2.3　完善支付方式,发挥政策保障合力

现阶段农村居民享受的实际住院报销比例仅为 30% 左右,这说明未来亟须严格控制基本医疗保险药品目录和诊疗项目外医疗费用比重,提高新农合保障水平,缩小政策报销比例与实际报销比例之间的差距,减轻农村居民住院医疗费用负担。同时,针对不同收入人群尤其是低收入人群和老年农村居民,需要扩大新农合补充性保险范围,开展农村贫困人口大病专项救治工作,优化医疗费用结算服务模式,切实减轻农村贫困患者垫资压力和费用负担。此外,由于新农合制度安排对慢性病的保障能力有限,应不断完善基本医疗保险药品目录,开展常见病、慢性病的健康指导和综合干预,推广以慢性病管理为主的适宜技术,改革报销补偿方式,强化异地就医结算,实现精准健康扶贫。

8.2.4　加强和落实分级诊疗制度

根据实证研究结果可以发现,在基层医疗机构(包括乡镇卫生院、卫生服务站以及村镇所/私人诊所等)就诊有助于改善老年人的农业劳动供给行为。这对于接受门诊治疗的老年人来说,在基层医疗机构就诊对劳动供给的提升幅度更大。这可能与医疗服务获得的便利性有关,尤其是通常情况下,需要门诊治疗的疾病一般为"小病",因此,门诊医疗服务的可及性和保障水平直接影响到居民的就诊行为,影响其健康改善程度进而影响其劳动供给行为。而现阶段,基层医院的医疗服务水平相对较低,不能很好地满足农村居民日益增长的对高水平医疗服务的需求。从老年人住院和门诊治疗的医疗服务机构类型来看,在基层医院就诊次数呈下降趋势,这很有可能是因为基层医院服务条件不能很好地满足老年人医疗服务的需求。虽然在设置各级医院医疗保险报销比例时有意提升基层医院的报销水平,以提升分级诊疗程度,但从现实来看效果不是很显著。因此,未来应当进一步加强基层医疗服务卫生建设,推动优质医疗资源下沉,落实分级诊疗制度,满足居民日益

增长的卫生健康服务需求。

8.2.5　优化异地就医报销手续

作为中国社会医疗保险的重要组成部分,新农合在实施时存在县域内外的差别,在参加和赔付等政策性安排方面具有较强的"非携带性",使农村居民"滞留于"农地,也使农村居民往往无法真正享受到新农合所带来的福利。因此,需要更为谨慎地考虑新农合与其他相关农业农村发展政策之间的目标一致性问题。具体而言,第一,应逐步简化异地就医报销手续,加强异地就医平台的建设,积极推动即时报销等新农合支付方式制度改革。第二,在简化异地就医报销结算的基础上,重点提高基层医疗服务能力,以地方性常见病、多发病、慢性病分级诊疗为突破口,引导优质医疗资源下沉,形成合理的就医秩序,为建立分级诊疗制度提供基础。第三,逐步消除制度本身带有的区域分割性,实现医疗资源共享以及诊断结果互认,完善和健全以社会保险为主导、具有综合性和可携带性的医疗保障系统,使新农合更有效地适应农村劳动力跨区域、跨城乡转移的形势,实现劳动力资源有效配置和利用,为农村劳动力有序转移和农民增收提供重要前提。第四,应按照"统筹规划、协调发展;立足基本、保障公平;因地制宜、有序推进;创新机制、提升效能"原则,整合新农合与城镇居民基本医疗保险两项制度,建立统一的城乡居民基本医疗保险制度,实现城乡居民公平享有基本医疗保险权益、促进社会公平正义、增进人民福祉。

8.2.6　加强对女性和老年人的保障力度

根据实证研究结果可以发现,低龄老年人和女性老年人对中国农村居民基本医疗保险制度内容的反应较为敏感,因此,今后的医疗保险内容改革可以进一步增加对女性和低龄老年人的关注度。具体地,可以适当扩大医疗保险报销病种范围中有关女性疾病的种类。考虑到目前医疗保险基金的门诊统筹力度较小,可能导致其对老年人的劳动供给行为影响不明显,同时考虑到在 60 岁以上老年人中,低龄老年人为农业劳动主要参与者且其劳动供给行为受医疗保险的影响反应较为敏感,因此,本书建议在加强住院补偿力度的同时不断提升门诊补偿水平。此外,导致"应看门诊而未看门诊"的重要原因是老年人觉得"不严重,不需要看医生"以及

"没钱看病",这说明对于老年人来说,"小病拖"的现象仍较为严重。为了使农村老年人"小病"得到及时治疗,从而提升健康水平以增加劳动供给,未来应进一步加强门诊补偿力度以缓解"小病拖"的问题,增加医疗保险保障内容中关于老年人疾病预防的内容,除了增加慢性病病种外,可以增加一些定期体检项目,以便疾病能够较早得到预防和治疗。

8.2.7 提升并增加中西部地区优质医疗服务资源供给

通过本书分析可以发现,中西部地区老年人的农业劳动参与率和农业劳动时间均较高,但是,中西部地区老年人所享受的医疗待遇水平却不及东部发达地区。这可能是因为中西部地区与东部地区经济发展水平差距较大,相对应地,各项医疗服务资源较为缺乏,医疗保障的待遇水平也较低。这一方面不利于中西部地区老年人健康水平的提升,另一方面也不利于实现中国医疗保障体系的均衡发展。虽然中国政府已加大对中西部地区医疗资源的扶持力度,但是尚未满足中西部地区老年人的医疗需求。因此,本书建议进一步加大对中西部地区医疗保障的倾斜力度,同时国家可以通过促使东部较为发达地区对中西部发展较为薄弱地区进行对点帮扶,尽量提升中西部欠发达地区医疗服务质量和医疗保障水平,增加对中西部地区老年人的医疗保障力度,实现中国医疗保障体系均衡发展。

8.3 研究不足与展望

本书的研究不足和后续研究思路主要体现在以下三方面:

(1)在理论层面上,本书主要关注新农合对农村居民的政策效应,并对健康效应(如就医可及性、健康状况等)、收入效应和劳动供给效应等客观效果进行了分解。由于这三个效应理论上具有内在关联性,进一步研究应该以此为基础,基于居民福利效应最大化原则,厘清三者内在逻辑和机理,确定不同约束条件下新农合的适宜补偿水平。

(2)在实证层面上,本书利用CHARLS 2011年和2013年两期数据考察了新农合的福利效应,可能仅从短期上反映政策效果,而忽视了长期性的影响。[①] 2016年1月,中国国务院已经颁布了《关于整合城乡居民基本医疗保险制度的意见》(国发〔2016〕3号),要求在总结新农合和城镇居民基本医疗保险运行情况以及地方探索实践经验的基础上,整合这两项制度,建立统一的城乡居民基本医疗保险(简称城乡居民医保)制度。因此,后续研究应从全民健康保险视角利用跨时期的追踪数据,更为全面地反映新农合(或者说城乡居民基本医疗制度)的福利效应。

同时,CHARLS数据库为第三方调查数据,其问卷内容无法体现农村居民对新农合的政策感受,即农村居民是否认同新农合的福利性,本书并未加以关注,进一步研究应利用第一手田野调查访谈数据对此展开分析。

(3)在研究内容上,现行新农合政策主要以县级统筹为主,在异地就医和医疗保险关系转移方面存在诸多限制,具有"非携带性"特征,影响参合人群异地就医行为,难以满足人口跨制度、跨地区流动的需求。针对异地就医问题,国家"十三五"规划纲要明确提出"加快推进基本医保异地就医结算,实现跨省异地安置退休人员住院医疗费用直接结算"的任务部署。截至2018年2月20日,216.76万人在国家异地就医平台备案,异地就医结算人次达到23.43万人次。但是,在目前医疗标准不统一、管理理念变革、医保体系重构的情况下,如何考量新农合可携带性问题便成为今后重点关注的内容和思考方向。

---

① CHARLS已进行了2011年、2013年、2015年和2018年四轮全国性调查,但从公布的三轮数据(2011年、2013年和2015年)来看,与2011年和2013年CHARLS调查相比,2015年调查数据在新农合制度相关问项和劳动供给(尤其是农业打工)问项上发生了重大变化,为保证关键变量——新农合制度和劳动供给——前后的一致性,本书仅使用了前两轮数据。后续可使用四期调查数据,开展进一步的研究。

参考文献

1. Ahearn M C, El-Osta H & Dewbre J. The impact of coupled and decoupled government subsidies on off-farm labor participation of US farm operators[J]. American Journal of Agricultural Economics, 2006,88(2): 393—408.

2. Anderson P M. The effect of employer-provided health insurance on job mobility: job-lock or job-push? [Z]. unpublished paper (Dartmouth University), 1997.

3. Antman F M. Adult child migration and the health of elderly parents left behind in Mexico[J]. American Economic Review, 2010,100(2): 205—208.

4. Anzai Y, Kuriyama S, Nishino Y, et al. Impact of alcohol consumption upon medical care utilization and costs in men: 4-year observation of National Health Insurance beneficiaries in Japan[J]. Addiction, 2005,100(1): 19—27.

5. Arrow K J. Uncertainty and the welfare economics of medical care[J]. American Economic Review, 1963, 53(5): 941—973.

6. Aterido R, Hallward-Driemeier M & Pagés C. Does expanding health insurance beyond formal-sector workers encourage informality[R]. The World Bank Development Research Group, Policy Research Working Paper, 2011, No. 5785.

7. Azuara O, Marinescu I. Informality and the expansion of social protection programs: evidence from Mexico[J]. Journal of Health Economics, 2013, 32(5): 938—950.

8. Babiarz K S, Miller G, Yi H, et al. New evidence on the impact of China's New Rural Cooperative Medical Scheme and its implications for rural primary healthcare: multivariate difference-in-difference analysis[J]. British Medical Bulletin, 2010, 341: c5617.

9. Bai C E & Wu B. Health insurance and consumption: evidence from China's New Cooperative Medical Scheme[J]. Journal of Comparative Economics, 2014,42(2): 450—469.

10. Baicker K, Finkelstein A, Song J, et al. The impact of Medicaid on labor market activity and program participation: evidence from the Oregon Health Insurance Experiment[J]. American Economic Review, 2014, 104(5): 322—328.

11. Baker M, Mark S & Catherine D. What do self-reported, objective, measures of health measure? [J]. Journal of Human Resources, 2004,39(4):1067—1093.

12. Bansak C & Raphael S. The State Children's Health Insurance program and job mobility: identifying job lock among working parents in near-poor households[J]. ILR Review, 2008, 61(4): 564—579.

13. Baumeister S E, Meyer C, Carreon D, et al. Alcohol consumption and health-services utilization in Germany[J]. Journal of Studies on Alcohol, 2006,67(3): 429—435.

14. Becker G S. A theory of the allocation of time[J]. Economic Journal, 1965,75: 493—517.

15. Benjamin D, Loren B & Jia-Zhueng Fan. Ceaseless toil? Health and labor supply of the elderly in rural China[Z]. William Davidson Institute Working Paper, 2003,No. 579.

16. Blau D M & Gilleskie D B. Health insurance and retirement of married couples [J]. Journal of Applied Econometrics, 2006, 21(7): 935—953.

17. Bolhaar J, Lindeboom M & Van der Klaauw B. A dynamic analysis of the demand for health insurance and health care[J]. European Economic Review, 2012, 56 (4): 669—690.

18. Bosch M & Campos-Vázquez R M. The trade-offs of welfare policies in labor markets with informal jobs: the case of the "Seguro Popular" program in Mexico[J]. American Economic Journal: Economic Policy, 2014, 6(4): 71—99.

19. Bound J. Self-reported versus objective measures of health in retirement models [J]. Journal of Human Resources, 1991, 26(1) :106—138.

20. Boyle M A & Lahey J N. Health insurance and the labor supply decisions of older workers: evidence from a US Department of Veterans Affairs expansion[J]. Journal of Public Economics, 2010, 94(7): 467—478.

21. Boyle M A & Lahey J N. Spousal labor market effects from government health insurance: evidence from a veterans affairs expansion[J]. Journal of Health Economics, 2016, 45: 63—76.

22. Brown P H, de Brauw A & Du Y. Understanding variation in the design of China's New Co-operative Medical System[J]. China Quarterly, 2009, 198: 304—329.

23. Brown P H & Theoharides C. Health-seeking behavior and hospital choice in China's New Cooperative Medical System[J]. Health Economics, 2009, 18(S2): S47—S64.

24. Buchmueller T C & Valletta R G. The effects of employer-provided health insurance on worker mobility[J]. ILR Review, 1996, 49(3): 439—455.

25. Buchmueller T C & Valletta R G. The effect of health insurance on married female labor supply[J]. Journal of Human Resources, 1999, 34(1): 42—70.

26. Cai L X, Mavromaras K G & Oguzoglu U. The effects of health and health shocks on hours worked[J]. Health Economics, 2014, 23(5): 516—528.

27. Camacho A, Conover E & Hoyos A. Effects of Colombia's social protection system on workers' choice between formal and informal employment[J]. The World Bank Economic Review, 2014, 28(3): 446—466.

28. Campolieti M & Goldenberg J. Disability insurance denial rates and the labor force participation of older men and women in Canada[J]. Atlantic Economic Journal, 2007, 35(1): 59—75.

29. Campos-Vázquez R M & Knox M A. Social protection programs and employment: the case of Mexico's Seguro Popular Program[J]. Economía Mexicana Nueva Época, 2013, 22(2): 403—448.

30. Card D, Carlos D & Nicole M. The impact of nearly universal coverage on health care utilization: evidence from Medicare[J]. American Economic Review, 2008, 98(5): 2242—2258.

31. Chang K L, Langelett G L & Waugh A W. Health, health insurance and decision to exit from farming[J]. Journal of Family and Economic Issues, 2011, 32(2): 356—372.

32. Chaudhuri S, Jalan J & Suryahadi A. Assessing household vulnerability to poverty from cross-sectional data: a methodology and estimates from Indonesia[Z]. Columbia University Department of Economics Discussion Paper Series, Discussion Paper, 2002, No. 0102-52.

33. Chen Y Y & Jin G Z. Does health insurance coverage lead to better health and

educational outcomes? Evidence from rural China[J]. Journal of Health Economics, 2012, 31(1): 1—14.

34. Cheng L G, Liu H, Zhang Y, et al. The impact of health insurance on health outcomes and spending of the elderly: evidence from China's New Cooperative Medical Scheme[J]. Health Economics, 2015, 24(6): 672—691.

35. Chiwaula L S, Witt R & Waibel H. An asset-based approach to vulnerability: the case of small-scale fishing areas in Cameroon and Nigeria[J]. Journal of Development Studies, 2011, 47(2): 338—353.

36. Chou Y J & Staiger D. Health insurance and female labor supply in Taiwan[J]. Journal of Health Economics, 2001, 20(2):187—211.

37. Cooper P E & Monheit A C. Does employment-related health insurance inhibit job mobility? [J]. Inquiry, 1993, 30(4): 400—416.

38. Cutler D M & Vigdor E R. The impact of health insurance on health: evidence from people experiencing health shocks[R]. NBER Working Papers, 2005, No. 16417.

39. Culyer A J, Van Doorslaer E & Wagstaff A. Access, utilisation and equity: a further comment[J]. Journal of Health Economics, 1992a, 11(2): 207—210.

40. Culyer A J, Van Doorslaer E & Wagstaff A. Utilisation as a measure of equity by Mooney, Hall, Donaldson and Gerard[J]. Journal of Health Economics, 1992b, 11(1): 93—98.

41. Curto V, Einav L, Finkelstein A, et al. Health care spending and utilization in public and private Medicare[J]. American Economic Journal: Applied Economics, 2019, 11(2): 302—332.

42. Dague L. The effect of Medicaid premiums on enrollment: a regression discontinuity approach[J]. Journal of Health Economics, 2014, 37: 1—12.

43. D'Antoni J M, Mishra A K & Khanal A R. Effect of health insurance coverage on labor allocation: evidence from US farm households[J]. Health Economics Review, 2014, 4: 19.

44. de Brauw A, Huang J K, Zhang L X, et al. The feminisation of agriculture with Chinese characteristics[J]. Journal of Development Studies, 2013, 49(5): 689—704.

45. Dillender M O, Heinrich C J & Houseman S N. Health insurance reform and part-time work: evidence from Massachusetts[J]. Labour Economics, 2016, 43: 151—

158.

46. Ding J. The reformed public health insurance in urban China: an economic assessment[D]. State University of New York at Buffalo, 2007.

47. Disney R, Emmerson C & Wakefield M. Ill health and retirement in Britain: a panel data-based analysis[J]. Journal of Health Economics, 2006, 25(4): 621—649.

48. Dizioli A, Pinheiro R. Health insurance as a productive factor[J]. Labour Economics, 2016, 40: 1—24.

49. Eakin J, Robertson A N N, Poland B, et al. Towards a critical social science perspective on health promotion research[J]. Health Promotion International, 1996, 11 (2): 157—165.

50. East C N & Kuka E. Reexamining the consumption smoothing benefits of unemployment insurance[J]. Journal of Public Economics, 2015, 132(12): 32—50.

51. Fairlie R W, Kapur K & Gates S. Is employer-based health insurance a barrier to entrepreneurship? [J]. Journal of Health Economics, 2011, 30(1): 146—162.

52. Fetter D K & Lockwood L M. Government old-age support and labor supply: evidence from the old age assistance program[J]. American Economic Review, 2018, 108(8): 2174—2211.

53. Finkelstein A. The aggregate effects of health insurance: evidence from the introduction of Medicare[J]. Quarterly Journal of Economics, 2007, 122(1): 1—37.

54. Finkelstein A, Taubman S, Wright B, et al. The Oregon health insurance experiment: evidence from the first year[J]. Quarterly Journal of Economics, 2012, 127 (3): 1057—1106.

55. Frisvold D E & Jung Y. The impact of expanding Medicaid on health insurance coverage and labor market outcomes[J]. International Journal of Health Economics and Management, 2018, 18: 99—121.

56. Fossen F M & König J. Public health insurance, individual health, and entry into self-employment[J]. Small Business Economics, 2017, 49: 647—669.

57. Garthwaite C, Gross T & Notowidigdo M J. Public health insurance, labor supply, and employment lock[J]. Quarterly Journal of Economics, 2014, 129(2): 653—696.

58. Giles J & Mu R. Elderly parent health and the migration decisions of adult chil-

dren: evidence from rural China[J]. Demography, 2007, 4(2): 265—288.

59. Gimenez-Nadal J I & Molina J A. Health status and the allocation of time: cross-country evidence from Europe[J]. Economic Modelling, 2015, 46: 188—203.

60. Grossman M. The Demand for Health: A Theoretical and Empirical Investigation [M]. New York: Columbia University Press, 1972a.

61. Grossman M. On the concept of health capital and the demand for health[J]. Journal of Political Economy, 1972b,80(2): 223—255.

62. Gruber J & Hanratty M. The labor-marker effects of introducing national health insurance: evidence from Canada[J]. Journal of Business & Economic Statistics, 1995, 13(2): 163—173.

63. Gruber J & Madrian B C. Health insurance, labor supply and job mobility: a critical review of the literature[R]. NBER Working Papers, 2002, No. 8817 .

64. Guy Jr G P. The effects of cost sharing on access to care among childless adults [J]. Health Services Research, 2010, 45: 1720—1739.

65. Hackmann M B, Kolstad J T & Kowalski A E. Health reform, health insurance and selection: estimating selection into health insurance using the Massachusetts health reform[J]. American Economic Review, 2012, 102(3): 498—501.

66. Hamid S A, Roberts J & Mosley P. Can micro health insurance reduce poverty? Evidence from Bangladesh[J]. Journal of Risk and Insurance, 2011, 78(1): 57—82.

67. Holtz-Eakin D. Health insurance provision and labor market efficiency in the United States and Germany[M]. in R. Blank (ed). Social Protection versus Economic Flexibility: Is There a Trade-off?. Chicago: University of Chicago Press, 1994: 157—188.

68. Holzmann R & Koettl J. Portability of pension, health, and other social bene-fits: facts, concepts, and issues[J]. CESifo Economic Studies, 2015, 61(2): 377—415.

69. Hou Z, Van de Poel E, Van Doorslaer E, et al. Effects of NCMS on access to care and financial protection in China[J]. Health Economics, 2014, 23(8): 917—934.

70. Huang W & Zhang C. The power of social pensions: evidence from China's New Rural Pension Scheme[J]. American Economic Journal: Applied Economics, 2021, 13 (2): 179—205.

71. Hurd M D & McGarry K. Medical insurance and the use of health care services by the elderly[J]. Journal of Health Economics,1997, 16(2):129—154.

72. Jensen H H & Salant P. The role of fringe benefits in operator off-farm labor supply[J]. American Journal of Agricultural Economics, 1985, 67(5): 1095−1099.

73. Jian W Y, Chan K Y, Reidpath D D, et al. China's rural-urban care gap shrank for chronic disease patients, but inequities persist[J]. Health Affairs, 2010, 29(12): 2189−2196.

74. Jones A M, Rice N & Roberts J. Sick of work or too sick to work? Evidence on self-reported health shocks and early retirement from the BHPS[J]. Economic Modelling, 2010, 27(4): 866−880.

75. Kaestner R & Lubotsky D. Health insurance and income inequality[J]. Journal of Economic Perspectives, 2016, 30(2): 53−77.

76. Klasen S & Waibel H. Vulnerability to poverty in South-East Asia: drivers, measurement, responses, and policy issues[J]. World Development, 2014, 71: 1−3.

77. Le N, Groot W, Tomini S M, et al. Health insurance and self-employment transitions in Vietnam[Z]. Maastricht Economic and Social Research Institute on Innovation and Technology (UNU-MERIT), 2019.

78. Lei X & Lin W. The New Cooperative Medical Scheme in rural China: does more coverage mean more service and better health? [J]. Health Economics, 2009, 18(2): 25−46.

79. Lenhart O & Shrestha V. The effect of health insurance mandate on labor market activity and time allocation: evidence from the federal dependent coverage provision [J]. Forum for Health Economics & Policy, 2017, 20(1): 1−17.

80. Liao P A & Taylor J E. Health care reform and farm women's off-farm labor force participation: evidence from Taiwan[J]. Journal of Agricultural and Resource Economics, 2010, 35(2): 281−298.

81. Lombard K V. Female self-employment and demand for flexible, nonstandard work schedules[J]. Economic Inquiry, 2001, 39(2): 214−237.

82. Maasoumi E & Yalonetzky G. Introduction to robustness in multidimensional wellbeing analysis[J]. Econometric Reviews, 2013, 32(1): 1−6.

83. Madrian B C. Employment-based health insurance and job mobility: is there evidence of job-lock? [J]. Quarterly Journal of Economics, 1994, 109(1): 27−54.

84. Manning W G, Newhouse J P, Duan N, et al. Health insurance and the demand

for medical care: evidence from a randomized experiment[J]. American Economic Review, 1987,77(3): 251—277.

85. Mitchell O S. Fringe benefits and the cost of changing jobs[J]. Industrial & Labor Relations Review, 1983,37(1): 70—78.

86. Miller R E & Blair P D. Input-Output Analysis: Foundations and Extensions [M]. Cambridge University Press, 2009.

87. Moffitt R & Wolfe B. The effect of the Medicaid program on welfare participation and labor supply[J]. Review of Economics and Statistics,1992, 74(4): 615—626.

88. Mu R & Van de Walle D. Left behind to farm? Women's labor re-allocation in rural China[J]. Labour Economics, 2011,18(S1): S83—S97.

89. Mushkin S J. Health as an investment[J]. Journal of Political Economy, 1962, 70(5, Part 2): 129—157.

90. Netzer N & Scheuer F. Taxation, insurance, and precautionary labor[J]. Journal of Public Economics, 2007, 91(7—8): 1519—1531.

91. Olson C A. A comparison of parametric and semiparametric estimates of the effect of spousal health insurance coverage on weekly hours worked by wives[J]. Journal of Applied Econometrics, 1998,13(5): 543—565.

92. Page T F. Labor supply responses to government subsidized health insurance: evidence from kidney transplant patients[J]. International Journal of Health Care Finance and Economics, 2011, 11: 133—144.

93. Podor M & Halliday T J. Health status and the allocation of time[J]. Health Economics, 2012, 21(5): 514—527.

94. Rahman M M, Gilmour S, Saito E, et al. Health-related financial catastrophe, inequality and chronic illness in Bangladesh[J]. PloS One, 2013, 8(2): 1—9.

95. Ringel J S, Hosek S D, Vollaard B A, et al. The elasticity of demand for health care: a review of the literature and its application to the military health system[R]. National Defense Research Institute, RAND Monograph Report MR1355, 2002.

96. Rodgers J R & Rodgers J L. Chronic poverty in the United States[J]. Journal of Human Resources, 1993, 28(1): 25—54.

97. Sen A. On Economic Inequality[M]. Oxford University Press,1973.

98. Sen A. Rights and agency[J]. Philosophy & Public Affairs, 1982, 11(1): 3—

39.

99. Sen A. The concept of development[J]. Handbook of Development Economics, 1988, 1: 9—26.

100. Sen A. Inequality Reexamined[M]. Clarendon Press, 1992.

101. Sen A. Rationality and Freedom[M]. Harvard University Press, 2002.

102. Sen A. Human rights and capabilities[J]. Journal of Human Development, 2005, 6(2): 151—166.

103. Sen A. Elements of a theory of human rights[M]. Chapter in Justice and the Capabilities Approach(1st Edition), Routledge, 2012.

104. Seshamani M & Gray A M. A longitudinal study of the effects of age and time to death on hospital costs[J]. Journal of Health Economics, 2004, 23(2): 217—235.

105. Shen Z, Parker M, Brown D, et al. Effects of public health insurance on labor supply in rural China[J]. China Agricultural Economic Review, 2017, 9(4): 623—642.

106. Shi W, Chongsuvivatwong V, Geater A, et al. The influence of the rural health security schemes on health utilization and household impoverishment in rural China: data from a household survey of western and central China[J]. International Journal for Equity in Health, 2010, 9(1):7—18.

107. Smith J P. Unraveling the SES-health connection[J]. Population and Development Review, 2004, 30: 108—132.

108. Sommers B D & Oellerich D. The poverty-reducing effect of Medicaid[J]. Journal of Health Economics, 2013, 32(5): 816—832.

109. Strumpf E. Medicaid's effect on single women's labor supply: evidence from the introduction of Medicaid[J]. Journal of Health Economics, 2011, 30(3): 531—548.

110. Sun X, Jackson S, Carmichael G, et al. Catastrophic medical payment and financial protection in rural China: evidence from the New Cooperative Medical Scheme in Shandong Province[J]. Health Economics, 2009, 18(1): 103—119.

111. Suryahadi A & Sumarto S. Poverty and vulnerability in Indonesia before and after the economic crisis[J]. Asian Economic Journal, 2003, 17(1): 45—64.

112. Todaro M P. A model of labor migration and urban unemployment in less developed countries[J]. American Economic Review, 1969, 59(1): 138—148.

113. Townsend P. International Analysis Poverty[M]. Routledge, 2014.

114. Van Doorslaer E, O'Donnell O, Rannan-Eliya R P, et al. Effect of payments for health care on poverty estimates in 11 countries in Asia: an analysis of household survey data[J]. The Lancet, 2006, 368(9544): 1357—1364.

115. Van Ootegem L & Spillemaeckers S. With a focus on well-being and capabilities[J]. Journal of Socio-Economics, 2010, 39(3): 384—390.

116. Wagstaff A. Poverty and health sector inequalities[J]. Bulletin of the World Health Organization, 2002, 80(2): 97—105.

117. Wagstaff A, Van Doorslaer E, Van Der Burg H, et al. Redistributive effect, progressivity and differential tax treatment: personal income taxes in twelve OECD countries[J]. Journal of Public Economics, 1999, 72(1): 73—98.

118. Wagstaff A, Lindelow M, Jun G, et al. Extending health insurance to the rural population: an impact evaluation of China's New Cooperative Medical Scheme[J]. Journal of Health Economics, 2009, 28(1): 1—19.

119. Wagstaff A & Manachotphong W. Universal health care and informal labor markets: the case of Thailand[R]. World Bank Policy Research Working Paper, 2012, No. 6116.

120. Wagstaff A & Yu S. Do health sector reforms have their intended impacts?: The World Bank's Health VIII project in Gansu Province, China[J]. Journal of Health Economics, 2007, 26(3): 505—535.

121. Ward P S. Transient poverty, poverty dynamics, and vulnerability to poverty: an empirical analysis using a balanced panel from rural China[J]. World Development, 2016, 78: 541—553.

122. Wellington A J. Health insurance coverage and entrepreneurship[J]. Contemporary Economic Policy, 2001, 19(4): 465—478.

123. Winkler A E. The incentive effects of Medicaid on women's labor supply[J]. Journal of Human Resources, 1992, 26(2): 308—337.

124. Wirtz V J, Santa-Ana-Tellez Y, Servan-Mori E, et al. Heterogeneous effects of health insurance on out-of-pocket expenditure on medicines in Mexico[J]. Value in Health, 2012, 15(5):593—603.

125. Verheul I, Bosmaa N, van Ginkel M, et al. Determinants of entrepreneurship in the Netherlands[M]. in Audretsch D (ed). Entrepreneurship:Determinants and Policy

in a European-US Comparison. Boston，MA：Springer US，2002：121—162.

126. Xie Y，Schreier G，Hoy M，et al. Analyzing health insurance claims on different timescales to predict days in hospital[J]. Journal of Biomedical Informatics，2016，60(4)：187—196.

127. Xu K，Evans D B，Kadama P，et al. Understanding the impact of eliminating user fees：utilization and catastrophic health expenditures in Uganda[J]. Social Science & Medicine，2006，62(4)：866—876.

128. Xu K，Evans D B，Carrin G，et al. Protecting households from catastrophic health spending[J]. Health Affairs，2007，26(4)：972—983.

129. Yang T W & Li E C. Ethical study on the reform and development of medical and health services in China[J]. Bioethics，2015，29(6)：406—412.

130. Yelowitz A S. The Medicaid notch，labor supply and welfare participation：evidence from eligibility expansions[J]. Quarterly Journal of Economics，1995，110(4)：909—939.

131. Ying M & Du Z. The effects of medical insurance on durables consumption in rural China[J]. China Agricultural Economic Review，2012，4(2)：176—187.

132. Yip W & Hsaio W. China's health care reform：a tentative assessment[J]. China Economic Review，2009a，20(4)：613—619.

133. Yip W & Hsiao W. Non-evidence-based policy：how effective is China's New Cooperative Medical Scheme in reducing medical impoverishment? [J]. Social Science & Medicine，2009b，68(2)：201—209.

134. Yip W，Hsiao W，Chen W，et al. Early appraisal of China's huge and complex health-care reforms[J]. The Lancet，2012，379(9818)：833—842.

135. Young G J & Cohen B B. Inequities in hospital care，the Massachusetts experience[J]. Inquiry，1991，28(3)：255—262.

136. You X & Kobayashi Y. The New Cooperative Medical Scheme in China[J]. Health Policy，2009，91(1)：1—9.

137. Yu B，Meng Q，Collins C，et al. How does the New Cooperative Medical Scheme influence health service utilization? A study in two provinces in rural China[J]. BMC Health Services Research，2010，10(1)：1—9.

138. Zhang Y & Wan G. Can we predict vulnerability to poverty? [R]. WIDER Re-

search Paper，2008.

139. Zhong H. Effect of patient reimbursement method on health-care utilization：evidence from China[J]. Health Economics，2011，20(11)：1312—1329.

140. Zucchelli E，Jones A M，Rice N，et al. The effects of health shocks on labour market exits：evidence from the HILDA survey[J]. Australian Journal of Labour Economics，2010,13(2)：191—218.

141. A. 科林·卡梅伦,普拉温·K. 特里维迪. 用 STATA 学微观计量经济学[M]. 肖光恩，杨洋译. 重庆:重庆大学出版社,2014.

142. 阿玛蒂亚·森. 以自由看待发展[M]. 任赜等译. 北京:中国人民大学出版社,2012.

143. 白重恩,李宏彬,吴斌珍. 医疗保险与消费：来自新型农村合作医疗的证据[J]. 经济研究,2012(2)：41—53.

144. 蔡昉,王美艳. 从穷人经济到规模经济——发展阶段变化对中国农业提出的挑战[J].经济研究,2016(5)：14—26.

145. 蔡伟贤,朱峰."新农合"对农村居民耐用品消费的影响[J]. 数量经济技术经济研究,2015(5)：72—87.

146. 陈飞,翟伟娟. 农户行为视角下农地流转诱因及其福利效应研究[J]. 经济研究,2015(10)：163—177.

147. 陈华,张哲元,毛磊. 新农合对农村老年人劳动供给行为影响的实证研究[J]. 中国软科学,2016 (10)：135—146.

148. 陈锡文,陈昱阳,张建军. 中国农村人口老龄化对农业产出影响的量化研究[J]. 中国人口科学,2011 (2)：39—46.

149. 陈彦斌,马莉莉. 中国通货膨胀的福利成本研究[J]. 经济研究,2007(4):30—42.

150. 陈在余,蒯旭光. 农村新型合作医疗与农民的医疗保障[J]. 中国人口科学,2007(3):55—62.

151. 程杰. 养老保障的劳动供给效应[J]. 经济研究,2014(10):60—73.

152. 程令国,张晔. 新农合:经济绩效还是健康绩效？[J]. 经济研究,2012(1):120—133.

153. 程名望,盖庆恩,史清华. 农村减贫:应该更关注教育还是健康？——基于收入增长和差距缩小双重视角的实证[J]. 经济研究,2014(11):130—144.

154. 丁继红,应美玲,杜在超. 我国农村家庭消费行为研究——基于健康风险与医疗保障视角的分析[J]. 金融研究,2013(10):154—166.

155. 邓睿. 健康权益可及性与农民工城市劳动供给——来自流动人口动态监测的证据[J]. 中国农村经济,2019(4):92—110.

156. 樊丽明,解垩. 公共转移支付减少了贫困脆弱性吗?[J]. 经济研究,2014(8):67—78.

157. 方黎明. 新型农村合作医疗和农村医疗救助制度对农村贫困居民就医经济负担的影响[J]. 中国农村观察,2013(2):80—92.

158. 方迎风,邹薇. 能力投资、健康冲击与贫困脆弱性[J]. 经济学动态,2013(7):36—50.

159. 封进,李珍珍. 中国农村医疗保障制度的补偿模式研究[J]. 经济研究,2009(4):103—115.

160. 封进,刘芳,陈沁. 新型农村合作医疗对县村两级医疗价格的影响[J]. 经济研究,2010(11):127—140.

161. 弗兰克·艾利思. 农民经济学——农民家庭农业和农业发展[M]. 胡景北译. 上海:上海人民出版社,2008.

162. 干春晖,周习,郑若谷. 不完美信息、供给者诱导需求与医疗服务质量[J]. 财经研究,2007(8):97—107.

163. 高梦滔. 新型农村合作医疗与农户储蓄:基于8省微观面板数据的经验研究[J]. 世界经济,2010(4):121—133.

164. 高梦滔,姚洋. 健康风险冲击对农户收入的影响[J]. 经济研究,2005(12):15—25.

165. 高梦滔,姚洋. 农户收入差距的微观基础:物质资本还是人力资本?[J]. 经济研究,2006(12):71—80.

166. 顾海,吴迪. "十四五"时期基本医疗保障制度高质量发展的基本内涵与战略构想[J]. 管理世界,2021(9):158—166.

167. 顾昕,方黎明. 自愿性与强制性之间——中国农村合作医疗的制度嵌入性与可持续性发展分析[J]. 社会学研究,2004(5):5—17.

168. 顾昕. 贫困度量的国际探索与中国贫困线的确定[J]. 天津社会科学,2011(1):56—62.

169. 顾昕. 走向全民健康保险:论中国医疗保障制度的转型[J]. 中国行政管理,

2012a(8):64—69.

170. 顾昕. 走向公共契约模式——中国新医改中的医保付费改革[J]. 经济社会体制比较,2012b(4):21—31.

171. 郭华,蒋远胜. 医疗保险保障水平提高是否增加医疗服务的诱导需求——以成都市城乡居民为例[J]. 农业技术经济,2014(1):120—128.

172. 郭云南,王春飞. 新型农村合作医疗保险与自主创业[J]. 经济学(季刊),2016,15(3):1463—1482.

173. 何文炯,张雪. 基于共同富裕的健康扶贫政策优化[J]. 河北大学学报(哲学社会科学版),2022,47(1):1—9.

174. 胡宏伟,李延宇,张澜. 中国老年长期护理服务需求评估与预测[J]. 中国人口科学,2015(3):79—89.

175. 胡宏伟,刘国恩. 城镇居民医疗保险对国民健康的影响效应与机制[J]. 南方经济,2012(10):186—199.

176. 黄晓宁,李勇. 新农合对农民医疗负担和健康水平影响的实证分析[J]. 农业技术经济,2016(4):51—58.

177. 黄学军,吴冲锋. 社会医疗保险对预防性储蓄的挤出效应研究[J]. 世界经济,2006(8):65—70.

178. 贾男,马俊龙. 非携带式医保对农村劳动力流动的锁定效应研究[J]. 管理世界,2015(9):82—91.

179. 江金启. 新农合政策与农村居民的就医地点选择变化[J]. 南方经济,2013(2):56—66.

180. 江金启,郑风田. 新农合真能促进农村居民就医吗[J]. 农业技术经济,2014(2):26—35.

181. 蒋丽丽. 贫困脆弱性理论与政策研究新进展[J]. 经济学动态,2017(6):96—108.

182. 蒋远胜,宋青锋,韩诚. 新型农村合作医疗中农户的逆向选择、寻医行为和住院决策——基于重庆市忠县的经验分析[J]. 农业经济问题,2009(3):54—59,113.

183. 焦开山. 健康不平等影响因素研究[J]. 社会学研究,2014(5):24—46.

184. 金双华,于洁,田人合. 中国基本医疗保险制度促进受益公平吗?——基于中国家庭金融调查的实证分析[J]. 经济学(季刊),2020,19(4):1291—1314.

185. 李斌. 新农合、选择空间与农民主体性困境[J]. 湖南大学学报(社会科学版),

2012,26(6):121—125.

186. 李华. 新型农村合作医疗制度的效果分析——基于全国 30 省 1451 行政村 14510 户的实地调查[J]. 政治学研究,2011(2):115—123.

187. 李华,俞卫. 政府卫生支出对中国农村居民健康的影响[J]. 中国社会科学,2013(10):41—60.

188. 李姣媛,方向明. 社会医疗保险对儿童健康和医疗服务消费的影响研究[J]. 保险研究,2018(4):98—111.

189. 李澜,李阳. 我国农业劳动力老龄化问题研究——基于全国第二次农业普查数据的分析[J]. 农业经济问题,2009(6):61—66.

190. 李玲. 健康强国:李玲话医改[M]. 北京:北京大学出版社,2010.

191. 李玲,江宁. 一切为人民,一切为健康[J]. 求是,2017(7):54—56.

192. 李旻,赵连阁. 农业劳动力"老龄化"现象及其对农业生产的影响— 基于辽宁省的实证分析[J]. 农业经济问题,2009a(10):12—18.

193. 李旻,赵连阁. 农业劳动力"女性化"现象及其对农业生产的影响——基于辽宁省的实证分析[J]. 中国农村经济,2009b(5):61—69.

194. 李明桥. 实施新型农村合作医疗门诊补偿政策对农户医疗需求与费用的影响[J]. 农业技术经济,2011(4):58—70.

195. 李琴,雷晓燕,赵耀辉. 健康对中国中老年人劳动供给的影响[J]. 经济学(季刊),2014,13(3):917—938.

196. 李文祥,吴德帅. 社会福利原理[M]. 北京:科学出版社,2016.

197. 李湘君,王中华,林振. 新型农村合作医疗对农民就医行为及健康的影响——基于不同收入层次的分析[J]. 世界经济文汇,2012(3):58—75.

198. 李永友,郑春荣. 我国公共医疗服务受益归宿及其收入分配效应——基于入户调查数据的微观分析[J]. 经济研究,2016(7):132—146.

199. 连玉君,黎文素,黄必红. 子女外出务工对父母健康和生活满意度影响研究[J]. 经济学(季刊),2014,13(1):185—202.

200. 梁润,汪浩. 医疗保险的福利效应[J]. 南方经济,2010(6):3—16.

201. 廖藏宜,于洁. 中国基本医疗保险制度的收入再分配效应研究——基于中国家庭金融调查数据的经验分析[J]. 财经问题研究,2021(7):57—65.

202. 刘波,岳琳. 基于补偿比视角的新型农村合作医疗补偿机制研究[J]. 农业技术经济,2013(3):44—53.

203. 刘昌平,赵洁. 新农合制度的医疗服务可及性评价及其影响因素——基于 CHARLS 数据的实证分析[J]. 经济问题, 2016 (2):86—91.

204. 刘国恩,William H D,傅正泓,John A. 中国的健康人力资本与收入增长[J]. 经济学(季刊), 2004, 3(1):101—118.

205. 刘进. 新型农村合作医疗对农民医疗利用的影响研究——基于供给者诱导需求角度[D]. 福州大学硕士学位论文,2014.

206. 刘晴,徐蕾. 对加工贸易福利效应和转型升级的反思——基于异质性企业贸易理论的视角[J]. 经济研究, 2013 (9):137—148.

207. 刘玮,孟昭群,韩笑. 医疗保险对儿童健康的影响[J]. 保险研究, 2016 (4):77—87.

208. 刘晓婷. 社会医疗保险对老年人健康水平的影响——基于浙江省的实证研究[J]. 社会, 2014, 34(2):193—214.

209. 刘晓婷,黄洪. 医疗保障制度改革与老年群体的健康公平——基于浙江的研究[J]. 社会学研究, 2015(4):94—117.

210. 罗必良. 农地流转的市场逻辑——"产权强度—禀赋效应—交易装置"的分析线索及案例研究[J]. 南方经济,2014(5):1—24.

211. 骆永民,樊丽明. 土地:农民增收的保障还是阻碍? [J]. 经济研究, 2015(8):146—161.

212. 吕守军,孙健. 城乡居民基本医疗保险与中老年人社会适应能力[J]. 上海经济研究, 2021(10):24—37.

213. 马超,顾海,宋泽. 补偿原则下的城乡医疗服务利用机会不平等[J]. 经济学(季刊), 2017, 16(4):1261—1288.

214. 马双,臧文斌,甘犁. 新型农村合作医疗保险对农村居民食物消费的影响分析[J]. 经济学(季刊), 2010, 9(4):249—270.

215. 马双,张劼. 新型农村合作医疗保险与居民营养结构的改善[J]. 经济研究, 2011(5):126—137.

216. 孟德锋,张兵,王翌秋. 新型农村合作医疗对农民卫生服务利用影响的实证研究——以江苏省为例[J]. 经济评论, 2009 (3):69—76.

217. 孟颖颖,张孝栋,王静. "锁定"与"回拉":医疗保险制度对流动人口居留意愿的影响[J]. 东北大学学报(社会科学版), 2021, 23(4):67.

218. 牟珊珊,周志凯. 新农合和城镇居民医保对儿童健康的绩效研究[J]. 社会保障研究，2017 (4):45—54.

219. 宁满秀. 新型农村合作医疗部分负担制度对农户住院层级选择行为的影响研究[J].农业技术经济,2014(1):111—119.

220. 宁满秀,刘进. 新型农村合作医疗制度对农户医疗负担的影响——基于供给者诱导需求视角的实证分析[J].公共管理学报,2014a(3):59—69.

221. 宁满秀,刘进. 新农合对农户外出务工地点选择的影响研究[J].财经论丛,2014b(4):41—46.

222. 潘杰,雷晓燕,刘国恩. 医疗保险促进健康吗? [J].经济研究,2013(1): 30—41.

223. 齐良书. 新型农村合作医疗的减贫、增收和再分配效果研究[J].数量经济技术经济研究,2011(8):35—52.

224. 秦立建,秦雪征,蒋中一. 健康对农民工外出务工劳动供给时间的影响[J].中国农村经济,2012 (8):38—45.

225. 秦雪征,刘国恩. 医疗保险对劳动力市场影响研究评述[J].经济学动态,2011 (12):114—119.

226. 秦雪征,郑直. 新农合对农村劳动力迁移的影响:基于全国性面板数据的分析[J].中国农村经济,2011 (10):52—63.

227. 秦雪征,周建波,辛奕等. 城乡二元医疗保险结构对农民工返乡意愿的影响——以北京市农民工为例[J].中国农村经济,2014 (2):56—68.

228. 舍曼·富兰德,艾伦·古德曼,迈伦·斯坦诺. 卫生经济学(第六版)[M].王健等译.北京:中国人民大学出版社,2011.

229. 孙博文,李雪松,伍新木. 社会资本的健康促进效应研究[J].中国人口科学,2016(6):98—106.

230. 孙文凯,王乙杰. 父母外出务工对留守儿童健康的影响——基于微观面板数据的再考察[J].经济学(季刊),2016,15(2): 963—988.

231. 谭智心,孔祥智. 创新驱动条件下农民增收的政策选择[J].改革,2015(9):122—129.

232. 谭晓婷,钟甫宁. 新型农村合作医疗不同补偿模式的收入分配效应——基于江苏、安徽两省30县1500个农户的实证分析[J].中国农村经济,2010 (3): 87—96.

233. 汤晓莉,姚岚. 我国基本医疗保险可携带性现状分析[J].中国卫生经济,2011,30(1):53—55.

234.万广华,章元,史清华.如何更准确地预测贫困脆弱性:基于中国农户面板数据的比较研究[J].农业技术经济,2011(9):13—23.

235.王丹华.新农合健康绩效及其作用机制研究——基于 CLHLS 数据[J].社会保障研究,2014(5):59—67.

236.王弟海.健康人力资本、经济增长和贫困陷阱[J].经济研究,2012(6):143—155.

237.王弟海,崔小勇,龚六堂.健康在经济增长和经济发展中的作用——基于文献研究的视角[J].经济学动态,2015(8):107—127.

238.王俊华.基于差异的正义:我国全民基本医疗保险制度理论与思路研究[J].政治学研究,2013(5):58—65.

239.王曲,刘民权.健康的价值及若干决定因素:文献综述[J].经济学(季刊),2005,4(1):1—52.

240.王新军,郑超.医疗保险对老年人医疗支出与健康的影响[J].财经研究,2014(12):65—75.

241.王延中,龙玉其,江翠萍等.中国社会保障收入再分配效应研究——以社会保险为例[J].经济研究,2016(2):4—15.

242.王一兵.健康的不确定性与预防性劳动力供给——来自中国农村地区的经验证据[J].财经研究,2009,35(4):96—106.

243.王翌秋,雷晓燕.中国农村老年人的医疗消费与健康状况:新农合带来的变化[J].南京农业大学学报(社会科学版),2011(2):33—40.

244.王翌秋,刘蕾.新型农村合作医疗保险、健康人力资本对农村居民劳动参与的影响[J].中国农村经济,2016 (11):68—81.

245.王翌秋,徐登涛.基本医疗保险是否能降低居民灾难性医疗支出?——基于 CHARLS 数据的实证分析[J].金融理论与实践,2019 (2):87—94.

246.王正文,尹红莉,崔靖茹.基本医疗保险制度对农村中老年居民生活质量的影响研究[J].中国软科学,2022(2):74—84.

247.王召青,闫雯鑫,孙欣然等.城市低龄和中高龄老年人养老意愿及其影响因素[J].中国老年学杂志,2019,39(20):5101—5104.

248.维克托·福克斯.谁将生存? 健康、经济学和社会选择(增补版)[M].罗汉等译.上海:上海人民出版社,2012.

249.魏众.健康对非农就业及其工资决定的影响[J].经济研究,2004(2):64—74.

250.吴海盛.农村老人生活质量现状及影响因素分析——基于江苏省农户微观数据的分析[J].农业经济问题,2009(10):44—50.

251.解垩.新型农村合作医疗的福利效应分析:微观数据的证据[J].人口与发展,2008(5):84—91.

252.解垩.与收入相关的健康及医疗服务利用不平等研究[J].经济研究,2009(2):92—105.

253.许庆,刘进."新农合"制度对农村妇女劳动供给的影响[J].中国人口科学,2015(3):99—107.

254.许庆,刘进,杨青.农村民间借贷的减贫效应研究——基于健康冲击视角的分析[J].中国人口科学,2016(3):34—42.

255.A.C.庇古.福利经济学[M].朱泱等译.北京:商务印书馆,2006.

256.阎竣,陈玉萍.农村老年人多占用医疗资源了吗?——农村医疗费用年龄分布的政策含义[J].管理世界,2010(5):91—95.

257.杨爱婷,宋德勇.中国社会福利水平的测度及对低福利增长的分析——基于功能与能力的视角[J].数量经济技术经济研究,2012(11):3—17.

258.杨文,孙蚌珠,王学龙.中国农村家庭脆弱性的测量与分解[J].经济研究,2012(4):40—51.

259.杨志海,麦尔旦·吐尔孙,王雅鹏.健康冲击对农村中老年人农业劳动供给的影响——基于CHARLS数据的实证分析[J].中国农村观察,2015(3):24—37.

260.杨志武,宁满秀.我国新型农村合作医疗制度政策效果研究综述[J].华东经济管理,2012(1):135—138.

261.姚兆余,张蕾.新型农村合作医疗制度模式对农民就医行为的影响——基于苏南三市的比较分析[J].南京农业大学学报(社会科学版),2013,13(1):95—102.

262.姚兆余,朱慧劼.农村居民医疗机构选择行为及其影响因素研究——基于门诊就医和住院就医的比较[J].南京农业大学学报(社会科学版),2014,14(6):52—61.

263.易福金,顾燰乾.歧视性新农合报销比例对农村劳动力流动的影响[J].中国农村观察,2015(3):2—15.

264.尹成杰.农民持续增收动力:内部动力与外部动力相结合[J].中国农村经济,2006(1):4—10.

265.于长永.农民对新型农村合作医疗的福利认同及其影响因素[J].中国农村经济,2012(4):76—86.

266. 于长永. 新型农村合作医疗对农民疾病风险态度的影响[J]. 人口学刊, 2016 (2):61—71.

267. 于长永. 疾病类型、医疗保险与农民就医机构选择行为研究[J]. 农业技术经济, 2017(2):82—92.

268. 岳经纶, 范昕. 中国儿童照顾政策体系:回顾、反思与重构[J]. 中国社会科学, 2018(9):92—111.

269. 张兵, 王翌秋. 新农合的政策选择[J]. 中国农村经济, 2005(11):26—32.

270. 张川川. 健康变化对劳动供给和收入影响的实证分析[J]. 经济评论, 2011(4): 79—88.

271. 张锦华, 刘进, 许庆. 新型农村合作医疗制度、土地流转与农地滞留[J]. 管理世界, 2016(1):99—109.

272. 张红宇. 新常态下的农民收入问题[J]. 农业经济问题, 2015(5):4—11.

273. 张哲元, 陈华, 李臻. 健康保险能改善健康吗——"新农合"的健康绩效评估[J]. 社会保障研究, 2015(4):28—35.

274. 章丹, 徐志刚, 陈品. 新农合"病有所医"有无增进农村居民健康? 对住院患者医疗服务利用、健康和收入影响的再审视[J]. 社会, 2019, 39(2):58—84.

275. 章元, 许庆, 邬璟璟. 一个农业人口大国的工业化之路:中国降低农村贫困的经验[J]. 经济研究, 2012(11):76—87.

276. 章元, 万广华, 史清华. 暂时性贫困与慢性贫困的度量、分解和决定因素分析[J]. 经济研究, 2013(3):119—129.

277. 赵建国, 温馨. 城乡居民基本医疗保险对儿童健康的影响——基于中国家庭追踪调查数据的实证研究[J]. 社会保障研究, 2021(4):44—56.

278. 赵娜, 魏培昱. 新农合如何影响农村中老年人口劳动供给——基于动态随机模型的分析[J]. 财经科学, 2019(2):74—90.

279. 赵绍阳, 臧文斌, 尹庆双. 医疗保障水平的福利效果[J]. 经济研究, 2015(8): 130—145.

280. 赵蔚蔚, 于长永, 乐章. 新型农村合作医疗福利效应研究[J]. 人口与经济, 2012 (2):87—92.

281. 赵永平, 常钦, 马跃峰. 地,究竟该咋种? ——来自河南、山东两个农业大县的调查[N]. 人民日报, 2016—05—29.

282. 郑功成."十四五"时期中国医疗保障制度的发展思路与重点任务[J]. 中国人

民大学学报，2020，34(5):2—14.

283.周钦,蒋炜歌,郭昕.社会保险对农村居民心理健康的影响——基于CHARLS数据的实证研究[J].中国经济问题，2018(5):125—136.

284.周小菲,陈滔,臧文斌.新型农村合作医疗对农业劳动力供给的影响[J].中国经济问题，2020(3):30—42.

285.中国国家卫生和计划生育委员会.2015年中国卫生和计划生育事业发展统计公报[R].2016.

286.朱铭来,史晓晨.医疗保险视角下的流入地农民工长期居住意愿研究[J].未来与发展，2017(2):54—58.

287.朱铭来,于新亮,王美娇等.中国家庭灾难性医疗支出与大病保险补偿模式评价研究[J].经济研究，2017(9):134—149.